echt EMF

DR. MED. LELA AHLEMANN

GLOW UP

Bring deine Haut zum Strahlen mit Skincare, Ernährung und Beauty-Behandlungen

echt EMF

Bei Fragen zur Produktsicherheit wenden Sie sich an:
Edition Michael Fischer GmbH
Kistlerhofstr. 70, 81379 München
kontakt@emf-verlag.de

FSC www.fsc.org MIX Papier | Fördert gute Waldnutzung FSC® C145070

echtEMF ist eine Marke der Edition Michael Fischer

3. Auflage
Originalausgabe

Covergestaltung: Michaela Zander,
unter Verwendung eines Motivs von © Stephan Schmick

Mit Illustrationen von Mira Schmidt
Redaktion: Veronika Weiss
Layout und Satz: Suparada Ströbel
Gedruckt bei CPI books GmbH, Birkstraße 10, 25917 Leck
Printed in Germany

ISBN 978-3-7459-2345-2

www.emf-verlag.de

INHALT

VORWORT

Meine Lieben,

gleich zu Beginn eine gute Nachricht: Schönheit ist keine Frage des Alters! Es ist möglich, in jeder Phase unseres Lebens strahlend frisch auszusehen und die beste Version unserer selbst zu sein. Dabei hilft es, einen fachkundigen Überblick zu bekommen, welche Maßnahmen wirklich effektiv sind, um unser Erscheinungsbild zu optimieren und nachhaltig für ein Glow-up zu sorgen.

Auf dem Weg zu einem harmonischen, strahlenden Aussehen stehen uns viele Optionen zur Verfügung. Je nach Präferenz können wir einen Weg wählen, der auf natürliche Mittel und einen gesunden Lifestyle setzt. Oder wir entscheiden uns für eine Kombination aus zusätzlichen sanften Beauty-Quickies und Eigenbehandlungen. Für alle, die noch mehr wollen, gibt es mittlerweile zahlreiche ästhetisch-kosmetische Möglichkeiten, auf die ich im Buch ebenfalls eingehen werde.

Als Dermatologin und Ernährungsmedizinerin beschäftige ich mich seit vielen Jahren mit diesen Thematiken: Hautpflege, Ernährung, Bewegung, Schlaf und auch Behandlungen. Auf dem Gebiet der medizinischen Beauty-Eingriffe habe ich Erfahrung, auch weil ich als neugieriger Mensch sehr viele Behandlungsmethoden auch an mir selbst ausprobiert habe, um herauszufinden, ob sie empfehlenswert sind oder nicht. Seit fast zwei Jahrzehnten führe ich ästhetisch motivierte Behandlungen bei meinen Patientinnen durch. Patientinnen? Ja. Da die meisten Menschen, die zu mir in die Praxis kommen, Frauen sind, und 90 Prozent der Follower auf meinem Instagram-Account weiblich habe ich mich entschieden, in diesem Buch vorrangig die Leserinnen anzusprechen. Aber, liebe Männer, für euch gelten fast alle meiner Erläuterungen und Tipps natürlich auch. Ich möchte jedoch zugunsten der Lesbarkeit hier nicht gendern und wähle die weibliche Ansprache.

Meine Erfahrung habe ich nicht nur im Rahmen meiner Aus- und Fortbildungen in Deutschland und weltweit und durch die Behandlung meiner Patientinnen seit dem Ende meines Medizinstudiums vor über 20 Jahren erlangt, sondern auch durch die Eingriffe an mir selbst. Ehrlicherweise habe ich dabei in Bezug auf mein eigenes Äußeres auch einige falsche Entscheidungen getroffen, von denen ich in einem späteren Kapitel berichten werde. Es gab eine Phase in meinem Leben, in der ich zu viel gemacht habe und in der Folge eher unnatürlich aussah. Fotos aus dieser Zeit sehe ich mir nicht gerne an. Aber das Ganze hatte auch sein Gutes: Heute weiß ich genau, was ich meinen Patientinnen empfehlen kann und was nicht.

Ich bin im Allgemeinen sehr vorsichtig und werde euch in diesem Buch nur Tipps für Behandlungen oder Maßnahmen an die Hand geben, die ein natürliches Äußeres erhalten. Ich selbst bin kein Fan von extremen Looks; meine persönliche Vorliebe ist eine ästhetische, elegante Optik mit einer frischen Ausstrahlung. Ein typgerechter gesunder Glow – das finde ich für jede Frau und für jeden Menschen in höchstem Maß attraktiv. Mein Motto lautet: Weniger ist mehr! Aus diesem Grund werde ich euch auch in Bezug auf ästhetisch-kosmetische Eingriffe entsprechend beraten.

Bei Gesundheit und Ernährung allerdings ist weniger nicht mehr. Zu diesen Themen habe ich daher ein paar wertvolle

Hinweise für euch, mit denen ihr nicht nur einen optischen, sondern auch einen gesundheitlichen Glow-up erlebt. Ich möchte euch eine Ratgeberin sein, ja fast schon eine Freundin mit medizinischem Background, die euch mit Tipps und Tricks zur Seite steht und euch darin unterstützt, im Dschungel der Empfehlungen das für euch individuell Richtige zu finden. Und das unter Berücksichtigung des jeweiligen Budgets. Ich halte es für wichtig, auch diesen Aspekt zur Sprache zu bringen, denn es gibt Maßnahmen, die zweifelsohne recht kostspielig sind. Doch seid sicher: Ihr braucht nicht unbedingt einen großen Geldbeutel, um eure Haut zu optimieren.

Bitte fühlt euch nicht persönlich angegriffen, wenn ich über Makel spreche. Viele vermeintliche Makel – nehmen wir als Beispiel mal die Falten um die Augen – werden von einigen von euch als positiv und zum Leben gehörend empfunden, weil sie zeigen, dass man viel gelacht hat. Andere stören sich daran und fühlen sich wohler, wenn die Fältchen minimiert werden. Insofern verstehe ich das Wort Makel als eine individuell empfundene Beeinträchtigung, die sich nicht verallgemeinern lässt.

Ich schreibe dieses Buch aus meiner Erfahrung, nachdem ich seit über 20 Jahren in der Dermatologie tätig bin und die meiste Zeit davon unter anderem auch Beratungen in der ästhetischen Medizin gemacht habe. Daher möchte ich in diesem Buch die „Problemzonen“ ansprechen, auf die ich in der täglichen Praxis am häufigsten angesprochen werde. Auch für diejenigen unter euch, die keinen Eingriff planen, ist dieser Abschnitt sicherlich sehr interessant, weil ich euch den Alterungsprozess im Gesicht erklären werde und erläutere, wie sich Haut, Knochen und Bindegewebe mit zunehmendem Alter verändern.

Ein kleiner Lesetipp fürs Buch: Es ist wirklich wichtig, dass ihr euch realistische Ziele setzt. Wir sollten uns nicht vornehmen, mit 60 auszusehen wie mit 30. Unerreichbare Ziele führen nur zu Stress und gehen zu Lasten der Motivation. Statt ein großes, unrealistisches Ziel vor Augen zu haben, ist es besser, in einzelnen Schritten zu denken. Ein Beispiel:

1. Schritt: die Ernährung nach und nach verbessern – und gerade hier ist es hilfreich, kleine Zwischenziele zu setzen, zum Beispiel jeden Tag einen kleinen grünen Smoothie, später dann einen größeren, oder jeden Tag auf eine der vielen Versuchungen verzichten, aber nicht auf alle.
2. Schritt: jeden Tag ein bisschen Sport treiben, und das idealerweise fest im Tagesablauf verankern, also zu einer Routine werden lassen. Es können am Anfang auch nur fünf Minuten täglich sein, die ihr langsam ausweitet.
3. Schritt: mehr schlafen (warum Schlaf so wichtig ist, erkläre ich euch später).
4. Schritt: täglich konsequent einen guten Sonnenschutz auftragen und danach eine ganz kleine oder große Skincare-Routine etablieren.

Wenn ihr einige dieser Schritte schon gegangen seid oder sogar schon mehr macht als das, dann ist das prima! Mein Ziel ist es, euer Wissen, Können und eure Motivation mit meinen fundierten Ratschlägen und Tipps noch zu boostern. Wenn ihr hingegen Einsteigerinnen seid, dann ist das Buch für euch genau so gut geeignet, denn ich widme mich auch den Basics und nehme euch an die Hand.

Ihr müsst euch das so vorstellen: Wir alle sind Rohdiamanten, die mit dem richtigen Schliff ihr Äußeres erst richtig zum Funkeln bringen. Mal ein eckiger, mal ein runder und mal ein ovaler Diamant. Alle sehen toll aus, und ihr natürlicher Wert bleibt auch mit Schliff immer erhalten. In meiner Praxis benutze ich dieses Bild gerne. Für mich ist jede Patientin, die meinen Behandlungsraum betritt, wie ein Rohdiamant – ein unbearbeiteter Edelstein, der bereits in dieser ursprünglichen Form eine einzigartige Ausstrahlung hat. Das volle Potenzial des Edelsteins wird dann durch den passenden Schliff sichtbar.

Ich erkenne die Schönheit meiner Patientinnen, und ich weiß – im übertragenen Sinn –, wie sich perfekte Proportionen und strahlende Brillanz erreichen lassen. Dabei ist jeder Edelstein anders, und das ist das Besondere. Der Schliff ist nicht der alleinige Beauty-Faktor; aber er unterstreicht Charakter und die Qualität des Steins. Seht es einmal so: Ein rechteckiger Baguette-Diamant wirkt anders als ein runder Brillant. Was sie gemeinsam haben? Beide haben eine starke, wunderschöne Ausstrahlung und passen jeweils zu der einen oder anderen Hand besser. Exakt darin besteht die Kunst: zu erkennen, was zur jeweiligen Patientin passt, Möglichkeiten aufzuzeigen und gemeinsam zu entscheiden, wie die eigene Persönlichkeit und die individuellen Vorzüge hervorgehoben werden sollen. Das bedeutet für mich individuelles Glow-up!

Also los! Gönnt euch eine Tasse Kaffee oder einen grünen Smoothie, macht es euch gemütlich, und lasst uns zusammen herausfinden, welcher Weg individuell zu der einen oder anderen von euch passt. Ich wünsche mir, dass ihr beim Blick in den Spiegel erkennt, wie wertvoll ihr seid. Traut euch zu funkeln – egal in welchem Alter ihr seid. Ich helfe euch dabei.

Eure Lela Ahlemann

BEVOR ES LOSGEHT: GRUNDLAGEN FÜR EIN STRAHLENDES AUSSEHEN

Wenn es doch nur so einfach wäre: Eine wohlriechende Creme, ein schnelles Peeling, eine kleine Spritze, und schon sieht man strahlend schön aus. Leider funktioniert es so nicht. Natürlich können wir beim Hautarzt oder Beauty-Doc bestimmte Behandlungen vornehmen lassen, aber den anstrengenden und nachhaltigen Teil müssen wir leider selbst übernehmen. Meiner Erfahrung nach haben Skincare, Ernährung und Lifestyle einen Einfluss von 60 bis 70 Prozent auf unser strahlendes Aussehen, und 30 bis 40 Prozent entfallen auf individuelle ästhetisch-kosmetische Anwendungen. Natürlich hängt das immer davon ab, was ihr genetisch mitbringt und wie eure Wünsche aussehen. Nicht jede von euch braucht Botox; bei vielen ist – im übertragenen Sinn – Brokkoli der wichtigere Faktor. Ein gepflegtes Äußeres bedeutet Engagement, Arbeit, Geduld und Konsequenz. Diese sollten aber nicht zu einem Zwang führen, sondern Freude bereiten und – mal ehrlich: Durchhänger haben wir alle und sie gehören zum Leben dazu. Ich kann euch aber versprechen, dass ihr schnell Spaß am Prozess finden werdet und euch das Ergebni selbstbewusst und glücklich machen wird.

PERSÖNLICHES

Ihr würdet euch wundern, wenn ihr Fotos aus meiner Jugend sehen würdet. Ich war keine Beauty – zumindest nicht nach meinem Verständnis und dem meiner Altersgruppe: Ich fühlte mich zu klein, wurde als pummelig bezeichnet und wegen Eisenmangel und häufigen Krankheiten war ich immer sehr blass und entsprach nicht unbedingt dem Schönheitsideal.

Das habe ich allerdings mit meiner fröhlichen Art und Interesse an meinem Gegenüber ausgeglichen. Von daher war es aus Sicht der Persönlichkeitsentwicklung sicher kein Nachteil für mich.

Später habe ich dann angefangen, etwas Sport zu machen, und mich geschminkt, sodass ich mir gut gefiel. Mein Aussehen spielte auch zu dieser Zeit keine besondere Rolle für mich, da ich das Ziel hatte, Ärztin zu werden, und mein Fokus ganz auf der Schule bzw. später auf dem Studium lag. Ich hatte schon gelernt, dass man mit einer liebenswerten Persönlichkeit von innen strahlen kann, auch wenn das Äußere nicht perfekt ist. Ich bin heute noch sehr dankbar dafür, dass mir nicht alles in die Wiege gelegt wurde, weil mich das zu der Person gemacht hat, die ich heute bin.

Weil mich das Sichtbare, das Äußere aber fasziniert hat, bin ich Dermatologin geworden, um mich auf wissenschaftlicher Ebene mit jeder Art der Hautverbesserung zu befassen. Während meiner Ausbildung zur Fachärztin und durch intensive Recherche in Biologie und Anatomie verstand ich endlich, welch große Wirkung kleine Veränderungen zeigen. Auch heute bin ich noch ein „Wissenschafts-Fangirl"; Studien zu lesen und den menschlichen Körper besser zu verstehen ist meine Leidenschaft und mein größtes Hobby. Nach einiger Zeit der dermatologischen Ausbildung habe ich dann meine Faszination für den Zusammenhang zwischen dem Darmmikrobiom und der Haut bzw. der Gesundheit allgemein entdeckt und trotz der gerümpften Nasen meiner dermatologischen Kollegen beschlossen, zusätzlich zur Dermatologin auch Proktologin, also Enddarmärztin, zu werden. Später habe ich die gewonnenen Erkenntnisse dann noch durch die Ausbildung zur Ernährungsmedizinerin abgerundet.

Ich habe mein Wissen genutzt, um Behandlungen und Lifestyle-Veränderungen an mir selbst zu testen, manchmal mit mehr Erfolg, manchmal mit weniger. Unabhängig vom Ergebnis habe ich dabei sehr viele Dinge gelernt, die ich heute täglich in meiner Praxis anwende.

Auch die Tatsache, dass ich kein Gen-Wunder bin und anfing, „unvorteilhaft" zu altern, war am Ende ein Glücksfall für mich (bzw. für meine Patientinnen), da ich gezwungen war, mich mit dem Thema Alterung von innen und von außen zu beschäftigen.

Innerlich: Erhalt eines gesunden und – für meinen Geschmack – möglichst gut aussehenden Körpers ohne Perfektionswahn. Dazu der Erhalt eines gesunden Immunsystems und Stoffwechsels. Und das bei beschränkten zeitlichen Ressourcen ... Da muss man schon kreativ werden.

Äußerlich: Anwendung der besten regenerativen Behandlungen für die Haut, ohne mich zu stark zu verändern. Ich kann euch nur raten, nicht zu perfektionistisch mit eurem Äußeren zu sein – Vergrößerungsspiegel und übertriebene Faltenjagd machen am Ende nur Stress und lenken vom Kern der Sache ab, nämlich, sich im Spiegel frisch, glowy und attraktiv zu finden.

Es geht mir nicht darum, krampfhaft den natürlichen Alterungsprozess zurückzudrehen. Mein Ziel ist es, den eigenen Körper so zu unterstützen, dass unsere Zellen die Grundlagen bekommen, um sich unabhängig von unserem biologischen Alter optimal zu regenerieren. Der Rest ist ästhetisch-kosmetisches Tuning. Ich bin mit Leib und Seele dabei, meinen Patientinnen bei ihrer Selbstfürsorge zu helfen.

Für den Wunsch, gut auszusehen, sollte man sich nicht genieren. Es kommen Menschen zu mir in die Praxis, denen es unangenehm ist, nach Hautbild-Optimierungsmöglichkeiten zu fragen. Sie sind teilweise von dem Anspruch geprägt, in Würde altern zu wollen oder zu müssen. Das ist ein meiner Meinung nach schwieriger bzw. verkehrter Anspruch. Weil er suggeriert, es sei nicht würdevoll, an einigen Stellen oder in bestimmten Phasen des Lebens mit dem eigenen Aussehen zu hadern und es optimieren zu wollen. Viele Menschen schämen sich dafür, dass sie sich selbst und anderen gefallen möchten, dabei ist dieses Bedürfnis natürlich. Und wir arbeiten doch auch an anderen Stellen daran, uns und auch unserer Umwelt zu gefallen: Wir gehen zum Friseur und kaufen uns neue Kleidung. Warum ist es also verpönt, sich die Zornesfalte glätten zu lassen, abnehmen zu wollen oder sich vollere Lippen zu wünschen? In meinen Augen ist es legitim, an seinem äußeren Erscheinungsbild zu arbeiten, genau wie wir auch an unserer Bildung oder dem eigenen Charakter arbeiten. Selbstfürsorge und eigenes Wohlbefinden verstehe ich als ganzheitliches Konzept, zu dem auch die Fürsorge für das Aussehen gehört. Der innere Wert eines Menschen, seine Würde, bemisst sich nicht daran, wie er sich der Welt im Äußeren präsentiert.

Abschließend: Es gehören viele Faktoren dazu, den eigenen Glow zu optimieren, sich in der eigenen Haut wohlzufühlen, sich schön zu finden. Welche das sind, erläutere ich euch nun in den nachfolgenden Kapiteln im Detail. Vieles davon könnt ihr recht einfach in eure Tagesroutine einbauen.

ERNÄHRUNG

Eigentlich ist es ganz einfach: Was ihr esst, wird in eurem Darm verarbeitet und dem Körper zugeführt. Was dabei rauskommt, lässt euch entweder strahlend und gesund erscheinen, oder müde und krank. Da ich nicht nur Hautärztin und Ernährungsmedizinerin, sondern auch Proktologin, also Spezialistin für den Enddarm, bin, habe ich an vielen Fällen aus meiner Praxis beobachten können, wie sehr die Ernährung und Pflege der Darmflora sich auf Haut und Wohlbefinden auswirken.

Als ich mich 2005 entschieden hatte, für einige Zeit aus der Dermatologie in die Proktologie, also die Enddarmheilkunde, zu wechseln, wurde ich mitleidig angeschaut. Während meine Kollegen und Kolleginnen eher mit der ästhetischen Medizin liebäugelten, zog es Lela in die – Achtung, Wortspiel – „Untiefen der Medizin“, wie ein Kollege es bezeichnete. Damals gab es noch keinen Darmflora-Hype und fast kein Wissen über das Darmmikrobiom, welches erst einige Jahre später beliebter Forschungsgegenstand wurde, weshalb mein Wechsel als Karriereknick abgetan wurde. Mich hat das absolut nicht irritiert. Ich hatte den sicheren Instinkt, dass diese Ausbildung mein Leben als Ärztin verändern würde. Da das Interesse für dieses Fachgebiet noch begrenzt war, hatte ich das Glück, als eine Art Einhorn besonders intensiv ausgebildet zu werden. Innerhalb kurzer Zeit wurde ich in alle wichtigen Funktionen und Eingriffe eingewiesen, durfte schon früh unter Aufsicht Darmspiegelungen machen und Operationen durchführen.

In langen Gesprächen mit meinen Patientinnen habe ich nach Verhaltens- und Ernährungsmustern gefragt und versucht, besser zu verstehen, weshalb sie so sehr unter Schwierigkeiten bei der Verdauung und allem, was damit verbunden ist, leiden mussten. Ich klärte sie über alles auf, was damals über unser Mikrobiom bekannt war: die Notwendigkeit von Ballaststoffen, vom ausreichenden Trinken, und einigem mehr. Auch der heute so beliebte Brottrunk war auf meiner Empfehlungsliste, auch wenn ich ihn damals nicht mochte und leider nicht getrunken habe.

Zusammenfassend kann ich sagen: Mein Instinkt hat mich nicht getäuscht. Heute sehe ich, dass viele Kollegen und Kolleginnen – auch die Beauty-Docs, die mich damals für mein Proktologen-Dasein belächelt haben – ebenfalls Tipps für die Darmgesundheit und Ernährung geben. Das erfüllt mich mit Freude, denn dieses Thema ist für jeden Menschen wichtig.

BOTOX ODER BROKKOLI

Wenn ich manchmal in den sozialen Medien Bilder aus meiner Vergangenheit poste und sie einem aktuellen Foto von mir gegenüberstelle, ernte ich häufig Reaktionen wie diese: „Ja, aber Sie machen ja auch sehr viele Eingriffe an Ihrem Gesicht!"

Ganz ehrlich: Es gab eine Zeit, da habe ich viel mehr Beauty-Behandlungen bei mir selbst durchgeführt als heute: Faden-Liftings, Botox, Hyaluron. Einerseits, weil ich als Ärztin genau wissen wollte, welche Techniken ich bei meinen Patientinnen anwende, wie sie wirken, wie lange sie halten und welche Vor- und Nachteile sie haben. Andererseits aber auch, und das möchte ich euch nicht vorenthalten, weil ich mit meinem Aussehen damals nicht zufrieden war. All das hat mir zwar zu einer strafferen Haut verholfen, aber am Ende sind solche Beauty-Behandlungen lediglich als Teil eines effektiven Gesamtkonzeptes sinnvoll. Ich sah zwar glatt aus, aber nicht frisch und gesund. Bis ich die Ernährung in den Fokus meiner Aufmerksamkeit gerückt habe.

Das Verrückte ist, dass ich, obwohl ich Medizin studiert habe und sogar auf Ernährung spezialisiert bin, eine ganze Zeit lang nicht die Energie aufbrachte, mich um meine eigene gesunde Lebensweise zu kümmern, die zu einem frischeren Aussehen und zu mehr Zufriedenheit geführt hätte. Ich schlief zu wenig und zu schlecht, bewegte mich nicht ausreichend und aß unbedacht.

Botox oder Brokkoli? Meine Antwort wäre damals ziemlich eindeutig ausgefallen.

Kurz gesagt: Ich habe versucht, meinen ungesunden Lifestyle mit Beauty-Behandlungen zu kompensieren. Das kann man natürlich machen; es gibt kein Gesetz, das es verbietet. Aber schlau ist es nicht, da es ein Kampf gegen Windmühlen wird, wenn man das Thema Glow-up ausschließlich mit äußerlichen Maßnahmen angeht.

Deshalb möchte ich in diesem Kapitel erzählen, wie grüne Smoothies, Mandeln, Beeren und andere Köstlichkeiten mein Leben und vor allem mein Aussehen verändert haben und wie es auch euch gelingen kann, mithilfe einiger leicht zu merkenden

Regeln ein besseres Verständnis für eure Ernährung und die Zusammenhänge zwischen Magen, Darm und Haut zu entwickeln.

GUTES ESSEN FÜR DEN GLOW

Schönheit kommt von innen. Das ist wirklich so! Wenn wir uns Stars wie J.Lo, Gwyneth Paltrow, Salma Hayek oder Jennifer Aniston anschauen, kommen wir aus dem Staunen nicht mehr raus. Sie sind fünfzig und haben einen fantastischen Glow. Aber warum sehen diese Stars so unglaublich toll aus? Das Geheimnis liegt nicht etwa in hundertfach gefiltertem Wasser aus irgendeiner weit entfernten Gletscherregion oder in Abertausenden von Schönheitsbehandlungen. Ein paar werden sie auch haben machen lassen – klar. Doch ein Aussehen wie das von J.Lo würde ich mit Botox und Co. allein nicht hinbekommen. Da müsste ich schon tiefer eingreifen. Und zwar über den Lifestyle und die Ernährung – und das recht konsequent.

Wir wissen mittlerweile, dass Menschen, die sich sehr ausgewogen ernähren, auf ausreichend Bewegung und auf eine gesunde Lebensweise achten, ein sicht- und messbar besseres Hautbild haben und förmlich von innen heraus strahlen. Das heißt nicht, dass sie ein Leben in Askese führen müssen; auch eine Julia Roberts gönnt sich mal ein Eis oder eine Pizza. Allerdings – und das ist der Trick – in Maßen. Aber was bitte bedeutet „in Maßen“? Als einfache Faustformel empfehle ich die 80/20-Regel. Wenn 80 Prozent der Nahrung aus gesunden Lebensmitteln bestehen, dürfen bis zu 20 Prozent ungesund sein. Anders gesagt: Wenn ihr 80 Prozent eurer Zeit den Regeln für ein gesundes Leben folgt, könnt ihr 20 Prozent der Zeit euren ungesunden Gelüsten folgen. Aber selbst ein Verhältnis von 70 Prozent zu 30 Prozent liegt noch in einem guten Bereich. Zugegeben, das allein wird nicht reichen, um top auszusehen, aber gutes Essen und ein gesunder Lifestyle sind die halbe Miete – mindestens.

Das merke ich selbst, wenn ich mal ein paar Tage auf meinen heißgeliebten grünen Smoothie verzichte. Wenn ich dann wieder täglich einen halben Liter davon trinke, werde ich sofort auf meinen tollen Glow angesprochen – wirklich immer.

LELAS LIEBLINGS-SMOOTHIE

Mit diesem Rezept könnt ihr nicht nur eurer Haut, euren Haaren und euren Nägeln etwas Gutes tun, ihr werdet auch eure Darmflora unterstützen. Ich trinke den Smoothie täglich, da er voller Vitamin A, C und E, Ballaststoffe, sekundärer Pflanzenstoffe und vieler Mineralstoffe ist, die euer Körper braucht, wenn ihr mit eurem strahlenden Äußeren punkten möchtet.

Ihr braucht:

eine Handvoll Grünkohl (frisch oder gefroren)
eine Handvoll Brokkoli (frisch oder gefroren)
eine halbe Zitrone in Bio-Qualität mit Schale
das Fleisch einer ganze Orange
Wasser nach Belieben
optional: einen entkernten Apfel mit Schale, eine Avocado (nur, wenn ihr nicht abnehmen wollt), Leinsamen oder Chiasamen

Falls ihr die Zitrone nicht in Bio-Qualität bekommt, schält sie bitte. Alles in einem Mixer so lange zerkleinern, bis eine homogene Masse entsteht, bei Bedarf Wasser nachgießen.

Eine Zitrone mit Schale essen – im Ernst? Und wie! Ich habe Zitronenschale lange unterschätzt, da sie, wenn man sie nicht gut zubereitet, etwas bitter schmeckt. Natürlich war mir klar, dass Bitterstoffe gut für uns sind, da sie antioxidative Eigenschaften haben, die die Verdauung anregen, den Blutzucker regulieren und die Leber bei der Entgiftung unterstützen. Aber hätte ich deswegen in den sauren Apfel – nein: die Zitrone – beißen wollen? Eher nicht. Aber damit lag ich eindeutig falsch!

LELAS LIEBLING: ZITRONENSCHALE

Zitronenschale ist toll für unsere Haut und unseren Darm, da sie wertvolle Polyphenole enthält, und die sind nichts anderes als Superfood für die guten Darmbakterien. Wenn ihr die Schale verzehren möchtet, solltet ihr beim Kauf der Zitronen darauf achten, dass sie in Bio-Qualität sind, also nicht mit Pestiziden behandelt wurden. Seid ihr euch nicht sicher, lasst es lieber nicht drauf ankommen. Beim Biomarkt mit einem Demeter-Siegel darf man sich eigentlich darauf verlassen, dass die Zitrone in bester Qualität verkauft wird.

UNSER DARM – DIE SCHALTZENTRALE FÜR UNSERE GESUNDHEIT

Bevor ich euch verrate, was ihr tun könnt, um mit den richtigen Lebensmitteln eure Haut zu boostern, möchte ich erklären, wie genau es in unserem Darm aussieht und warum gutes Essen so wichtig ist.

Begrifflichkeiten: Der Begriff „Darmflora" entstammt aus einer Zeit, in der man dachte, dass die Ansammlung von Mikroorganismen in unserem Darm ins Pflanzenreich gehört. Heute sagt man „Darmmikrobiom". Da der Begriff „Darmflora" aber geläufig ist und alle verstehen, was damit gemeint ist, verwende ich auch diesen Begriff in diesem Buch.

Unser Darm ist ein riesiges Universum mit unglaublich vielen unterschiedlichen Bakterienkulturen, den Mikrobiota. Man geht davon aus, dass bis zu 100 Billionen (!) Bakterien in unserer Darmflora leben und das sogenannte Darmmikrobiom bilden. Darunter sind Darmbakterien, die wir als gut bezeichnen, weil sie positive gesundheitliche Effekte haben und das Immunsystem stärken wie etwa Laktobazillen oder Bifidobakterien. Es gibt aber auch ungute Darmbakterien wie manche Enterokokken oder Clostridien, die zwar ihren Zweck als Teil der normalen Darmflora erfüllen, also in unseren Darm gehören, aber nicht überhand nehmen sollten.

Der Darm ist ohne Zweifel eines unserer wichtigsten Organe und Schaltzentrale für unsere Schönheit und Gesundheit, weshalb wir ausgesprochen freundlich zu ihm sein sollten.

| GUTES FUTTER FÜR DAS MIKROBIOM

Wenn wir unsere Darmbakterien mit bestimmten, idealerweise präbiotischen Nahrungsmitteln wie Obst, Gemüse, Nüssen, Hülsenfrüchten und probiotischen, also fermentierten Nahrungsmitteln „füttern", können sie dafür sorgen, dass Mikronährstoffe besser aufgenommen werden, und sie können wertvolle Vitamine wie Biotin, Folsäure und Vitamin K bilden. Gesunde Darmbakterien sind die Grundlage für unsere Gesundheit.

Grundsätzlich gibt es drei wichtige Kategorien von „Biotika“, die ihr kennen solltet: Präbiotika, Probiotika und Postbiotika.

Präbiotika sind nicht verdauliche Nahrungsbestandteile (Ballaststoffe), die selektiv das Wachstum und die Aktivität nützlicher Bakterien im Darm fördern und somit die Darmgesundheit verbessern. Sie dienen also unseren guten Darmbakterien als Futter und fördern deren Wachstum. Gleichzeitig wird dadurch die Vermehrung von unguten Bakterien gehemmt. Ballaststoffe können außerdem die Verdauung anregen.

Effektive Lieferanten von Präbiotika sind zum Beispiel:

- Wurzelgemüse, Chicorée
- Äpfel und Birne
- verschiedene Teesorten (grün, schwarz, Kräutertees)
- Zwiebeln und Knoblauch
- Kaffee
- Omega-3-Öle

Man kann sie auch zusätzlich als Nahrungsergänzung, zum Beispiel in Form von Akazienfasern oder Flohsamenschalen, zu sich nehmen.

Probiotika sind lebende Mikroorganismen, die sich in bestimmten, meist fermentierten Lebensmitteln befinden, wie etwa in Joghurt, Kefir, Kimchi oder Sauerkraut. Fermentation ist der Prozess, mit dem Mikroben in unseren Nahrungsmitteln, in der Regel Bakterien oder Hefen, einen Stoffwechselprozess (Gärung) auslösen. Das Lebensmittel ist danach besser verdaulich, vitaminreicher und enthält, wenn es danach nicht konserviert oder pasteurisiert wurde, mehr lebende Mikroben, die unsere Darmflora bereichern.

Probiotische Nahrungsmittel sollten regelmäßig konsumiert werden, um das Gleichgewicht der Darmflora und damit unser glowy Aussehen zu unterstützen.

Postbiotika sind Stoffwechselnebenprodukte, die entstehen, wenn Probiotika sich von Präbiotika ernähren. Hierbei bilden sich zum Beispiel kurzkettige Fettsäuren wie SCFA (short-chain fatty acids), die den Darmbakterien nicht direkt als Nahrung dienen, sondern positive Auswirkung auf die Gesundheit der Darmschleimhaut und das Immunsystem haben.

Sie haben die Fähigkeit, unseren Darm über die Blutbahn zu verlassen und zum Beispiel in unserer Haut die Ceramidproduktion für die Hautbarriere anzuregen oder in anderen Bereichen des Körpers, zum Beispiel der Lunge, das Immunsystem zu stärken.

SO VERBESSERT IHR EURE DARMFLORA FÜR DEN GLOW

Ich werde immer wieder gefragt, wie man seinen Darm aufbauen kann oder ob sich der Kauf des einen oder anderen Darmkur-Fertigprodukts lohnt.

Wir – und da schließe ich mich ein – neigen dazu, Dinge kaufen zu wollen, die dann rasch und mit wenig Aufwand Probleme für uns lösen. Das ist allerdings der zweite Schritt vor dem ersten. Viel wichtiger ist, das aus der Ernährung wegzulassen, was die Darmflora schwächt. Dazu gehören, wie ihr mittlerweile wisst, in erster Linie Fertigmahlzeiten, Zucker, Weißmehl und Transfette, aber auch Konservierungsstoffe und Emulgatoren wie Carragen stehen im Verdacht, nachteilige Auswirkungen auf unser Mikrobiom zu haben. Gönnt eurem Körper eine Zeit lang eine Pause von diesen Produkten. Es gibt so tolle und schmackhafte Alternativen zu diesen Produkten. Macht aber langsam. Eure Darmflora muss sich bei einer Ernährungsumstellung zunächst anpassen. Ich garantiere euch, nach einiger Zeit habt ihr plötzlich Appetit auf gesunde Dinge und weniger Heißhunger.

Ein gesundes Darmmikrobiom kann man sich wie einen Regenwald vorstellen. Bunt, lebendig und abwechslungsreich. Nach einer Phase mit viel Stress, ungesunder Ernährung und Schlafmangel ist es eher ein Regenwald nach einem Waldbrand. Alles ist monoton und grau, und unsere Aufgabe besteht darin, den Regenwald wieder aufzuforsten. Am besten gelingt das, indem wir so bunt und vielfältig essen, wie unser Ökosystem im Bauch sein soll. Unterschiedliche Bakterien benötigen unterschiedliche Arten von Ballaststoffen, weshalb die Aufforderung „Iss den Regenbogen" („Eat the rainbow"), die uns überall begegnet, in der Tat sehr sinnvoll ist.

Die guten Bakterien danken es uns dann, indem sie durch Fermentation der zugeführten Ballaststoffe die schon oben beschriebenen SCFA, die kurzkettigen Fettsäuren (short-chain fatty acids), bilden: Proprionate, Acetate, Butyrate.

Das Interessante an der Produktion von kurzkettigen Fettsäuren ist, dass sie uns nicht nur gesünder machen, sondern das Milieu im Darm so verändern, dass schlechte Bakterien verdrängt werden und nicht mehr überleben können. Diese machen also Platz frei, der dankend von unseren guten fleißigen Helfern in Anspruch genommen wird, die sich wiederum weiter vermehren und noch mehr kurzkettige Fettsäuren bilden. So verbessert sich unsere Darmflora von allein immer weiter, wenn wir sie gut behandeln, wie in einer Aufwärtsspirale.

Rom wurde nicht an einem Tag erbaut, heißt es, also erwartet auch von eurem Darm nicht, dass er sich von heute auf morgen auf „alles bunt und gesund" umstellt.

WITH A LITTLE HELP FROM A FRIEND: PROBIOTIKA ALS NAHRUNGSERGÄNZUNG

Auf verschiedenen internationalen Kongressen habe ich mich mit Forschenden aus aller Welt unterhalten und sie gefragt, wie sie zur probiotischen Nahrungsergänzung stehen. Immer war die Antwort, zunächst auf probiotische, also fermentierte Nahrungsmittel zu setzen. Ein Probiotikum als Nahrungsergänzung ist kein Ersatz für eine gesunde und darmfreundliche Ernährung. Wichtig bei der Einnahme von Nahrungsergänzungs-Probiotika ist, zu verstehen, dass sie bei erwachsenen Menschen die Darmflora nicht in kurzer Zeit verändern können. Eine Einnahme im Rahmen einer mehrwöchigen Kur ist somit nicht optimal, sondern eher zu kurz. Unsere Darmflora lässt sich laut heutigem Wissen nur in den ersten 1.000 Tagen unseres Lebens (also in den ersten drei Lebensjahren) nachhaltig beeinflussen. Danach können sich die fremden Bakterien aus dem Probiotikum nicht mehr so leicht in unserem Darm ansiedeln. Unsere heimischen Bakterien im Darmmikrobiom erkennen sie als fremd, erschweren ihnen das Überleben, und am Ende werden sie ausgeschieden, ohne in vollem Umfang die gewünschte Wirkung auf das Darmmikrobiom gehabt zu haben.

Trotzdem ist die Einnahme von Probiotika nicht völlig sinnlos. Selbst in der kurzen Zeit, während der sie im Darm überleben, können sie Positives bewirken: Sie können das Darmmilieu kurzzeitig verbessern, sodass die vorhandenen guten Bakterien sich wieder vermehren. In manchen seltenen Fällen schaffen sie es nach einiger Zeit sogar, sich trotz des Widerstands unseres Körpers anzusiedeln.

Bei längerfristiger Einnahme können sie oft – aber nicht immer – dazu beitragen, Haut- und gesundheitliche Probleme zu verbessern. Ich empfehle, vor der Einnahme genau zu recherchieren, ob das ausgewählte Probiotikum für eine bestimmte

Zielsetzung geeignet ist. Es ist immer sinnvoll, zu erfragen, welche wissenschaftlichen Erkenntnisse es zu den Bakterienstämmen gibt, die ihr einnehmen wollt, oder um die Unterstützung eines Profis zu bitten. Bei spezialisierten Ärzten und Ärztinnen kann man mittels einer Stuhlprobe das Mikrobiom im Darm analysieren lassen und – im Rahmen dessen, was wir bis heute über das Mikrobiom wissen – genauer ermitteln, welche Bakterien fehlen.

Ich kann hier keine konkreten Präparate empfehlen, weil Rezepturen durch den Hersteller jederzeit verändert werden können und ich nicht weiß, ob meine Empfehlungen von heute in einem Jahr noch Gültigkeit haben. Jedoch kann ich euch Bakterienstämme aufzählen, von denen wir Studiendaten haben, die darauf hinweisen, dass sie einen positiven Einfluss auf unser Äußeres und auf unser Hautbild haben.[1]

Können bei der Reduktion von Falten helfen:

1. Lactobacillus plantarum HY7714
2. Lactobacillus acidophilus IDCC 3302
3. Lactobacillus sakei Lipoteichoic Acid
4. Bifidobacterium breve B-3

Unterstützen die Hemmung kollagenabbauender Enzyme:

1. Lactobacillus plantarum HY7714
2. Lactobacillus acidophilus IDCC 3302
3. Lactobacillus KCCM1 2625P
4. Nitrosomonas eutropha

Unterstützen die Hautfeuchtigkeit:

1. Lactobacillus brevis SBC8803

2. Lactobacillus plantarum HY7714
3. Lactobacillus acidophilus IDCC 3302
4. Lactobacillus helveticus
5. Lactobacillus rhamnosus

Können gegen Pigmentflecken bzw. bei der Hautaufhellung helfen:
1. Bifidobacterium adolescentis
2. Lactobacillus helveticus NS8
3. Rhodobacter sphaeroides

SKINFOOD FÜR DEN GLOW

Jetzt, wo klar ist, dass Darmpflege und Hautpflege Hand in Hand gehen, ist nur noch die Frage, wie wir das Ganze praktisch umsetzen können bzw. was zu dieser Glow-up-Ernährung gehört, von der ich die ganze Zeit spreche.
Es gibt nach meiner Definition fünf Säulen für schöne Haut:

- Ballaststoffe/Kohlenhydrate
- Probiotische Lebensmittel
- Proteine
- Fette
- Superfoods aus allen Kategorien zum täglichen Verzehr

| BALLASTSTOFFE

Fangen wir mit den Ballaststoffen an. Sie sind ein echter Gamechanger in unserer Ernährung, und die internationale Empfehlung lautet, etwa 30 bis 35 Gramm Ballaststoffe täglich zu sich zu nehmen. Leider nehmen wir in der westlichen Welt meist zu wenig davon auf, dabei sind sie so wichtig für unseren Körper und unser Best Aging.

Eine Studie aus den USA konnte zeigen, dass Menschen, die täglich 29 Gramm Ballaststoffe zu sich nahmen biologisch 4,3 Jahre jünger waren als die, die nur 19 Gramm täglich zu sich nahmen. Das biologische Alter wurde anhand der **Telomere** (das sind Schutzkappen unserer DNA, die dafür sorgen, dass sie jung bleibt) ermittelt. Dieser Unterschied im biologischen Alter war auch vorhanden, nachdem der Lebensstil (also: Rauchen, Sport, Übergewicht etc.) dieser Menschen abgeglichen wurde.[2]

Ich kann euch nur raten, für eine Weile eure Ballaststoffe zu tracken, also nachzurechnen, wie viel Gramm ihr täglich zu euch nehmt. Ihr werdet überrascht sein, wie schwierig es teilweise ist, die empfohlene Menge zu erreichen.

Ballaststoffe sind hauptsächlich in Lebensmitteln wie Vollkornprodukten, Gemüse, Obst, Nüssen und Hülsenfrüchten enthalten und spielen eine wichtige Rolle für die Gesundheit des Verdauungssystems, da sie das Stuhlvolumen erhöhen und die Darmtätigkeit fördern. Sie tragen auch dazu bei, den Blutzuckerspiegel stabil zu halten, wodurch wir uns nicht nur länger satt fühlen, sondern auch weniger Heißhunger verspüren. Und Ballaststoffe helfen, das Risiko von Herzkrankheiten zu reduzieren, da sie den Cholesterinspiegel senken.

Zu guter Letzt: Ballaststoffe sind die Leib- und Magenspeise unserer guten Darmbakterien und sollten daher ganz weit oben auf unserer Nahrungsmittelliste stehen. Wenn ihr euch mit wenig Kalorien und noch weniger Aufwand an eine ballaststoffreiche Ernährung herantasten wollt, empfehle ich, es mit einem Smoothie zu versuchen, der mindestens 15 Gramm Ballaststoffe enthält. So deckt ihr etwa die Hälfte eures täglichen Bedarfs ab und könnt den Rest mit eurem Essen ergänzen.

BALLASTSTOFF-SMOOTHIE

Ihr braucht:

- 2 Medjool-Datteln (ca. 3 bis 4 g Ballaststoffe)
- 150 g gefrorene Beeren (ca. 5 bis 6 g Ballaststoffe)
- 100 g frischer Spinat (ca. 2,5 g Ballaststoffe)
- ein Esslöffel Chiasamen (ca. 5 g Ballaststoffe)
- Mandel- oder andere Pflanzenmilch oder Wasser, je nach Geschmack

Alle Zutaten in einen Mixer geben und pürieren, bis eine homogene Masse entstanden ist. Zum Verdünnen Wasser zugeben.

Ihr könnt weitere ballaststoffreiche Zutaten wie Haferflocken, Leinsamen oder Avocado hinzufügen, um den Ballaststoffgehalt zu erhöhen. Ihr könnt diesen Smoothie abwechselnd oder zusammen mit meinem Glow-Smoothie trinken.

Probiotisch lecker essen

Der wichtigste darmbezogene Lifestyle-Faktor ist eine Ernährungsumstellung auf probiotische Kost, also fermentierte Nahrungsmittel. Sie sind aus mehreren Gründen gut für unseren Darm und unsere Haut: Zum einen enthalten sie natürliche probiotische Mikroorganismen wie etwa verschiedene Arten von Milchsäurebakterien. Darüber hinaus kann Fermentierung die Verfügbarkeit von Nährstoffen in Lebensmitteln erhöhen und sogar neue Nährstoffe produzieren. Fermentiertes Gemüse wie Sauerkraut oder Kimchi weist beispielsweise eine höhere Konzentration an Vitaminen und Mineralstoffen auf als sein rohes Ausgangsprodukt.

Das bedeutet für euch: Wenn ihr fermentierte Lebensmittel esst, reduziert ihr Entzündungen im gesamten Körper, verbessert durch die gute Vitaminversorgung euer Hautbild und stärkt die Hautbarriere. Was will man mehr!

Meiner Meinung nach sollten fermentierte Lebensmittel ein Leben lang zur täglichen Ernährung gehören. Ich nenne das den probiotischen Lifestyle. Er ist gesund und dazu viel einfacher – und günstiger – als probiotische Kuren aus der Apotheke.

Fermentierte Lebensmittel sind zum Beispiel:

- Sauerkraut
- Kimchi
- Salzgurken (traditionell hergestellt)
- Tursu (traditionell hergestellt)
- Oliven (eingelegt)
- Sauerteig(-Brot)
- Fermentierte Sojaprodukte wie Sojasoße, Misopaste, Tempeh, Nattō
- Kefir
- Joghurt
- Käse
- Kombucha
- Kwas
- Brottrunk
- Apfelessig

Idealerweise achtet ihr beim Kauf darauf, dass die Lebensmittel nicht pasteurisiert sind. Bei der Pasteurisierung werden Nahrungsmittel so hoch erhitzt, dass viele der darin enthaltenen Bakterien abgetötet werden. Aus neuen Studien wissen wir, dass einige selbst danach noch positive Effekte auf den Darm haben, aber der Goldstandard bleiben die frischen, nicht pasteurisierten Produkte. Was immer hilft, ist ein Blick aufs Etikett. Wenn dort steht, dass das Produkt lebende Milchsäurebakterien enthält, ist es definitiv gut für den Darm. Wer es richtig gut machen möchte, isst oder trinkt über den Tag verteilt mehrere kleine Portionen, damit ein konstanter Zufluss an Milchsäurebakterien gewährleistet ist.

Was ihr weniger zu euch nehmen solltet, sind Konservierungsstoffe. Diese zerstören nicht nur Bakterien in probiotischen Nahrungsmitteln, sondern können, wie wir aus neueren Studien wissen, wahrscheinlich auch unsere eigenen Darmbakterien negativ beeinflussen.

Was tun bei Histaminintoleranz?

Fermentierte Nahrungsmittel sind histaminreich. Doch Histamin ist ein Gewebshormon, das einige Menschen nicht in notwendigem Maß abbauen können, dieses Phänomen trägt den Namen Histaminintoleranz. Menschen mit Histaminintoleranz reagieren auf Histamine mit Unverträglichkeitsreaktionen: Sie bekommen nach Genuss von probiotischen Nahrungsmitteln und nach Einnahme von Probiotika, die ebenfalls histaminbildend sein können, Magen-Darm-Beschwerden, Sodbrennen, Atemprobleme und Hautausschläge. Manche Menschen mit Neurodermitis und Rosazea erleben Schübe ihrer Erkrankungen, wenn sie viel Histamin zu sich nehmen.

Trotzdem können auch sie versuchen, statt eiweißreichen fermentierten Nahrungsmitteln wie Kefir oder Joghurt, fermentiertes Gemüse zu essen. Proteinarme Fermente wie fermentiertes Gemüse oder Brottrunk werden oft besser vertragen als proteinreiche. Allerdings nur in sehr kleinen Mengen. Von meinen Patientinnen weiß ich, dass einige von ihnen zu Hause selber fermentieren und diese selbst hergestellten Nahrungsmittel besser vertragen als die gekauften.

In der Apotheke findet ihr Probiotika-Kapseln oder Pulver, die speziell für Menschen mit Histaminintoleranz geeignet sind. Bitte sprecht aber vor der Einnahme mit der Ärztin, dem Arzt eures Vertrauens.

Lelas Favoriten

Brottrunk: Mein liebstes fermentiertes Getränk ist der Brottrunk. Ihn kann man sehr unkompliziert regelmäßig im Alltag zu sich nehmen. Ihr bekommt ihn im Reformhaus, aber auch im gut sortierten Lebensmittelhandel. Ich habe meinen Brottrunk von einer befreundeten Mikrobiologin analysieren lassen und war erfreut darüber, wie viele lebende Milchsäurebakterien darin enthalten sind. Manche von euch müssen sich wahrscheinlich erst an den etwas säuerlichen Geschmack gewöhnen, aber danach schmeckt er richtig gut. Ihr könnt ihn dreimal täglich trinken – es reichen jeweils 100 Milliliter – oder auch seltener, wenn ihr ihn mit anderen fermentierten Nahrungsmitteln kombiniert.

Serviervorschläge:

Mit Sprudelwasser und Eiswürfeln gemischt schmeckt der Brottrunk beinahe wie eine Weißweinschorle. Gemischt mit Apfelsaft, oder einem anderen Fruchtsaft wird der Eigengeschmack in der Gewöhnungsphase kaschiert. Ich gebe auch gerne gefrorene Beeren in mein Brottrunk-Wasser-Gemisch, sodass es aussieht wie ein Cocktail – und auch tatsächlich ein bisschen so schmeckt.

Kimchi: Koreanische Forscher und Forscherinnen haben beobachtet, dass Menschen, die regelmäßig Kimchi (das ist fermentierter Chinakohl oder Rettich) essen, weniger Bauchfett aufweisen. In Anwendungsbeobachtungen wurde festgestellt, dass sich bei Probanden, die dreimal täglich Kimchi aßen, der Stoffwechsel verbesserte und sich das Gewicht signifikant reduzierte.

Wenn ihr es mit Kimchi versuchen wollt, empfehle ich zwei bis drei Kuchengabeln, maximal dreimal täglich, da Kimchi oft sehr viel Salz enthält, was nur in Maßen gesundheitsverträglich ist.

Apfelessig kann man gut in Wasser verdünnt trinken. Ihr könnt euch vor dem Frühstück oder vor einer Mahlzeit einen Esslöffel, also 10 bis 15 ml in ein Glas Wasser geben. Schon 100 ml dieses Getränks wirken Wunder. Ihr müsst jedoch vorsichtig – also mit kleinen Mengen (zu Beginn einem Teelöffel) – ausprobieren, ob ihr diesen Drink vertragt, da manche Menschen von Apfelessig Magenprobleme bekommen. Apfelessig ist für mich zwar kein Zaubermittel, aber dennoch ein wirklich hilfreiches Lebensmittel. Auch hier gibt es Studien, die zeigen, dass er uns hilft, eine Insulinresistenz etwas zu verbessern, und die Gewichtsabnahme unterstützt.

Achtet beim Kauf darauf, dass der Apfelessig die sogenannte *Mutter* enthält – das ist ein natürliches Sediment, das sich in fermentiertem Essig entwickelt und eine breite Bakterienkultur enthält. Je dunkler der Essig, desto mehr Antioxidantien, und von denen können wir nicht genug bekommen!

Ein Tipp: Den Apfelessig mit dem Strohhalm trinken, denn der saure Essig kann empfindliche Zähne reizen und den Zahnschmelz angreifen.

Eine Frage zu fermentierten Lebensmitteln wird mir immer wieder gestellt: Kann man in der Schwangerschaft Kombucha, (alkoholfreien) Most und Brottrunk trinken? Sie ist schwer zu beantworten, denn bei jeder Fermentation entsteht zwangsläufig auch Alkohol.

Zwar sind in den als alkoholfrei gekennzeichneten Getränken nur winzige Mengen enthalten, die von den meisten Frauenärztinnen als unbedenklich eingestuft werden, aber ich weiß aus eigener Erfahrung, dass man sich als werdende Mutter oft Sorgen macht und auf alles verzichten möchte, was dem Ungeborenen auch nur im Ansatz schaden könnte. Ich habe während meiner ersten Schwangerschaft einmal ein alkoholfreies Bier getrunken, das kleine Restmengen Alkohol enthält, und in meinem Hormontaumel während der übrigen Monate bis zur Geburt immer wieder Sorge gehabt, dass mein Kind Schaden genommen haben könnte. Das gefühlt tolerierbare Alkohollevel in der Schwangerschaft kann unterschiedlich sein, und aus diesem Grund bin ich auch sehr vorsichtig mit Empfehlungen. Doch in der Theorie sollte bei so winzigen Mengen, wie sie in fermentierten Getränken vorkommen, nichts Negatives passieren. Wenn ihr aber kein gutes Gefühl dabei habt, dann trinkt diese lieber nicht oder besprecht eure Sorgen mit eurer Frauenärztin.

| PROTEINE

Neben den Ballaststoffen dürfen die Proteine nicht fehlen, denn sie versorgen unsere Muskeln und unsere Haut mit Nahrung. Aber wie genau funktioniert das? Kleiner Exkurs in die Biologie: Proteine, auch als Eiweiße bekannt, sind komplexe Moleküle, die aus Aminosäuren bestehen und essenzielle Bestandteile aller lebenden Organismen darstellen. Sie übernehmen im Körper eine Vielzahl von Funktionen und sind unverzichtbar für einen gesunden Stoffwechsel.

Als Bausteine des Körpers sind Proteine Hauptbestandteil von Muskeln, Haut, Haaren und Nägeln. Sie formen und stabilisieren unsere Gewebe.

Besonders wichtig zu wissen ist, dass unsere Haut zu einem großen Teil aus Proteinen besteht, insbesondere aus Kollagen, einem Strukturprotein, das für die Festigkeit und Elastizität der Haut verantwortlich ist. Eine ausreichende Proteinzufuhr ist daher entscheidend für eine schöne und gesunde Haut. Ohne genügend Proteine kann die Haut an Spannkraft verlieren, was zu vorzeitiger Hautalterung und Faltenbildung führen kann. Darüber hinaus spielen Proteine eine zentrale Rolle als Enzyme und Hormone. Enzyme sind Proteine, die biochemische Reaktionen im Körper katalysieren und somit entscheidend für den Stoffwechsel sind. Viele Hormone, die als Botenstoffe im Körper fungieren und zahlreiche physiologische Prozesse steuern, bestehen ebenfalls aus Proteinen. Proteine sind auch für den Transport und die Lagerung von Molekülen im Körper unerlässlich – beispielsweise transportiert Hämoglobin, ein Protein im Blut, Sauerstoff zu den Zellen, während andere Proteine Nährstoffe und Moleküle innerhalb der Zellen und Gewebe befördern. Im Immunsystem sind Proteine als Antikörper aktiv, die Krankheitserreger erkennen und bekämpfen.

Obwohl Kohlenhydrate und Fette die bevorzugten Energiequellen des Körpers sind, können Proteine bei Bedarf zur Energiegewinnung herangezogen werden. Von den 20 verschiedenen Aminosäuren – den Grundsteinen unserer Proteine – sind neun essenziell. Sie müssen über die Nahrung aufgenommen werden, da der Körper sie nicht selbst herstellen kann. Die Zufuhr von Proteinen durch die Nahrung ist entscheidend, um neue Proteine zu synthetisieren und beschädigte oder alte Proteine zu ersetzen. Zu den proteinreichen Lebensmitteln gehören Fleisch, Fisch, Eier, Milchprodukte, Hülsenfrüchte, Nüsse und Samen.

Im Laufe des Lebens verlieren wir Muskulatur und Kraft: Ab dem 30. Lebensjahr etwa drei bis acht Prozent unserer Muskelmasse pro Dekade (also pro zehn Jahre); später im Leben sogar noch mehr, wenn wir nichts dagegen tun. Die Muskeln des Gesichts, des Rumpfes, der Gliedmaßen: alle unerlässlich für einen attraktiven Look und eine gute Körperhaltung, die wiederum eine Rolle bei Alterungserscheinungen am Hals und der Entstehung eines „Buckels" im Nackenbereich spielt, den wir häufig bei älteren Menschen sehen.

Sprich: Muskelmasseverlust ist nicht nur nachteilig für unsere Gesundheit, sondern auch für unser Aussehen. Neben gezieltem Muskeltraining spielt auch die Aufnahme von Proteinen eine wichtige Rolle bei der Vorbeugung.

Ein Vorteil beim Verzehr von Proteinen ist, dass der Körper bei der Verarbeitung der Proteine Kalorien verbraucht; 20 bis 30 Prozent der Kalorien aus den Proteinen verbrennt unser Organismus gleich wieder. Zum Vergleich: Bei Kohlenhydraten sind es nur etwa zehn Prozent, bei Fetten fünf Prozent. Das ist so, weil bei der Verarbeitung von Eiweiß bzw. Proteinen Wärme entsteht, und das verbraucht Kalorien. Im Fachjargon nennt sich das *Thermal Loss*, also Temperaturverlust. Im Kapitel über Schlaf werden wir darauf zurückkommen: Ich rate davon ab, vor dem Schlafengehen proteinreich zu essen, denn für einen guten Schlaf muss die Körpertemperatur absinken, nicht hochgehen.

Wenn ihr körperlich aktiv seid, benötigt ihr mehr Protein, als wenn ihr überwiegend sitzt. Die optimale Proteinaufnahme bei körperlicher Aktivität beträgt, je nach Intensität des Trainings, etwa 1,2 bis 2 Gramm pro Kilo Körpergewicht am Tag, also beispielsweise 72 bis 120 Gramm Protein bei einem Körpergewicht von 60 Kilo.[3]

Meine Empfehlung lautet, morgens mit 30 Gramm Protein zu starten, da wir wissen, dass die Muskelproteinsynthese ungefähr bei diesem Wert einsetzt. Erfahrungsgemäß – und dazu gibt es auch Studien – isst man im Tagesverlauf insgesamt weniger, wenn man genug Protein zu sich nimmt, und dies idealerweise auch noch morgens. So unterstützt die Proteinaufnahme zusätzlich unsere Ambitionen, unser Gewicht zu halten oder zu reduzieren.

Wenn ihr eure Proteine trackt, dann könnt ihr die aus diesen leckeren Gerichten gleich mitzählen.

PROTEINREICHE FRÜHSTÜCKSIDEEN

Omelett mit Spinat und Feta-Käse

Ihr braucht:

3 Eier (ca. 18 g Eiweiß)
100 g Spinat (ca. 3 g Eiweiß)
50 g Feta-Käse (ca. 7 g Eiweiß)

Den Feta-Käse mit den Fingern zerkrümeln oder in Würfel schneiden und alles miteinander vermengen und in einer Pfanne braten, bis das Ei stockt. Dazu könnt ihr eine Scheibe Vollkornbrot und eine Handvoll Beeren essen – der perfekte Start in den Tag!

Morning-Skyr

Ihr braucht:

150 g Skyr (ca. 17 g Eiweiß)
30 g Sojaflocken (ca. 13 g Eiweiß)
eine Handvoll Beeren
einen Esslöffel mit gehackten Nüssen oder Samen

Schichtet den Skyr, die Sojaflocken, die Beeren und die Nüsse übereinander. Das Ganze könnt ihr ein- bis zweimal wiederholen, sodass ein schöner optischer Effekt entsteht. Optional könnt ihr etwas Wasser für eine cremigere Konsistenz und Honig oder Ahornsirup für mehr Süße hinzufügen. In einem Schraubglas untergebracht, eignet sich dieses Frühstück auch als Meal-Prep für alle, die am liebsten erst bei der Arbeit frühstücken möchten.

I FETTE

Lange Zeit galten Fette als das ultimativ Böse in der Ernährung. Mittlerweile wissen wir längst, dass Fette eine sehr wichtige Energiequelle und essenziell für die Stoffwechselaktivitäten sind. Denn sie helfen bei der Aufnahme der fettlöslichen Vitamine A, D, E und K, spielen eine wichtige Rolle bei der Hormonproduktion und unterstützen unser Zellwachstum. Ungesättigte Fette haben die Fähigkeit, Feuchtigkeit in den Hautzellen zu binden und Entzündungsreaktionen zu mildern. Insbesondere Omega-3-Fettsäuren schützen vor UV-Schäden und verbessern die Hautelastizität, da sie die Produktion von Kollagen und Elastin ankurbeln.

Zudem wirkt Fett in vielen Lebensmitteln als natürlicher Geschmacksverstärker, sowohl in tierischen als auch in pflanzlichen. Würde man Fette also wirklich konsequent vermeiden wollen, wäre der Speiseplan nicht nur eindimensional und ungesund, sondern auch fad.

Aber: Transfette, die in frittierten Lebensmitteln, Wurstwaren und Fast Food zu finden sind, wollen wir idealerweise meiden. Transfette sind ungesättigte Fettsäuren, die zum Beispiel beim Härten von Pflanzenölen entstehen und alles andere als gesund für unser Herz-Kreislauf-System sind.

Ich empfehle euch, folgende fettreiche Lebensmittel (nach Verträglichkeit und persönlichem Geschmack, das versteht sich von selbst) in euren wöchentlichen Speiseplan einzubauen:

- Olivenöl, Avocado
- Makrele, Sardellen, Hering
- Walnüsse, Macadamia, Mandeln, Erdnüsse
- Leinsamen, Chiasamen

| IST KAFFEE SCHLECHT FÜR UNSEREN GLOW-UP?

Denkt ihr als Erstes an eine große Tasse Kaffee, wenn ihr morgens aus dem Bett steigt? Fühlt ihr euch erst richtig wach nach dem ersten Schluck?

Kaffee gilt als der klassische Start in den Tag, und Millionen von Menschen verlassen sich auf eine Tasse am Morgen, um schnell fit zu werden. Schätzungsweise 90 Prozent der Erwachsenen in Deutschland trinken regelmäßig Kaffee. Und warum auch nicht? Kaffee wird seit Langem für seine verschiedenen gesundheitlichen Effekte gelobt, und eine Metaanalyse von mehr als 100 Studien über Kaffee und Gesundheit zeigte genau das: Der Konsum von Kaffee ist mit einem geringeren Risiko für mehrere spezifische Krebsarten sowie neurologische, stoffwechselbedingte und Lebererkrankungen verbunden. Auch unsere Darmflora hat nichts gegen Kaffee. Es ist ein antioxidantienreiches und präbiotisches Getränk, das lösliche Ballaststoffe enthält. Es existieren Studien, die belegen, dass regelmäßiger Kaffeekonsum die Darmflora bereichert.

Aber warum hört man von Promis wie J.Lo oder Gisele Bündchen, dass sie keinen Kaffee trinken? Das liegt vermutlich an einer anderen Wirkung, die Koffein hat, denn Koffein, also nicht nur das aus dem Kaffee, sondern auch das aus schwarzem Tee, sorgt dafür, dass sich unsere Blutgefäße zusammenziehen. Das kann, bezogen auf die Haut, Nachteile haben, denn gerade sie ist auf eine gute Durchblutung angewiesen.

Ich selber liebe Kaffee und koffeinhaltige Getränke, aber bei einem Selbstexperiment konnte ich feststellen, dass meine Haut besser aussah, als ich auf koffeinfreien Kaffee umgestiegen war, der nur sehr wenig Rest-Koffein enthält. Wenn es euch interessiert, wie eure individuelle Haut reagiert, dann probiert es mal bei euch selber aus.

Außerdem: Sosehr wir unseren morgendlichen Kaffee auch lieben, ist der frühe Morgen möglicherweise nicht die beste Zeit dafür. Warum? Das hat mit den Hormonen im Körper zu tun, insbesondere mit Cortisol. Ihr kennt Cortisol vielleicht als Stresshormon, aber es ist auch das Hormon, das dem Körper signalisiert, wach und reaktionsfähig zu sein. Die Cortisolspiegel schwanken im Laufe des Tages und erreichen normalerweise am Morgen – etwa um 8:30 Uhr – ihren Höhepunkt. Koffein erhöht den Cortisolspiegel im Körper zusätzlich ein wenig. Wenn wir also innerhalb der ersten ein bis zwei Stunden nach dem Aufwachen eine Tasse Kaffee trinken, ist das nicht schädlich, jedoch kommen wir gar nicht in den Genuss der vollen Wirkung des Koffeins. Unser Körper ist ja bereits auf dem Höhepunkt des Cortisolspiegels.

Nach dem Höhepunkt um 8:30 Uhr beginnt der Cortisolspiegel zu sinken, steigt jedoch gegen Mittag erneut an. Daher könnte der Zeitraum von 9:30 bis 11:00 Uhr am günstigsten sein, um einen deutlichen Vorteil aus dem Koffein- bzw. Kaffeekonsum zu ziehen.

Obwohl der Cortisolspiegel am Nachmittag wieder sinkt, ist dies wahrscheinlich nicht die beste Zeit für einen weiteren Kaffeekick, da dieser zu lang anhalten und unseren Schlaf am Ende des Tages stören könnte.

MEIN TIPP

Da ich auf meinen morgendlichen Kaffee nicht verzichten möchte, habe ich mir angewöhnt, ihn zu dieser Zeit entkoffeiniert zu trinken. Später trinke ich dann gerne einen koffeinhaltigen Cappuccino.

Nach 14:00 Uhr trinke ich dann nichts Koffeinhaltiges mehr, weil ich – dank meinem Schlaf-Tracker (siehe Kapitel „Schlaf") – von mir weiß, dass ich Koffein-sensitiv bin und es meinen Nachtschlaf beeinträchtigen würde.

| SKINFOOD-FAVORITEN

Wenn ihr innerlich rückwärts altern wollt, gibt es eine ziemlich einfache Grundregel: Haltet euch an den Konsum von sekundären Pflanzenstoffen. Das ist die wissenschaftlich am besten untermauerte Methode. Bevor ihr also Geld für Longevity, also Langlebigkeits-Supplements mit dünner Studienlage, investiert, geht einfach in den Bioladen oder Supermarkt und kauft euch Gemüse in allen Farben.

Die wissenschaftliche Datenlage spricht dafür, 30 verschiedene Pflanzen pro Woche zu essen. Das klingt schwieriger, als es ist. Besorgt euch einfach Paprika in drei Farben, orange- und lilafarbene Möhren und Süßkartoffeln, Zwiebeln, verschiedene Kräuter und grüne Blattgemüse, dazu noch leckere Beeren und weiteres Obst eurer Wahl, ein paar Nüsse und Hülsenfrüchte, und schon haben wir die 30 Pflanzen intus.

Ich habe aus Beauty- und Glow-up-Gesichtspunkten natürlich ein paar Favoriten, von denen wir so oft wie möglich, am besten täglich, essen sollten. Die möchte ich euch nicht länger vorenthalten:

Tomaten bzw. **Tomatenmark:** Tomaten sind gut für unsere Haut, vor allem wegen ihres hohen Gehalts an Lycopen, einem starken Antioxidant. Lycopen schützt die Haut vor Schäden durch freie Radikale und UV-Strahlung und trägt damit zur Vorbeugung von Hautalterung und Hautkrebs bei. Es unterstützt auch die Hautelastizität und -feuchtigkeit.

Tomatenmark enthält mehr Lycopen als frische Tomaten, weil der Herstellungsprozess die Konzentration dieses wichtigen Antioxidants erhöht. Während der Produktion von Tomatenmark werden Tomaten eingekocht, was das Wasser verdampfen lässt und die festen Bestandteile, einschließlich Lycopen, konzentriert. Durch das Kochen wird Lycopin auch bioverfügbarer, das heißt, es wird für den Körper leichter absorbierbar.

Ich möchte euch einen so einfachen wie leckeren Drink vorstellen, der nicht nur toll für unsere Haut ist, sondern sich auch noch perfekt eignet, um abendliche Gelüste auf Snacks zu beseitigen:

Lelas Lycopen-Booster

Ihr braucht:
1 bis 2 EL Tomatenmark
500 ml heißes Wasser
1 TL Gemüsebrühepulver oder Salz nach Geschmack
1 TL gefrorene Petersilie
Olivenöl
Pfeffer oder Knoblauch nach Geschmack

Zubereitung: Das Tomatenmark in eine Tasse geben. Das heiße Wasser langsam hinzufügen, bis die Tasse voll ist, und gut umrühren, damit sich das Tomatenmark vollständig auflöst. Gemüsebrühe (oder Salz) hinzugeben, gefrorene oder getrocknete Kräuter, zum Beispiel Petersilie, Basilikum, Knoblauch und Pfeffer, hinzufügen, ein paar Tropfen Olivenöl hinzugeben, weil Lycopene fettlöslich sind.

Alles gut vermischen. Abschmecken und genießen.

Rote Bete beinhaltet viele Nährstoffe, die unsere Haut verbessern können. Sie ist reich an Antioxidantien wie Vitamin C und Pigmenten, Betalainen, die helfen, freie Radikale zu bekämpfen und die Haut vor Schäden zu schützen. Zudem fördert Rote Bete die Durchblutung, was zu einer besseren Sauerstoff- und Nährstoffversorgung der Haut führt, wodurch sie frischer und strahlender wirkt. Sie enthält außerdem Vitamin C, das die Kollagenproduktion unterstützt, sowie Folsäure, die zur Zellreparatur und -regeneration beiträgt.

Hier ist ein einfaches und leckeres Rezept für Rote-Bete-Salat mit Äpfeln und Zwiebeln:

Ihr braucht:

3 mittelgroße Rote Beten, gekocht und geschält
2 Äpfel, geschält und in kleine Würfel geschnitten
1 rote Zwiebel, fein gehackt
2 EL Apfelessig
1 bis 2 EL Olivenöl
1 TL Honig oder Ahornsirup
Salz und Pfeffer nach Geschmack
Frische oder gefrorene Petersilie oder Dill, fein gehackt (optional)

Rote Bete schälen und in dünne Scheiben oder Würfel schneiden. Anschließend die Äpfel waschen, entkernen und ebenfalls in dünne Scheiben oder Würfel schneiden. Die Zwiebel schälen und in feine Ringe oder Würfel schneiden, je nachdem, was euch besser gefällt. In einer großen Schüssel die Rote Bete, Äpfel und

Zwiebeln miteinander vermischen. In einer kleinen Schüssel oder einem Glas den Apfelessig, das Olivenöl und den Honig oder Ahornsirup gut verrühren, bis eine homogene Vinaigrette entsteht. Mit Salz und Pfeffer abschmecken. Die Vinaigrette über den Salat gießen und alles gut durchmischen, damit das Dressing sich gleichmäßig verteilt. Zum Schluss die gehackte Petersilie über den Salat streuen und alles nochmals vorsichtig durchmischen. Den Salat vor dem Servieren für mindestens 15 Minuten ziehen lassen, damit die Aromen sich gut entfalten können. Serviere den Rote-Bete-Salat mit Äpfeln und Zwiebeln als erfrischende Beilage oder als leichtes Hauptgericht.

Möhren sind bekannt für ihren hohen Gehalt an Beta-Carotin, einer Vorstufe von Vitamin A, das bei der Hautgesundheit eine Schlüsselrolle spielt. Beta-Carotin schützt die Haut vor Sonnenschäden und fördert die Reparatur geschädigter Hautzellen. Darüber hinaus hilft es, einen gleichmäßigen Hautton zu erhalten und Hautunreinheiten zu reduzieren.

Ich esse Möhren gerne als Snack, alternativ könnt ihr auch auf Möhrensaft setzen. Vergesst nicht ein Tröpfchen Öl zuzufügen, damit die fettlöslichen Vitamine besser aufgenommen werden können.

Grünkohl ist ein nährstoffreiches Blattgemüse, das zahlreiche Vitamine und Mineralstoffe enthält, die für die Hautgesundheit wichtig sind: Er ist reich an Vitamin K, Vitamin C und Antioxidantien, die dazu beitragen, die Haut zu straffen, Falten zu reduzieren und das allgemeine Hautbild zu verbessern. Das enthaltene Vitamin K unterstützt die Heilung von Hautverletzungen und kann dunkle Augenringe reduzieren. Vitamin C fördert die Kollagenbildung und schützt die Haut vor freien Radikalen. Antioxidantien helfen, die Haut zu entgiften und Entzündungen zu reduzieren.

Datteln sind nicht nur süß, sondern auch reich an Nährstoffen, die der Haut zugutekommen. Sie enthalten Vitamin A, Vitamin C, Eisen und vor allem auch Selen, einen Mineralstoff, der wichtig für Schilddrüse, Haut und Haare ist. Ein Selenmangel kommt in Deutschland sehr häufig vor, bleibt aber leider häufig unentdeckt, da der entsprechende Wert im Blut viel zu selten untersucht wird. Das Tolle an Datteln ist, dass sie nicht nur eine Süßigkeit sind, sondern auch noch kleine Ballaststoffbomben. Eine Medjool-Dattel enthält circa 1,5 Gramm Ballaststoffe. Am besten schmecken sie in Smoothies oder gefüllt mit einer Walnuss.

Nüsse und Mandeln enthalten so viele gesunde Nährstoffe. Gerade die Walnuss ist ein toller Hautbooster, sie enthält Alpha-Linolensäure (ALA), die die Funktion der Haut unterstützt, indem sie Reizungen vorbeugt. Walnüsse sind reich an gesundem Omega-3-Fett und Vitamin E. Außerdem enthalten sie Polyphenole – Antioxidantien, die die Haut vor oxidativem Stress schützen, einem Stoffwechselzustand, der durch Faktoren wie ultraviolette Strahlen, verschmutzte Luft und Stress verursacht wird. Die Kombination aus Omega-3-Fettsäuren und Antioxidantien hilft, Entzündungen vorzubeugen, die die Ursache für verschiedene Hautprobleme wie Ekzeme, Schuppenflechte und Akne sind.

Eine wunderbare Alternative zu Süßkram sind für mich Mandeln, unbehandelt und mit Haut. Denn Mandeln sättigen nicht nur und versorgen uns mit wichtigen Fetten und Vitaminen, sie haben auch eine echte Superpower: Sie können Falten reduzieren.

In einer Studie wurden zwei Gruppen von Frauen mit heller Haut über mehrere Wochen darum gebeten, als Snack zwischendurch wahlweise besagte Mandeln oder einen herkömmlichen

Snack mit demselben Kaloriengehalt (400 kcal) zu essen. Die Forschenden stellten nach vier Monaten fest, dass die Haut derjenigen, die die Mandeln gegessen hatten, signifikant weniger kleine Fältchen aufwies als die der Frauen, die normal gesnackt hatten. Darüber hinaus verbesserte sich der Hautton der Mandel-Esserinnen, und zwar merklich.

Was die 400 kcal betrifft: Bei Mandeln und Nüssen werden nicht alle darin enthaltenen Kalorien aufgenommen. Wenn man sie kaut, sind sie danach nicht ausreichend zerkleinert, um zu 100 Prozent von den Darmbakterien verarbeitet zu werden. Das bedeutet, dass man bei der Verdauung etwa 20 Prozent der Kalorien wieder ausscheidet. Dieses Phänomen hat sogar einen Namen und nennt sich: *Fecal Loss.*

Saaten wie Leinsamen und Hanfsamen wirken entzündungshemmend und sind reich an Mineralien, Vitaminen und Omega-3-Fettsäuren. Hanfsamen sind besonders für Menschen mit trockener Haut interessant, da sie Gamma-Linolensäure enthalten, von der wir aus Studien wissen, dass sie bei trockener Haut und Neurodermitis wirksam ist.

Petersilie ist nicht nur ein aromatisches Kraut, sondern auch eine ausgezeichnete Quelle für Vitamine und Mineralstoffe, die die Hautgesundheit fördern. Sie enthält hohe Mengen an Vitamin C, Vitamin K und Antioxidantien, die helfen, die Haut zu beleben und zu schützen.

Brokkoli ist ein weiteres nährstoffreiches Gemüse, das reich an Vitaminen und Mineralstoffen ist, die der Haut zugutekommen. Er enthält Vitamin C, Vitamin K und Sulforaphan, ein starkes Antioxidant, das die Haut vor Schäden schützt und ihre Gesundheit verbessert.

Beeren sind ein wahres Superfood, und sie überzeugen nicht nur durch ihren leckeren Geschmack, sondern auch durch ihre gesundheitlichen Vorteile. Sie sind reich an Vitaminen und Mineralstoffen, die das Immunsystem stärken und die Hautgesundheit fördern.

Ein besonderer Bestandteil von Beeren sind die Anthocyane, das sind natürliche Farbstoffe, die den Beeren ihre leuchtenden Farben verleihen. Diese Anthocyane haben starke antioxidative Eigenschaften, die helfen, die Haut vor Schäden durch freie Radikale zu schützen und vorzeitiger Hautalterung entgegenzuwirken.

Zusätzlich sind Beeren reich an Ballaststoffen. Täglich 150 Gramm mit 5 bis 7 Gramm Ballaststoffen darin helfen, unser 30-Gramm-Ballaststoff-Ziel zu erreichen.

Grüntee (Camellia sinensis) und **Matcha** sind nicht nur beliebte Getränke, sondern auch für ihre positiven Wirkungen auf die Haut bekannt. Grüntee ist reich an Catechinen, insbesondere an Epigallocatechingallat (EGCG). Diese starken Antioxidantien schützen die Haut vor Schäden durch freie Radikale, die durch UV-Strahlung und Umweltverschmutzung entstehen. Matcha enthält sogar noch höhere Konzentrationen an EGCG als herkömmlicher Grüntee, da die gesamten Teeblätter verwendet werden. Dies verstärkt den antioxidativen Schutz der Haut vor freien Radikalen und UV-Schäden.

Die entzündungshemmenden Eigenschaften von Grüntee und Matcha helfen, Hautrötungen und -irritationen zu reduzieren. Deswegen lohnt es sich, bei Akne, Rosazea oder Ekzemen morgens eine Tasse Grüntee oder Matcha zu trinken (zum

Beispiel anstelle von Kaffee), und zu beobachten, ob sich diese Maßnahme positiv auf eure individuelle Haut auswirkt.

Ich hoffe, dass ich euch in diesem Kapitel vermitteln konnte, wie wichtig die Ernährung nicht nur für unsere Energie und unsere Gesundheit, sondern auch für unser äußeres Erscheinungsbild bzw. unsere Haut ist.

Ich möchte nicht zum Moralapostel werden, und ganz sicher werde ich nicht so tun, als wäre es ein Sonntagsspaziergang, sich langfristig, konsequent und genussvoll gesund zu ernähren. Macht euch aber gerne beim Gang in den Supermarkt bewusst, was euch guttut und was nicht. Denkt an meine 80/20-Regel. An die könnt ihr euch natürlich auch langsam herantasten: Wenn es am Anfang nur 50-50 ist, ist das immer noch ein guter Start, wir können uns ja erst an die neue Ernährung gewöhnen und dann langsam weiter vortasten.

| FAZIT

- Vorwiegend unverarbeitete Lebensmittel ohne Zusatzstoffe zu sich nehmen
- 30 bis 35 g Ballaststoffe täglich für die guten Darmbakterien
- 3-mal täglich fermentierte Nahrungsmittel für die Darmflora
- Pro kg Körpergewicht 1,2 bis 2 g Protein täglich für Muskeln und Hormone
- Sekundäre Pflanzenstoffe aus Obst und Gemüse als Hautbooster von innen
- Täglich gute Fette
- 80/20-Regel: 20 Prozent dürfen ungesund sein, alternativ könnt ihr 70:30 planen

PS: Lasst euch nicht stressen beim Essen. Stressfrei sieht man einfach besser aus, egal was man gegessen hat.

SUPPLEMENTS FÜR SCHÖNHEIT VON INNEN HERAUS

Wie wir gesehen haben, kann man es wie eine richtige Wissenschaft betreiben, so zu essen, dass man möglichst viele gute Nährstoffe für den Körper zu sich nimmt. Nur leider machen uns die eigenen Essgewohnheiten und Kochkünste, aber auch einfach Alltag und Appetit manchmal einen Strich durch die Rechnung. Wenn ihr euch optimal versorgen möchtet und unsicher seid, ob eure Mahlzeiten das hergeben, dürft ihr gerne ergänzend einige Supplements zu euch nehmen. Diese helfen dabei, euch mit all den guten Vitaminen und Nährstoffen zu versorgen, die ihr für einen gesunden Körper und ein strahlendes Äußeres braucht.

Deswegen möchte ich, nachdem wir schon über die Makronährstoffe, also die großen Posten Kohlenhydrate, Eiweiß und Fette, gesprochen haben, jetzt auf die Mikronährstoffe, also Vitamine, Mineralien und Spurenelemente, eingehen, die wir über die Nahrung, aber auch über Nahrungsergänzung zu uns nehmen können.

Davor möchte ich aber noch einmal betonen, dass Nahrungsergänzung kein Ersatz für eine gesunde und ausgewogene Ernährung sein kann. Vielmehr sollte man sie als das betrachten, was sie ist: eine Ergänzung.

Dass die Aussage „Bei einer ausgewogenen Ernährung gibt es keinen Mikronährstoffmangel" nicht unbedingt stimmt, haben bereits einige Ärztinnen und Ärzte erkannt. Wie ihr schon wisst, beeinflussen zum einen die Darmbakterien die Aufnahme von

Vitaminen und Mineralstoffen. Zum anderen sind Stress und Krankheiten echte Räuber, was die Mikronährstoffe in unserem Körper angeht. Nicht zuletzt müssen wir auch bedenken, dass ausgelaugte Anbauflächen in der Landwirtschaft dazu beitragen, dass in unserer Nahrung häufig zu wenig Mikronährstoffe enthalten sind.

Mein Tipp an alle, die genau wissen wollen, wie es ihrem Körper in puncto Mikronährstoffversorgung geht, ist: Lasst die wichtigsten Vitamine und Mineralstoffe in eurem Blut untersuchen. Neben Ärzten beschäftigen sich auch gute Heilpraktikerinnen intensiv mit dieser Wissenschaft, die man auch Orthomolekulare Medizin nennt.

Leider ist so eine Analyse nicht ganz billig und wird meist auch nicht von den Krankenkassen übernommen, die zu meinem Bedauern immer noch viel zu sehr auf die Behandlung von bereits entstandenen Krankheiten fokussiert sind als auf die Vorbeugung, die Prävention. Ich bin aber hoffnungsvoll, dass sich hier in den nächsten Jahren einiges bewegen wird.

Wer ein etwas kleineres Budget hat, kann mit der Behandlerin besprechen, dass nur die wichtigsten Nährstoffe für das jeweilige Problem untersucht werden.

Für schöne Haut und Haare wären das im Sparprogramm:

- Magnesium
- Selen
- Zink
- Biotin
- Vitamin A
- Vitamin D
- Ferritin (der Eisenspeicher)

Auch Schilddrüsenwerte und Hormone sind in diesem Zusammenhang relevant, jedoch solltet ihr hierfür Experten wie Gynäkologinnen und Endokrinologinnen zurate ziehen.

Um mit dem **Eisen (Ferritin)** zu beginnen: Viele Frauen, die schon oder noch regelmäßig menstruieren, haben niedrige Ferritinwerte. Aber auch ältere Menschen sind betroffen: Laut einer 2023 erschienenen Studie aus den USA und Australien mit fast 20.000 Menschen fand man innerhalb von fünf Jahren bei jedem vierten Menschen über 70 Jahren eine Blutarmut durch Eisenmangel, vor allem, wenn der Blutverdünner ASS eingenommen wurde.[4]

Dazu muss man wissen, dass der Normwertbereich für Ferritin sehr groß ist. Bei vielen Laboren reicht er von 15 bis 30 ng/ml; das bedeutet, dass sowohl ein Wert von 15 als auch der 20-fache Wert, nämlich 300, noch normal sind. Ein niedriger Ferritinwert kann nicht nur zu Müdigkeit und Blässe führen, sondern steht auch im Zusammenhang mit Haarausfall und unreiner Haut. Daher ist es gerade für Frauen mit Haut- und Haarproblemen wichtig, ihren Ferritinwert zu kennen und einen zu niedrigen Spiegel in Zusammenarbeit mit der Ärztin oder dem Arzt zu behandeln. Ich selber strebe aufgrund der Studienlage mit meinen Patientinnen einen Wert um die 70 ng/ml an.

NERDWISSEN

Der Eisenspeicher – Ferritin sollte immer in Kombination mit dem **Entzündungswert CRP** zusammen untersucht werden. Denn der Ferritinwert im Blutserum steigt bei Entzündungen an. Wenn im Körper bei der Blutentnahme eine Entzündung vorliegt, kann es passieren, dass der Ferritin-Wert fälschlicherweise zu hoch ausgewiesen wird und **ein Eisenmangel daher nicht erkannt** wird. Wenn der CRP-Wert sichtbar erhöht ist, dann kann man einem hohen Ferritinwert keinen Glauben schenken und muss die **Bestimmung nach dem Abklingen der Entzündung wiederholen.**

Entzündungen
im Körper können zu Fehleinschätzungen führen

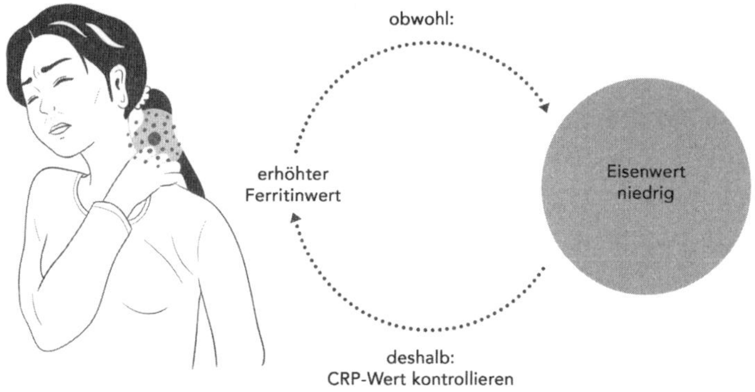

Gibt es Entzündungen im Körper, steigt der Eisenspeicherwert Ferritin an und kann einen vollen Eisenspeicher vortäuschen. Deshalb sollte der CRP-Wert zusätzlich bestimmt werden.

Wenn Blut untersucht wird, dann rate ich, bei den Mineralstoffen statt einer standardmäßig durchgeführten Serumanalyse auf eine Vollblutanalyse zu setzen.

Was ist der Unterschied zwischen einer **Vollblut**- und einer **Serumanalyse**? Ich erkläre es mal anhand einer Metapher: Unser Blut ist im Grunde nichts anderes als eine Suppe, in der ein paar Einlagen schwimmen. Der größte Anteil davon sind die roten Blutkörperchen. Weil diese sehr klein und mit bloßem

Auge fast nicht zu erkennen sind, wirkt die ganze Flüssigkeit rot. Das ist sie jedoch nicht. Das Blut setzt sich aus einer gelblichen Brühe, dem **Serum**, das unter anderem Mineralstoffe und Vitamine enthält, und den Einlagen, also den schon erwähnten roten sowie weißen Blutkörperchen und Blutplättchen, zusammen, die darin fleißig ihre Arbeit verrichten. In einer Serumanalyse wird im Grunde nur die Brühe untersucht, bei einer Vollblutanalyse bringt man die Blutkörperchen zum Platzen und erhält so Aufschluss über ihren Inhalt.

Um beim Bild der Suppe zu bleiben: Manche Metalle, wie zum Beispiel Magnesium und Zink, befinden sich vor allem in den Zellen, also in den Einlagen, andere, wie z. B. Kupfer, eher im Serum, also der Brühe. Bei einer Vollblutanalyse kann man Informationen über alle Bestandteile gewinnen: über die, die sich in den Zellen befinden, und die, die im Serum schwimmen. Daher ist diese Untersuchungsmethode genauer.

Wenn man schon mal dabei ist, kann man übrigens auch gleich weitere Mineral-, aber auch Schadstoffe im Blut untersuchen lassen, darunter **Kadmium** oder **Quecksilber**.

Nicht alle Arztpraxen bieten Vollblutanalysen an. Daher ist es manchmal notwendig, online zu recherchieren, wo diese Untersuchungen durchgeführt werden. Es gibt Kolleginnen und Kollegen, die auf die **orthomolekulare Medizin** spezialisiert sind und sich besonders gut mit Mikronährstoffen und Blutanalysen auskennen.

Wer die Investition zunächst scheut, kann einige Supplements für schöne Haut auch ohne vorherige Untersuchung des Blutes in Betracht ziehen. Bitte habt Verständnis dafür, dass ich auch an dieser Stelle keine Hersteller oder Marken nennen kann.

Dazu gehört zuallererst mein Favorit **Kollagen.** Ich habe euch schon erwähnt, dass Kollagen ein Eiweiß ist, das unsere Haut stützt und ihr Festigkeit und Struktur gibt. Mittlerweile gibt es zahlreiche Studien, auch solche, die unabhängig und nicht vom Hersteller gesponsert sind, die belegen, dass die orale Einnahme von Kollagenhydrolysat in Form von Pulver oder Drinks einen positiven Effekt auf die Durchfeuchtung der Haut, den Hyalurongehalt der Haut und auf die Sichtbarkeit von kleinen Fältchen, zum Beispiel unter den Augen, hat.

Kollagen

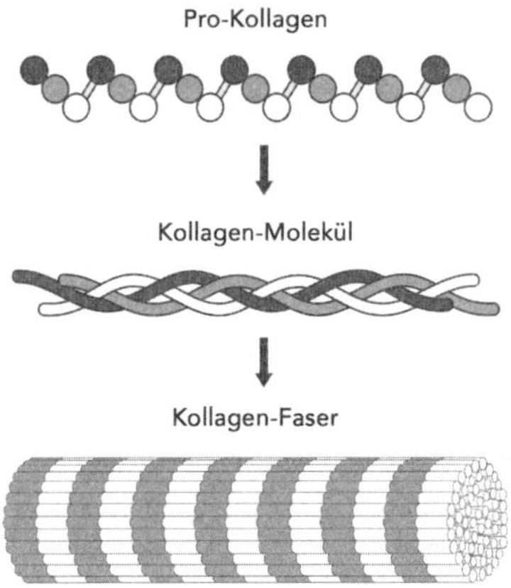

Das ist Kollagen: Einzelne Aminosäuren kommen zusammen und bilden Peptide, diese Peptide wiederum kommen zusammen und bilden Ketten, Helix genannt. Drei dieser Ketten schlingen sich dann umeinander und bilden eine Tripel-Helix. Diese legt sich mit weiteren Tripel-Helices zusammen und bildet einen Strang: die Kollagenfaser (Kollagenfibrille).

Prokollagen: Aminosäuren sind Bausteine von Proteinen. Wenn sich zwei oder mehr Aminosäuren zusammentun (kondensieren), entstehen Peptide. Diese Vorläufer-Ketten werden *Prokollagen* genannt. Sie bestehen vor allem aus den Aminosäuren Prolin und Glycin, sowie Hydrocyprolin und Hydrocylysin.

Kollagen-Molekül: Jeweils drei Aminosäureketten winden sich umeinander und bilden so das *Kollagen-Molekül*, auch *Tropokollagen* genannt.

Kollagen-Faser: Mehrere Tropokollagenstränge setzen sich zusammen, um eine *Kollagen-Faser* (Kollagen-Fibrille) zu werden

---

NERDWISSEN

Häufig höre ich das Argument, dass die **Kollagenpeptide**, bei denen es sich um kleine Ketten von Aminosäuren handelt, durch die Magensäure gespalten werden und die Peptide daher nur als einzelne Aminosäuren im Gewebe ankommen. Kollagen besteht aus den Aminosäuren Glycin, Prolin und Hydroxyprolin – einer spezifischen und einzigartigen Komposition. In Kollagenpräparaten befindet sich natürlich eine große Menge dieser drei Aminosäuren innerhalb der Kollagenpeptide. Die Wissenschaft geht davon aus, dass diese in jeglicher Form eine Art Signalwirkung auf den Körper haben, wenn sie nach der Einnahme im Blut ankommen. Sie teilen dem Körper mit, dass viele Kollagenbestandteile vorhanden sind und er kein Kollagen abbauen muss bzw. sogar welches aufbauen kann. Das heißt: **Die Peptide selber müssen gar nicht im Gewebe ankommen, sondern die einzelnen Aminosäuren geben den Ausschlag.**

Aber, wie ich immer wieder sage: Nicht alles wirkt bei allen! Während ich viele Followerinnen und Patientinnen habe, die nach der Einnahme von Kollagenpulver begeistert sind, gibt es auch solche, die unreine Haut davon bekommen oder die keinen Effekt sehen. Deswegen: Testet euch vorsichtig an die Einnahme heran.

Wenn ihr ein gutes Präparat sucht, dann **achtet darauf, dass es auf Schwermetalle, Hormone und Pestizide getestet und zudem hydrolysiert ist**, was bedeutet, dass die enthaltenen Proteine durch Enzyme in kleinere Bestandteile zerlegt wurden (das steht auf der Verpackung, wenn es der Fall ist). Im Handel findet ihr hydrolysiertes Kollagen als Pulver, Kapseln oder Drink. Ich persönlich bevorzuge das lose Pulver, da es pro 100 Gramm günstiger ist als Kapseln oder Drinks und man es zudem einfach dosieren kann.

Zu Kollagen gibt es uneinheitliche Daten, was die optimale Dosis angeht. Ich selber nehme einen Esslöffel meines Pulvers täglich. Schaut bitte auf den Verzehrhinweis auf der Verpackung und sprecht im Zweifelsfall, zum Beispiel bei Vorerkrankungen, mit eurer Behandlerin (was ihr sowieso immer tun solltet). Wer kein Pulver verwenden will, kann auch kann auch auf **Knochenbrühe** setzen. Sie enthält natürlicherweise Kollagen. Für die Herstellung kauft ihr beim Metzger eures Vertrauens ein Kilogramm Rindermarkknochen und lasst sie etwa zwölf Stunden in einigen Litern Wasser und einem Schuss Essig köcheln. So löst sich das Kollagen. Ich bereite immer mal wieder Knochenbrühe zu, friere sie portionsweise ein und taue sie dann bei Bedarf wieder auf.

Einige Studien legen nahe, dass **Omega-3-Fettsäuren**, vor allem aus Fischöl und Algenöl bei bestimmten Hauterkrankungen hilfreich sein können, auch wenn nicht alle Wissenschaftler dieser Meinung sind.

Omega-3-Fettsäuren sind lebensnotwendig, der Körper kann sie nicht selbst bilden. Sie wirken antientzündlich, können die Hautgesundheit verbessern, Hauterkrankungen wie Ekzeme und Akne lindern und eine Verbesserung der Hautfeuchtigkeit bewirken. Für Kinder sind sie wichtig für die Gehirnentwicklung. Wenn ihr regelmäßig fetten Seefisch esst, könnt ihr euren Bedarf über die Nahrung decken. Allerdings enthalten manche Fischarten wie Thunfisch, Rotbarsch/Goldbarsch und Zander hohe Mengen an Quecksilber, was gesundheitliche Risiken bergen kann. Bessere Alternativen sind Fische wie Sardinen, Hering und Forelle, die reich an Omega-3 sind und gleichzeitig geringere Quecksilberkonzentrationen aufweisen. Alternativ kann auch Fisch- oder Algenöl verwendet werden, das von Schwermetallen gereinigt wurde, um sicherzustellen, dass die Aufnahme von ausreichend Omega-3-Fettsäuren ohne gesundheitliche Risiken erfolgt.

Eine Studie, in der Probanden über vier Monate entweder Omega-3-Fischöl oder ein Placebo verabreicht wurde, zeigte, dass die Omega-3-Gruppe danach Veränderungen in ihrer DNA aufwies, die für eine Zellverjüngung sprechen. Auch die Entzündungswerte und die Werte des Stresshormons Cortisol waren reduziert.

Beim Kauf von Omega-3-Präparaten in Form von Fisch- oder Algenöl solltet ihr auf den sogenannten Totox-Wert achten, der bei guten Produkten angegeben wird. Dieser misst, ob die Omega-3-Fettsäuren beschädigt sind. Ein niedriger Totox-Wert bedeutet, dass das Omega-3-Öl frisch und wirksam ist, was es sicherer und gesünder für den Verzehr macht.

Wer es genau wissen will: Ob die Versorgung mit Omega-3 ausreichend ist, kann man bei einer Blutanalyse über den sogenannten Omega-3-Index erfahren. Der Wert sollte hier bei acht Prozent oder höher liegen.

Europa gilt offiziell als **Selen**-Mangelgebiet, entsprechend häufig sehe ich in Laboranalysen einen Selenmangel. Selen ist wichtig für Haut, Haare und Schilddrüse und ist zudem auch ein wichtiger Bestandteil eines Enzyms, das unseren Körper vor Zellschädigungen durch freie Radikale schützt. Ein Zuviel an Selen ist hingegen auch nicht gut, deshalb ist es hier wirklich sinnvoll, eine Vollblutanalyse durchführen zu lassen und entsprechend der Ergebnisse Selen zu supplementieren. Selen kann man zu einer Mahlzeit einnehmen, da es fettlöslich ist.

Auch die Einnahme von **Magnesium** ist für viele von uns empfehlenswert. Ich sehe in Laboranalysen sehr häufig niedrige Werte für Magnesium, was zu der Tatsache passt, dass laut der Nationalen Verzehrstudie II gerade Frauen durchschnittlich zu wenig Magnesium zu sich nehmen. Ein Drittel der deutschen Bevölkerung erreicht die täglich empfohlene Menge an Magnesium nicht, bei den Jugendlichen sind es sogar an die 60 Prozent. Bei einem nachgewiesenen Magnesiummangel können Supplements das Risiko für Knochenschwund (Osteoporose) senken. Neben der allgemeinen medizinischen Problematik (Knochenbrüchen etc.) wirkt sich Osteoporose auch auf die Alterung des Gesichts aus, wie ihr weiter hinten im Buch erfahren werdet. Zudem ist Magnesium als sehr wichtiger Mineralstoff an über 300 wichtigen Stoffwechselreaktionen beteiligt.

Laut Nationaler Verzehrstudie II nehmen 20 Prozent der Frauen und 30 Prozent der Männer zu wenig **Zink** über die Nahrung auf. Zinkreiche Nahrungsmittel sind Weizenkeime, Haferflocken, Rindfleisch und Edamer. Ich sehe bei Haut- und Haarproblemen recht häufig sehr niedrige Zinkwerte oder sogar Zinkmängel, weshalb es sich lohnt, hier genauer hinzusehen. Zink und Magnesium kann man als Nahrungsergänzung zusammen am Abend einnehmen.

Multivitamine, also Vitaminkomplexe, die Biotin, weitere B-Vitamine, Vitamin A, Vitamin E und Vitamin C enthalten, können Mängel kompensieren, die im Verlauf des Lebens auftreten. So selten, wie es in den Medien oft dargestellt wird, sind Vitaminmängel nicht. Aber zumindest bei Menschen mit Hautproblemen und Haarausfall kann häufig ein Vitaminmangel festgestellt werden. Gerade bei jungen Akne-Patienten und -Patientinnen sehe ich immer wieder Vitamin-A-Mängel, weshalb ich bei dieser Hauterkrankung regelmäßig empfehle, den Vitamin-A-Spiegel zu testen, um bei einem Defizit gezielt zu supplementieren.

Bei Patientinnen mit Haarausfall und Ekzemen der Haut stelle ich zudem oft zu niedrige Biotinwerte fest. **Biotin** (auch Vitamin B7) wird zum einen über die Nahrung aufgenommen, zum anderen aber auch von guten Darmbakterien selbst gebildet. Ein Biotinmangel kann ein Zeichen eines gestörten Darmmikrobioms sein, sich aber zugleich auch negativ auf unser Darmmikrobiom auswirken.

Während man Vitamine nach dem Gießkannenprinzip nicht dauerhaft einnehmen sollte, ist es nach meiner Einschätzung sinnvoll, zwischendurch kleine Kuren über mehrere Wochen zu machen, zum Beispiel insgesamt zwölf Wochen pro Jahr, um eventuelle Defizite aufzufangen – natürlich nach Rücksprache mit eurer Ärztin oder eurem Arzt.

Ideal wäre natürlich eine gezielte Einnahme von einzelnen Vitaminen nach einer Blutanalyse, die Mängel oder Unterversorgungen definitiv feststellt, aber das jeder von euch zu empfehlen, ist einfach realitätsfern. Die Blutanalyse auf Vitamine ist im Vergleich zur Analyse der Mineralstoffe noch kostspieliger; allein die Laborkosten betragen bei mehreren Vitaminanalysen schnell mal mehrere Hundert Euro. Nicht jede kann oder will sich das leisten.

Über **Vitamin D** könnte ich eigentlich ein eigenes Buch schreiben. Glücklicherweise gibt es mittlerweile schon viel gute Aufklärung zu diesem Sonnenvitamin (und ich komme im Kapitel „Schlaf“

noch einmal in anderem Kontext darauf zu sprechen). Es wirkt antientzündlich, und deshalb ist eine gute Vitamin D-Versorgung insbesonderebei der Behandlung von Hauterkrankungen wie Psoriasis, Ekzemen und Akne hilfreich. Ein angemessener Vitamin-D-Spiegel ab 40 ng/ml – den man in Mitteleuropa so gut wie nie findet, wenn nicht supplementiert wird – kann auch dazu beitragen, das Risiko von Sonnenschäden zu verringern. Laut EFSA gelten für Jugendliche und Erwachsene 4.000 Einheiten Vitamin D pro Tag als Höchstgrenze. Die entsprechenden Präparate sind frei verkäuflich und können in Eigenregie eingenommen werden. Vitamin D könnt ihr als Öl oder Kapsel zu einer Mahlzeit einnehmen. Am besten mittags, da dann auch natürlicherweise die Vitamin-D-Bildung am höchsten wäre (in der Mittagssonne).

BEWEGUNG

Nachdem wir über Blutbilder und Supplements gesprochen haben, die ja leider etwas Budget erfordern, sprechen wir jetzt über eine Sache, die an sich nichts kostet und gleichzeitig unglaubliche Auswirkungen auf unser Aussehen und unseren Alterungsprozess hat: Bewegung.

Ich bin selbst keine Sportskanone, habe aber über Routinen zu regelmäßiger sportlicher Aktivität gefunden und mittlerweile große Freude an meinem Work-out – vorausgesetzt, es dauert nicht zu lange.

Bitte bedenkt: Aktiv sein, sich bewegen, gehört zum Leben wie Ernährung, die wir auch täglich brauchen. Der Schlüssel ist, konsequent dabei zu bleiben. Es geht nicht darum, kurzzeitig 100 Prozent zu geben, sondern darum, dranzubleiben und Bewegung zum Lifestyle-Faktor zu machen und so in den Alltag zu integrieren, dass die Hürde, etwas zu tun, so gering wie möglich ist.

Bevor es zur Umsetzung, also an das „Wie“ geht, möchte ich euch erst mal motivieren und ein paar Mechanismen aufzählen, durch die körperliche Betätigung einen positiven Einfluss auf unsere Attraktivität und unseren Glow-up hat:

KÖRPERLICHE AKTIVITÄT RUFT UNSERE INNERE KOSMETIKERIN AUF DEN PLAN

Beim Sport schwitzen wir, und beim Schwitzen produzieren wir ein natürliches antimikrobielles Peptid namens Dermcidin, das dabei hilft, schädliche Bakterien auf der Haut zu reduzieren. Das minimiert das Risiko für Infektionen, Akneausbrüche und Schübe chronischer Hauterkrankungen. Achtet darauf, euch nach der sportlichen Betätigung zu waschen, denn unser Schweiß enthält Ammoniak und Harnstoff, die zu Reizungen führen können, wenn sie auf der Haut verbleiben. Wasser reicht für die Entfernung von Schweiß.

Schwitzen allein ist nicht der einzige Grund dafür, dass Bewegung der Haut zugutekommt – Bewegung reduziert auch Entzündungen im ganzen Körper, hilft bei der Regulierung von Hormonen und verhindert Schäden durch freie Radikale. Beim Sport erweitern sich die kleinen Arterien in der Haut, sodass mehr Blut die Hautoberfläche erreicht und Nährstoffe anliefert, die bei der Reparatur von Schäden etwa durch UV-Strahlen und Umweltverschmutzung helfen.

Diese Nährstoffe kurbeln auch die Kollagenproduktion der Haut an und haben somit eine Art natürlichen Anti-Falten-Effekt. Mit zunehmendem Alter werden die Fibroblasten (die kollagenproduzierenden Zellen in der Haut) träger und weniger zahlreich, aber die während des Trainings an die Haut gelieferten Nährstoffe helfen den Fibroblasten, effizienter zu arbeiten, sodass die Haut jünger aussieht.

Sport ist sogar noch mehr als nur ein bewegungsinduziertes Kosmetikstudio, es ist auch ein Beauty-Doc: Aus Studien wissen wir, dass Kardiotraining die Elastizität der Haut verbessert, während Krafttraining das ebenfalls schafft, aber zusätzlich unsere Haut dicker macht. Eine dicke Haut ist wie Geld auf der Bank, sie lässt Gesichtszüge weicher wirken, und Falten graben sich nicht so leicht ein.

SPORT STEIGERT DAS SELBSTBEWUSSTSEIN

Eine britische Studie an Menschen mittleren Alters ergab, dass ein zehnwöchiges Trainingsprogramm bei den Probanden zu mehr Selbstwertgefühl und einer positiveren Einstellung in Bezug auf ihre körperliche Verfassung und ihre allgemeine Gesundheit führte, während diese Effekte bei Gleichaltrigen, die zu Hause blieben, ausblieben. Interessanterweise stieg das Selbstwertgefühl sofort an – noch bevor sie eine signifikante Veränderung ihres Körpers wahrnahmen.

Der Hauptautor der Studie, ein englischer Forscher namens Adrian Taylor, hat dazu gesagt: „Unser Selbstwertgefühl ist direkt mit unserem Energielevel, unserem Gefühl von Kompetenz und unserer wahrgenommenen Attraktivität verbunden.[5]“

Ich sage: Großartig! Für die Studie wurde ein Fitnessstudio ausgewählt, aber ihr könnt euch sicher sein, dass der Effekt auch auftritt, wenn ihr zu Hause trainiert.

SPORT VERBESSERT DIE KÖRPERHALTUNG

Mit einer gesünderen Körperhaltung fühlen wir uns selbstbewusster, und sie kann Rückenschmerzen vorbeugen oder minimieren. Im Alltag haben viele von uns die Tendenz, zu lange mit rundem Rücken zu sitzen oder im Hohlkreuz zu stehen. Ich hatte von Kindheit an einen Rundrücken, was zu einer schlechten Körperhaltung führte. Durch mäßigen (!) sportlichen Einsatz habe ich es geschafft, meine Rückenprobleme massiv zu verbessern. Im Sportunterricht wurde ich immer als Vorletzte gewählt, und ich habe ganz sicher kein überdurchschnittliches sportliches Talent. Nur meine Routine, die ich euch weiter unten erläutere, führt dazu, dass ich jeden Tag in Bewegung bleibe.

Ich habe eine ganze Reihe von wissenschaftlichen Arbeiten gelesen, nach denen sich der Eindruck, den wir von uns selbst haben, je nach Körperhaltung verändert. Sie haben gezeigt, dass die Haltung Auswirkungen auf Wachsamkeit, Selbstvertrauen beim Denken und Ausdauer bei der Problemlösung hat.[6] Tatsächlich lassen sich aus der Körperhaltung auch Rückschlüsse auf unsere Stimmung ziehen.[7]

In einer Feldstudie aus dem Jahr 2016 untersuchte eine Forschungsgruppe Paare beim Speeddating. Für diejenigen unter euch, die es (noch) nicht kennen: Das ist eine Form von Dating, bei der potenzielle Partner kurz beieinander am Tisch sitzen, um einen Eindruck voneinander zu gewinnen, und danach zum nächsten Tisch und damit zum nächsten potenziellen Liebesglück wechseln. Nach jedem Intermezzo an jedem Tisch entscheidet man sich für oder gegen die Person, die einem gegenübersaß. Die Forscher beobachteten, dass eine aufrechte, geradlinige Körperhaltung die Wahrscheinlichkeit für das

Erhalten eines „Ja“ bei beiden Geschlechtern erhöhte. Diese Ergebnisse konnten in einer zweiten Feldstudie reproduziert werden, wo Männer und Frauen potenziellen Partnern oder Partnerinnen anhand von Bildern ein „Ja“ oder ein „Nein“ geben mussten, vergleichbar mit der heutigen Partnersuche auf Tinder. Auch hier war es die aufrechte und offene Körperhaltung, die für mehr Attraktivität und Zustimmung sorgte. Unabhängig davon, ob man gerade auf Partnersuche ist, halte ich das für eine interessante Beobachtung.

Macht doch einfach mal einen Selbstversuch in eurem Alltag: Bewertet ihr Menschen mit einer offenen Körperhaltung anders als diejenigen, die eher gekrümmt stehen, gehen oder sitzen?

BEWEGUNG STÄRKT DAS IMMUNSYSTEM

Dadurch, dass der Körper bei Bewegung dazu angeregt wird, mehr weiße Blutkörperchen zu produzieren, werden seine Abwehrkräfte gestärkt. Mehr weiße Blutkörperchen bedeuten weniger Bakterien und Viren, die unbemerkt passieren können. Das Ergebnis: Wir werden weniger krank, sehen demnach nicht so häufig abgeschlagen aus, wie es bei einer Erkältung oft der Fall ist, und kleine Wunden aller Art heilen schneller.

Der Körper hat ungefähr 500 Lymphknoten – kleine Stationen, die den metabolischen Abfall herausfiltern. Um die Lymphe durch den Körper zu pumpen, braucht es die Unterstützung von benachbarten Muskeln, die bei jeder Bewegung die Lymphe in den Gefäßen Richtung Herz massieren. Aktivieren wir sie zu wenig, kann es zu Lymphstau und Schwellungen kommen.

KÖRPERLICHE AKTIVITÄT BRINGT DIE HORMONE IN BALANCE

Viele von uns leiden unter Stress, Depressionen, Schlafmangel, Gewichtszunahme und Stimmungsschwankungen. Vieles davon wird durch hormonelle Schwankungen zumindest begünstigt. Ein Schlüssel zum Ausgleich des Hormon-Wirrwarrs könnte darin bestehen, unsere körperliche Aktivität zu steigern. Ich möchte euch in Kürze erklären, welche Hormone und Botenstoffe durch Bewegung beeinflusst werden.

Cortisol: Cortisol ist ein lebenswichtiges Hormon und essenziell für die gesunde Funktion unseres Körpers. Wer allerdings aufgrund von Stress eine dauerhaft zu hohe Cortisol-Ausschüttung hat, hat ein erhöhtes Risiko für Osteoporose, Hautprobleme, Gewichtszunahme, Schlafstörungen und den Verlust von Muskelmasse. Regelmäßige körperliche Aktivität hilft, das Stresslevel und erhöhte Cortisolspiegel zu senken. Während der sportlichen Aktivität steigt der Cortisolspiegel zunächst an und pusht uns zu besseren Leistungen, danach fällt er aber wieder ab und macht uns widerstandsfähiger gegen Stress. Bewegung ist also ein natürlicher Cortisolregulator. Aber Achtung: wer es mit dem Sport übertreibt, also zum Beispiel keine Regenerationspausen einhält und jeden Tag sein Maximum gibt, stresst seinen Körper und erhöht so langfristig seinen Cortisolspiegel. Mehr ist hier nicht mehr, ihr solltet immer auf euren Körper hören. Später im Text kommen noch Trainingsempfehlungen von mir.

Dopamin: Studien haben gezeigt, dass Bewegung den Spiegel des neuronalen Botenstoffs Dopamin im Gehirn erhöht, was Stress und sogar Depressionen reduzieren kann. Auch ist es dieser Botenstoff, der als Glückshormon bezeichnet wird, der das berühmte „Läuferhoch“ verursacht. Dafür muss man aber nicht zwangsläufig joggen oder walken, auch andere Sportarten können uns dieses Gefühl geben. Erhöhtes Dopamin wirkt auch dagegen, wenn wir vor lauter Stress gereizt sind.

Serotonin: Serotonin ist ebenfalls ein Neurotransmitter, also ein über die Nervenbahnen agierendes Hormon. Körperliche Aktivität setzt Serotonin frei, was einen erholsamen Schlaf fördert. Die Steigerung der Serotoninwerte kann sich auch positiv auf die Stimmung, das Sozialverhalten, den Appetit, die Verdauung, das Gedächtnis und die sexuelle Funktion auswirken.

Testosteron: Frauen wie Männer sind auf das Testosteron angewiesen. Die Muskelmasse, Stärke, Libido und Spermienzahl eines Mannes sind direkt mit seinem Testosteronspiegel verbunden. Testosteron ist auch für Frauen ganz wichtig. Es wird zu 90 Prozent in den Eierstöcken gebildet und nimmt eine Schlüsselrolle für die Knochendichte und den Erhalt der Muskelmasse ein. Zudem kann ein zu niedriger Testosteronspiegel auch bei Frauen zu Libidoverlust und Müdigkeit führen. Mit zunehmendem Alter nimmt das Testosteron ab. Regelmäßige körperliche Aktivität kann helfen, das Testosteron zu steigern, was die natürlichen Auswirkungen des Alterns verlangsamen kann. Aber Achtung: Übertraining, wie man zum Beispiel manchmal bei Langstreckenläuferinnen oder Langstreckenläufern sieht, kann tatsächlich das Gegenteil bewirken und zu einem Abfall der Testosteronwerte führen!

Östrogen: Östrogene sind die wichtigsten weiblichen Sexualhormone. Ihre Funktionen sind aber nur an die primären, weiblichen Geschlechtsmerkmalen gekoppelt, sondern unter anderem auch an der Blutdruckregulation bzw. dem Herz-Kreislauf-System, dem Zuckerstoffwechsel und dem Aufbau der Hautstruktur beteiligt. Insbesondere im Rahmen der Menopause sinkt der Östrogenspiegel ab oder schwankt, was zu den typischen Symptomen beiträgt.

Wir können diesem Rückgang mit Bewegung entgegenwirken. Wenn ihr euren Herzschlag für mindestens eine halbe Stunde pro Tag erhöht – zum Beispiel an Tagen, an denen ihr zu keiner speziellen sportlichen Betätigung kommt, bei der Hausarbeit oder einem Einkauf –, dann kann dies die Östrogenspiegel steigern. Sowohl Krafttraining als auch Cardio-Workouts, aber am besten eine Kombination aus beidem ist geeignet, um die gesundheitlichen Vorteile zu maximieren und den Hormonspiegel zu verbessern. Hochintensive Übungen wie Kniebeugen, Ausfallschritte und Liegestütze sind ideal, mit kürzerer Ruhezeit dazwischen.

Je intensiver das Training ist, desto mehr werden diese Hormone freigesetzt. Aber besprecht euch bitte mit euren Ärzten, die euch medizinisch gesehen kennen, falls ihr zuvor sportlich weniger aktiv gewesen seid. Kontinuität ist ebenfalls entscheidend, um einen gleichmäßigen Fluss gesunder Hormone im Körper aufrechtzuerhalten.

Zuletzt noch zwei weitere Benefits: Bereits nach 15 Minuten körperlicher Aktivität senkt sich unser Stresslevel für mehrere Stunden. Hierfür sind sowohl Ausdauer- als auch Krafttraining geeignet. Und wer sich tagsüber körperlich betätigt, schläft nachts besser und das macht uns schön und gesund!

Gehört ihr zu den Menschen, die sich nicht so gerne sportlich betätigen? Dann lasst euch gesagt sein: Ihr seid nicht allein! Mir hat Sport früher auch keinen großen Spaß gemacht. Das war für mich immer ein Zwang, eine auferlegte Aufgabe, die ich in manchen Phasen meines Lebens völlig missachtet oder aber beinahe schon fanatisch erledigt habe. Heute nenne ich dieses Auf und Ab „Sport-Jojo“: Ich trainierte entweder für den Marathon, oder ich trainierte gar nicht. Dazwischen gab es eigentlich nicht viel.

Vor allem in den Zeiten, in denen ich exzessiv unterwegs war, kreisten meine Gedanken ununterbrochen um den Sport, der täglich auf meinem To-do-Zettel stand. Sehr häufig dachte ich Sätze wie: „Du musst heute noch Sport machen.“ Vor allem, wenn ich Schokolade gegessen hatte, dachte ich das. Sport war für mich also kein Ausgleich oder gar Entspannung, sondern eher eine Pflicht, die ich zu tun hatte, weil ich beim Essen gesündigt hatte oder es eben noch auf meinem Tagesprogramm stand.

Ihr merkt: Mein Verhältnis zu Sport war problematisch, denn ich machte ihn selten mit Freude, sondern als Reaktion auf ein unerwünschtes Verhalten von mir. So entwickelte ich auch keine Routine darin – ich reagierte ja nur, weil er für mich ein Mittel zum Zweck war. Und genau da lag, zumindest aus heutiger Sicht, der Hund begraben.

Wer schon mal mit einer Sportart angefangen hat und dann urlaubs- oder krankheitsbedingt eine oder sogar zwei Wochen lang pausieren musste, weiß, wovon ich spreche. Denn nur, wenn sich die Sport-Routine fest im Kopf etabliert hat, findet man zurück in seinen Trainingsplan und damit auch zu Kondition oder Kraft.

Klar, es kann durchaus mühsam sein, sich aufzuraffen. Entweder am Morgen, wenn man eigentlich lieber gemütlich frühstücken möchte, oder nach der Arbeit, wenn das Sofa lockt und man den Tag gerne entspannt ausklingen lassen würde. Und überhaupt, wo soll man die Zeit für einen Besuch im Fitnessstudio, eine Joggingrunde oder das Schwimmbad denn hernehmen? Auch mein Tag hatte damals nur 24 Stunden, und so blieben zwischen Arbeit, Familie, Haushalt und Privatleben die zwei Stunden, die ich für eine Sporteinheit inklusive Anfahrt, Umziehen, Training, Fertigmachen und Nachhauseweg im Durchschnitt brauchte, meistens auf der Strecke.

Das änderte sich, als ich mein Sport-Zeit-Management änderte: von langen Sporteinheiten zu kürzeren, aber häufigeren Zeiteinheiten. Täglich maximal 20 Minuten, eher eine Viertelstunde. Die finde ich an jedem Tag, egal wie stressig oder vollgepackt er ist – vorzugsweise am Morgen, manchmal aber auch in der Mittagspause oder am Abend. Ich habe für mich herausgefunden, dass der Faktor Zeit eine Eins-a-Ausrede darstellte, um eben nicht zum Sport zu gehen, sondern es auf einen anderen Tag zu verschieben. Und plötzlich war die Woche um, ohne dass die Sportschuhe meine Füße gesehen hatten.

Vielleicht fragt ihr euch jetzt: Welchen Sport soll man bitte in 15 oder 20 Minuten absolvieren? Kraftsport! Das mache ich übrigens zu Hause, um mir An- und Abfahrt zu einem Studio zu ersparen. Das ist für Frauen, vor allem ab 30, die beste Möglichkeit, sich fit zu halten, denn ab diesem Alter geht es für uns bergab, zumindest, was die Muskulatur angeht. Bitte anschnallen: Ab dem 40. Lebensjahr schwindet die Muskelmasse des Menschen um etwa ein Prozent pro Jahr und ab dem 30. Lebensjahr immerhin schon um 3 bis 8 Prozent pro Dekade. Statt eines straffen Bindegewebes gibt's nach und nach mehr Speck, denn da wo Muskeln waren, ist nun Fett. Wenn Bewegung Mangelware ist, geht die Talfahrt noch schneller.

Kraftsport ist also wichtiger, als man denkt. Auch für den Energieverbrauch des Körpers, denn wenn wir uns bewegen, verbrauchen die Muskeln Kalorien. Die Muskulatur stärkt unser Immunsystem und unseren Lymphfluss, ist aber auch bedeutsam für unseren Stoffwechsel, vor allem, um einer Insulinresistenz vorzubeugen: Wer eine Fettleber hat, hat meistens auch einen größeren Bauchumfang und einen erhöhten Blutzuckerspiegel.

Außerdem kann es zu einer „Überzuckerung“ des Gewebes kommen, was sich auf den Alterungsprozess auswirkt.

Zudem weiß man mittlerweile, dass Kraftsport gut fürs Gehirn ist und die geistige Fitness unterstützt – auch das macht attraktiv und hält jung.

Könnt ihr Kardiotraining damit von eurem Wochenplan streichen? Nein. Denn das ist wichtig für unsere mentale und unsere Herzgesundheit. Wenn es euch irgendwie möglich ist, wäre es toll, wenn ihr es in euren Alltag integrieren könntet. Allerdings heißt Kardio- oder Ausdauertraining nicht, dass ihr zwangsläufig mehrere Stunden pro Woche um den Block rennen müsst. Ich hätte beispielsweise gar nicht die Zeit dafür, beziehungsweise: Ich würde sie mir nicht nehmen. Ich konzentriere mich auf Kraftsport und Muskelaufbau und baue kleine Kardio-Einheiten, die sich über den Tag addieren, in meinen Alltag ein. Ich gehe nicht nur immer die Treppe hoch, anstatt den Aufzug zu benutzen, ich gehe die Treppe bewusst schnell hoch, sodass sich mein Puls ein wenig beschleunigt. Auch beim Einkaufen lasse ich mir nicht viel Zeit, sondern packe die Sachen im Eiltempo ein, oder ich beziehe die Betten in sehr schneller Geschwindigkeit. Klingt merkwürdig, tatsächlich gibt es jedoch Studien, die belegen, dass es viel weniger auf die Art der Bewegung ankommt als auf die Bewegung an sich. Und diese kleinen, schnellen Bewegungen im Alltag halten euch nicht nur fit, sie verlängern sogar euer Leben.

In den USA haben Wissenschaftler in einer Kohortenstudie die Daten von 351.000 Menschen aus den Jahren 1997 bis 2013 ausgewertet und mit den Sterbedaten abgeglichen. Sie teilten die Teilnehmenden der Studie in zwei Gruppen ein: die Inaktiven, die weniger als 150 Minuten pro Woche mit moderater Aktivität verbrachten, und die Aktiven, die 150 Minuten oder mehr pro Woche moderat unterwegs waren. Das Ergebnis: Wer sich jede Woche im Schnitt mindestens 150 Minuten moderat (oder 75 Minuten intensiv – das sind elf Minuten pro Tag!) bewegte, lebte länger.

Sind das nicht gute Nachrichten? Ihr müsst keinen Iron Man laufen, um länger fit und gesund zu bleiben, ja, sogar länger zu leben! Gerade einmal 150 Minuten moderates oder 75 Minuten intensives Training pro Woche reichen aus. Mit „moderat" ist übrigens gemeint, dass ihr beim Spaziergang nicht bummelt, sondern flott unterwegs seid, ohne vollkommen außer Atem zu kommen. Oder eben: etwas zügiger als gewöhnlich die Betten bezieht, die Fenster putzt, die Wäsche aufhängt, den Rasen mäht oder andere Alltagstätigkeiten. Auch wer unter der Woche keine Zeit für Sport hat, kann laut Studie durch aktive Freizeitgestaltung am Wochenende von den positiven Effekten auf die Gesundheit profitieren – dann kommen die 150 Minuten natürlich geballt. Ich selbst teile mir die 150 Minuten lieber in appetitliche Happen auf die Woche auf. Heißt: Ich laufe mal zur Arbeit, nehme das Rad, gehe in einer Pause um den Block, verabrede mich nicht zum Kaffeetrinken in einem Café, sondern auf einen Spaziergang im Park und so weiter. Es sind die kleinen Dinge, aber die machen einen gewaltigen Unterschied. Für die allermeisten für uns ist dieser Aktivitätsplan, bestehend aus Muskelaufbau und viel Alltagsbewegung, gerne auch mal so schnell, dass man aus der Puste kommt, absolut ausreichend und unkompliziert.

MEIN TIPP FÜR EUCH

Vor Jahren fiel mir zufällig ein Buch in die Hände, das mein Leben positiv beeinflusst hat: „Die 1%-Methode. Minimale Veränderung, maximale Wirkung" von James Clear. In seinem Ratgeber erklärt der Autor, dass wir neue Gewohnheiten am besten aufbauen, wenn wir jeden Tag einen kleinen Schritt in die richtige Richtung machen. Clear nennt das die „Ansammlung kleiner Gewinne[8]". Denn gute Gewohnheiten zahlen sich aus: Wenn ihr euch jeden Tag um ein Prozent verbessert, seid ihr nach einem Jahr rechnerisch um ganze 37,78-mal besser geworden.

Leider sind die Vorteile von guten Gewohnheiten gerade am Anfang kaum zu spüren. Deshalb geben wir oft viel zu früh auf und landen wieder in unseren alten Mustern. Dasselbe gilt für schlechte Gewohnheiten: Ihre Nachteile sind zu Beginn kaum zu merken, aber auch sie summieren sich.

Was könnt ihr tun, um durchzuhalten? Macht den Erfolg nicht an den Ergebnissen fest, sondern sagt euch immer wieder, dass ihr auf dem richtigen Weg seid. Wenn ihr nicht aufgebt, wird der Punkt kommen, an dem sich eure Mühen auszahlen. Und diesen Punkt werdet ihr bemerken! Oder wie es so schön heißt: „Alles ist schwierig, bis man es kann." Also bleibt dran, egal ob ihr Lust habt oder nicht, ob ihr euch motiviert fühlt oder nicht, ob ihr meint, Zeit dafür zu haben oder nicht. Das Praktische ist, dass unser Gehirn noch viel fauler ist als wir selbst in unseren schlechtesten Momenten: Wenn ihr euer neues Verhalten ein paar Wochen konsequent durchhaltet, wird euer Gehirn alle inneren Widerstände abbauen und eure neue Tätigkeit als Gewohnheit etablieren. Dann gehen die Dinge meistens von ganz allein – wie Zähneputzen oder Autofahren.

Seit ich so trainiere – 20 Minuten Kraftsport und viele kleine Bewegungseinheiten am Tag –, sehe ich nicht nur besser aus und kann mein Gewicht halten (obwohl ich wahrlich kein Spatz beim Essen bin), ich habe auch keine Rückenschmerzen mehr. Und die hatten mich seit der Kindheit begleitet. Durch den Kraftsport hat sich meine Haltung verändert. Ich tendiere zu einem Rundrücken, der mir schon viele Probleme bereitet hat, die allerdings der Vergangenheit angehören, seitdem ich die Hanteln im Wohnzimmer liegen habe – ja, genau da, vor dem Fernseher, neben der Couch. Es ist so niedrigschwellig, die Dinger in die Hand zu nehmen und zehn oder fünfzehn Minuten mit meiner Sport-App oder bei einer Folge meiner Lieblingsserie zu trainieren, das gelingt mir sogar nach dem anstrengendsten Tag. Bitte bedenkt: Wer täglich nur 15 Minuten die Hanteln schwingt, hat am Ende des Jahres über 90 Stunden Krafttraining gemacht.

Und einen anderen Tipp möchte ich euch auch noch geben: Geht mal wieder tanzen! Oder wählt eure Lieblingsmusik und tanzt ungehemmt zu Hause. Einfacher kann man es kaum schaffen, viele Muskeln auf einmal zu trainieren. Und glücklich macht es außerdem.

Wenn ihr Sporteinheiten in euren Tag einbauen wollt, aber keine Lust oder Zeit habt, in die Muckibude zu gehen, dann macht es also wie ich: Sport-App herunterladen, Hanteln raus und am Anfang jeden zweiten Tag 15 Minuten Oberkörper-Training und fünf Minuten Rumpf/Bauch/Beckenboden (nennt sich Core Stability) im Wechsel mit 15 Minuten Unterkörper-Training. Das könnt ihr zu Hause auf einer Matte im Wohnzimmer, auf dem Balkon, oder an einem anderen Ort eurer Wahl machen. Wenn ihr das Gefühl von Routine habt und die Muskeln es mitmachen, ohne zu schmerzen, dann könnt ihr euch auf fünf bis sechs Einheiten pro Woche steigern. Lasst euch mindestens einen Ruhetag, auch wenn ihr schon fit seid. Wenn das sitzt, dann fangt mit dem *Progressive Overload* an, so nennt man das im Fachjargon: Steigert die Intensität über die Gewichte und die Anzahl der Wiederholungen schrittweise. Falls ihr gesundheitliche Probleme habt, oder höheren Alters seid, dann besprecht euch zuvor mit eurer Ärztin oder eurem Arzt. Ab einem gewissen Alter kann es sogar sinnvoll sein, einen kardiologischen Check-up zu machen, bevor ihr nach Inaktivität mit dem Sport startet.

Absolviert ihr dieses kurze Programm regelmäßig und haltet es eine Zeit lang durch, werdet ihr spätestens nach einigen Monaten massive Verbesserungen eures Körpers sehen und spüren.

Ein weiterer Vorteil: Je mehr Muskulatur ihr aufbaut, desto weiter steigert sich euer Grundumsatz, also euer Kalorienverbrauch, in Ruhe. Sozusagen als Bonus und für eine gute Figur. Und die Cellulite wird selbstredend auch besser.

Wenn euch dieses Programm, aus welchem Grund auch immer, zu viel ist, dann macht weniger, zum Beispiel nur 15 Minuten am Tag, oder von mir aus sogar nur zehn Minuten. Hauptsache, ihr entwickelt eine Routine. Darauf kommt es am Ende an. Wie immer gilt: Man sollte es nicht übertreiben. Es ist die ausgewogene, gute Mischung, die alle Elemente berücksichtigt, und nicht das Abdriften in Exzesse. Vergesst auch nicht, euch zwischendurch etwas zu dehnen. Steht kurz auf, wenn ihr lange sitzt, beugt euch nach vorne, streckt die Arme und baut auch gerne Stretching-Runden in euer Sportprogramm ein. Dehnen wirkt Wunder und macht ein tolles Körpergefühl.

Ich habe dem Thema Bewegung in meinem Beauty-Buch nicht ohne Grund so viel Raum gegeben. Denn ich bin zutiefst überzeugt davon, dass die regelmäßige Aktivierung der Muskulatur, das Stimulieren der Atmung und das Ankurbeln des Stoffwechsels einen großen Beitrag zu unserem Wohlbefinden, unserer Ausstrahlung und unserer optischen Attraktivität leisten – von der allgemeinen Gesundheit ganz zu schweigen. Ihr habt erfahren, dass ihr dazu keinen Leistungssport braucht, sondern moderate Bewegung. Ich kann nur mit einem Augenzwinkern empfehlen: Bewegt euch mal schön!

SCHLAF

So, jetzt geht's weiter mit unseren To-dos. Keine Angst, in diesem Kapitel sollt ihr einfach nur mehr schlafen. Für alle, deren Schlafqualität nicht gut genug ist, kommen hier Motivation und einige Tipps, um sie zu verbessern:

Ihr wollt euch attraktiver fühlen, schöne hydrierte Haut haben, und das zum Nulltarif? Dann achtet auf euren Schlaf! Jede von euch kann eine Sleeping Beauty werden. Denn guter Schlaf sorgt unter anderem für einen tollen Glow der Haut, für einen wachen Blick und Körperspannung – essenzielle Basics eines frischen, strahlenden Aussehens.

Umgekehrt gilt: Wer zu wenig schläft, schadet damit seiner Haut. Bereits nach einmaligem Schlafentzug ist ein Anstieg unserer Stresshormone messbar, und die schwächen nicht nur die natürliche Hautbarriere, sondern beschleunigen auch den Abbau von Kollagen, also genau dem Strukturprotein, das für Spannkraft und Frische der Haut zuständig ist.

Darüber hinaus hat die Forschung gezeigt, dass es durch Schlafentzug zu Gewichtszunahme und Insulinresistenz kommt, die ihrerseits dafür sorgt, dass unser Blutzuckerspiegel steigt und die Alterung unserer Gewebefasern durch die sogenannte Glykation (Verzuckerung) beschleunigt wird.

In der Nacht wird unser Körper (im übertragenen Sinne) repariert und gewartet. Aber was passiert, wenn die Schlafzeit kürzer ausfällt, als die Reparaturarbeiten dauern, oder wenn die Erholungsphasen weniger tief sind? Richtig: Die Crew der Nachtschicht hat weniger Zeit, den Laden auf Vordermann zu bringen. Und das sieht man. Augenringe, schlecht hydrierte Haut, Falten und Ähnliches sind nicht umsonst Anzeichen für eine durchzechte Nacht. Wer sich davon überzeugen will, darf sich gerne mal in den Ankunftsbereich im Flughafen stellen und sich die Gesichter der Passagiere anschauen, die gerade von einem Übernacht-Flug kommen.

Chronischer Schlafmangel wirkt sich zudem auf unseren Hormonhaushalt aus, denn im Schlaf werden Stresshormone reguliert. Unser natürliches Wachstumshormon HGH, das vor allem nachts von der Hirnanhangsdrüse ausgeschüttet wird, ist ein natürlicher Kollagenbooster – wer regelmäßig und lange genug schläft, kann sich im Laufe des Lebens viel Geld für Beauty-Behandlungen sparen. Es lohnt sich also in mehrfacher Hinsicht, dieses Kapitel zu lesen.

Es passiert häufig, dass Patientinnen in meine Praxis kommen, um ihre Augenringe behandeln zu lassen. Da ich selbst schon Schlafmangel zu beklagen hatte und als Mutter weiß, dass es gerade mit kleineren Kindern, aber auch, wenn es auf die Wechseljahre zugeht, nicht leicht ist, ruhige Nächte zu erleben, frage ich an dieser Stelle gerne mal: „Wie gut schlafen Sie denn zurzeit?“

Wenn die Antwort lautet „Nicht gut. Deshalb sind die Augenringe ja so schlimm“, ist es mir aus behandlerischer Sicht lieber, fürs Erste zurückhaltend vorzugehen. Oder sogar abzuwarten und parallel am Schlaf zu arbeiten, weil oft ein großer Teil der Probleme hierdurch gelöst werden kann.

Natürlich gibt es auch den einen oder anderen Tipp, um Augenringe auf kosmetische Weise zu kaschieren. Mehr Informationen dazu findet ihr in den folgenden Kapiteln.

NERDWISSEN

Eine Studie hat gezeigt, dass Frauen, die über einen gesunden, tiefen Schlaf verfügen, signifikant niedrigere Werte für Hautalterung aufweisen, da sich ihre **Hautbarriere im Schlaf um bis zu 30 Prozent besser erholen** konnte als bei schlecht schlafenden Studienteilnehmerinnen.

Auch auf die Psyche hat guter Schlaf Auswirkungen, wie die Studie ermittelte, da sich die Teilnehmerinnen, die von gutem Schlaf berichteten, attraktiver fühlten und ihr Erscheinungsbild als positiver bewerteten.

Das bestätigte auch eine Studie aus Korea[9], in der die Haut der Teilnehmerinnen zwei Wochen lang untersucht wurde. Während die Frauen in der ersten Woche acht Stunden pro Nacht schlafen durften, reduzierten die Forschenden die Schlafenszeit in der zweiten Woche auf gerade einmal vier Stunden pro Nacht. Bereits einen Tag später war die **Hautfeuchtigkeit** der Studienteilnehmerinnen signifikant reduziert, **Abschuppung, Hautglanz und Falten nahmen zu**.

Am deutlichsten bemerkten die Wissenschaftler jedoch die Auswirkungen des Schlafentzugs in Bezug auf die **Elastizität der Haut**, die bereits nach vier Tagen bei allen Probandinnen signifikanter abnahm als alle anderen gemessenen Faktoren.

Schlechten Schlaf kann man also sehen – am irritiert wirkenden Hautbild, einem fahlen Teint, an dunklen Augenringen.

GRUNDLAGEN FÜR EINEN GUTEN SCHLAF

DEEP SLEEP: WER TIEFER SCHLÄFT, BLEIBT LÄNGER JUNG

Wir verbringen 30 Prozent unseres Lebens schlafend. Unsere Nachtruhe, die idealerweise etwa sieben bis neun Stunden dauert, unterteilt sich in verschiedene Phasen: die Ein-, Leicht-, Tief- und REM-Traumschlafphase. Obwohl alle Schlafphasen für den menschlichen Körper wichtig sind, interessiert uns in diesem Zusammenhang vor allem die Tiefschlafphase, die auch *Slow Waves Sleep Phase* genannt wird. Idealerweise verbringt man 15 bis 25 Prozent des Schlafs in dieser Phase. Die Qualität und die Dauer des Tiefschlafs entscheiden darüber, wie erholsam unsere Nacht ist. Denn: Im Tiefschlaf finden die erwähnten Bau- und Reparaturarbeiten statt, und zwar in fast allen Bereichen des Körpers. Informationen werden vom Kurzzeit- ins Langzeitgedächtnis verschoben, Synapsen im Gehirn repariert. Auch unser Immunsystem profitiert von der Slow Wave Phase, da die sogenannte adaptive Immunität, also die Fähigkeit des Körpers, Erreger zu erkennen und zu bekämpfen, trainiert wird. Darüber hinaus finden in dieser Zeit des tiefen Schlafs wichtige Recycling-Prozesse im Organismus statt – und Reparaturen in den Zellen, am Gewebe (also der Haut), den Muskeln und in den

Knochen durch Wachstumshormone, die während der Nacht vermehrt freigesetzt werden.

Schlaf unterstützt also unser natürlich-schönes Aussehen. Einerseits ist das doch eine gute Nachricht, denn im Vergleich zu vielen anderen Behandlungen, denen man sich für ein ansprechendes, strahlendes Äußeres unterziehen kann, ist es verhältnismäßig leicht, sich einfach lang genug ins Bett zu legen und sprichwörtlich schön zu schlafen. Andererseits ist das gerade für uns Frauen ein Dilemma. Qua Genetik haben die meisten von uns weniger Tiefschlafphasen als Männer, was wir unter anderem auch unseren Kindern zu verdanken haben. Bekommen wir weniger (tiefen) Schlaf, wirkt sich das auch auf unser Äußeres aus – ebenjenes Attribut, für das wir von der Gesellschaft besonders stark beurteilt werden. Wir sollen attraktiv sein, schlagen uns aber mit schwächerem Bindegewebe und weniger öliger und damit widerstandsfähiger Haut herum. (Ölige Haut ist nämlich robuster und altert langsamer als trockenere.) Im Grunde kämpfen wir also nicht nur gegen die Zeit, sondern auch gegen unsere steinzeitlichen Instinkte und die eigenen Gene an. Kein Wunder, dass manche von uns deswegen schlaflose Nächte haben.

| VORBEREITUNG: DEN SCHLAF TRACKEN

Den meisten Menschen fällt gar nicht auf, dass ihr Schlaf keine gute Qualität hat. Meine Freundin war beispielsweise felsenfest davon überzeugt, dass sie ohne Verdunkelung im Licht der Straßenlaternen, das durch die Fenster fällt, hervorragend schläft – bis zu dem Moment, als sie damit anfing, ihren Schlaf mittels Tracker zu überprüfen, und feststellte, dass da noch ziemlich viel Luft nach oben ist – oder eher nach unten, in die Tiefschlafphase.

Den eigenen Schlaf zu überprüfen, ist nicht schwer, etwa mithilfe einer AppleWatch, eines Oura-Rings oder eines Whoop-Armbands. Es gibt auch Stirnbänder, die man nachts trägt und die die Schlafqualität messen.

Ich empfehle gerne, einen Tracker zu verwenden, weil man dann besser feststellt, welche Faktoren sich negativ (oder positiv) auf die Nachtruhe auswirken. Beispielsweise sorgen das Glas Wein am Abend, der Kaffee nach 14:00 Uhr und aufregende Gespräche vorm Zubettgehen bei vielen konsistent für einen schlechteren Schlaf. Auch viel Wasser oder Tee am Abend kann den Schlaf stören, wenn dann die volle Blase uns weckt. Testet es am besten mal; es ist spannend, was ihr so über euch erfahren könnt.

Ich selbst habe lange Zeit schlecht geschlafen, war sogar zweimal beim Schlafmediziner, weil ich mir nicht erklären konnte, warum ich tagsüber so müde war. Erst durch einen Sleep Tracker fand ich heraus, dass meine Tiefschlafphasen viel zu kurz ausfielen, im Schnitt nicht länger als vierzig Minuten. Ich las daraufhin viele Studien und wandte deren Ergebnisse testweise an mir an – denn nicht jede Maßnahme wirkt bei uns allen gleich. Durch einige Tricks und Kniffe, aber auch unterstützende Tools und Supplements verbesserte sich meine Schlafhygiene. Ich bemerkte recht schnell, dass meine Tiefschlafphasen deutlich länger wurden, wenn ich früher ins Bett ging, eher vor 22 Uhr als gegen Mitternacht. Darauf hätte ich theoretisch auch ohne Tracker kommen können, da ich aber ein visueller Mensch bin, half es mir sehr, die Grafiken in der Auswertung zu sehen. Im Grunde wandte ich das Ursache-Wirkung-Prinzip an, ich erkannte nämlich schnell, welche Handlungen meinen Schlaf verbesserten und welche ihn verschlechterten. Das führte auch dazu, dass ich auf mein opulentes Abendessen zugunsten einer kleineren Abendmahlzeit verzichtete – und sofort sehen konnte, wie positiv sich das auf die Qualität des Tiefschlafs auswirkte. Auch das (seltene) Glas Wein am Abend zeigte sich in der Auswertung; ich schlief in diesen Nächten sichtbar schlechter. Auch dass ich, wie im Kapitel Ernährung bereits erwähnt, ab 14 Uhr keinen Kaffee mehr trinken sollte, habe ich durch das Tracking festgestellt. Vielleicht trifft das auch auf euch zu, probiert es mal aus.

NERDWISSEN

Idealerweise dauert der durchschnittliche nächtliche Schlaf zwischen **sieben und neun Stunden** (bei Frauen laut aktueller Studien eher länger als bei Männern) und teilt sich folgende Abschnitte auf:

- Einschlafphase
- Leichtschlafphase
- Tiefschlafphase
- REM-Schlafphase

Diese treten nicht nur einmal pro Nacht auf, sondern mehrmals in **Zyklen**, in denen der Körper sämtliche Schlafphasen durchläuft. Wir verbringen also jede Nacht mehrfach Zeit in Tiefschlafphasen. Und weil diese verhältnismäßig kurz sind, wirken sich schon zehn Minuten länger in dieser Phase drastisch auf die **Regeneration** aus.

| TO-DO: LICHT AUS, SCHLAF AN

Wird der Schlaf durch eine Lichtquelle gestört – und da reicht bereits eine Straßenlaterne, deren Schein auf unser Lid fällt –, erhöht sich der Blutdruck, und die Melatonin-Ausschüttung wird reduziert, was zwangsläufig zu einem weniger guten Schlaf führt. Darüber hinaus wird die Ausschüttung des

Wachstumshormons reduziert, was die Kollagen-Reparaturprozesse im Körper hemmt. Aus diesem Grund ist es ratsam, eine Schlafmaske zu tragen, wenn sich der Raum nicht vollständig abdunkeln lässt. Sie sollte vorzugsweise aus Seide oder veganer Seide damit die empfindliche Haut der Augenpartie nicht irritiert wird.

MEIN TIPP

Zusätzlich zur Schlafmaske einen Kopfkissenbezug aus Seide, alternativ Bambus oder vegane Seide, zu verwenden, sorgt übrigens für weniger Reibung zwischen Gesicht, Haaren und Kopfkissen. Das Resultat: weniger irritierte Haut, ein glatteres Gesicht und glänzende Haare mit weniger Haarbruch.

Für ein optimales Schlaferlebnis ist es also empfehlenswert, während der Nacht möglichst keine Lichtquelle im Schlafzimmer zu haben. Es ist deswegen natürlich auch nicht förderlich, bei laufendem Fernseher einzuschlafen, da das Licht des Geräts unser Gehirn davon abhält, das so wichtige Melatonin zu bilden und auszuschütten. Interessanterweise ist es dabei nicht unbedingt von Bedeutung, ob das Licht blau oder gelb ist. Vor allem dessen Kurzwelligkeit hat Einfluss auf unseren circadianen Rhythmus, also auf unser Wach- und Schlaferleben im Laufe des Tages.

Moment mal. Warum haben unsere Smartphones und Laptops dann Blaulichtfilter? Heißt es nicht immer, dass ausgerechnet dieses Licht schlecht für uns ist? Jein. Es gibt neue Forschungen, die zeigen, dass das Reduzieren von blauem Licht wahrscheinlich nicht ausreicht und auch das Handy mit eingeschaltetem Blaulichtfilter uns noch stimuliert. Helligkeit an sich ist ein zusätzliches Problem. Daher: Legt das Handy abends lieber ganz zur Seite, dann könnt ihr darüber hinaus auch keine Nachrichten lesen, die euch möglicherweise aufregen oder aktivieren. Falls es euch nicht möglich ist, das Handy auszuschalten: Das Dimmen von Bildschirmen oder die Verwendung von Nachtmodi ist auf jeden Fall besser als nichts.

MEIN TIPP FÜR EUCH

In nahezu allen Diäten wird empfohlen, am Abend auf Kohlenhydrate zu verzichten und stattdessen bei Proteinen zuzugreifen. Unglücklicherweise steigt bei der Verstoffwechselung von Eiweißen aber die Körperkerntemperatur, was zwar der Diät zuträglich ist, tiefem Schlaf aber nicht: Für den ist eine niedrige Körperkerntemperatur gut. Damit soll abendliche Eiweißaufnahme – das haben Studien ergeben – die Schlafqualität verringern. Ein Hühnchenfilet oder ein probiotischer Joghurt stehen der idealen Nacht also im Weg. Zwei Teller Nudeln aber auch, genau wie Rohkost, die viele Menschen nur schwer verdauen. Esst daher nicht zu knapp vor dem Schlafengehen, und falls euch spätabends doch der Hunger packt: Macht es dem Magen und Darm leicht, indem ihr eine pürierte Gemüsesuppe, meinen Tomatenmarkdrink, ein paar Kartoffeln oder tryptophanreiche Lebensmittel wie Bananen oder Nüsse esst. Aus Tryptophanen in Verbindung mit Vitamin B3, B6 und Magnesium verstoffwechselt der Körper Serotonin und Melatonin, die wir zum Einschlafen brauchen.

Achtung bei Schokolade am Abend: Kakao enthält zwar Tryptophan, aber auch Koffein! Schokolade oder Kakaoprodukte vorm Schlafengehen sind daher eher ein No als ein Go.

Übrigens: Wenn ihr eure Körperkerntemperatur für einen besseren Schlaf gezielt absenken möchtet, dann ist eine warme Dusche am Abend sinnvoll. Durch das Erwärmen der Haut reguliert unser Gehirn die Temperatur im Körperinneren nach unten.

DIE VORBEREITUNG AUF DEN SCHLAF BEGINNT AM MORGEN

Guter Schlaf beginnt nicht erst kurz vor dem Zubettgehen, sondern ist das Ergebnis eines geregelten, ausgeglichenen Tagesablaufs, in dem sich Aktivität und Entspannung die Hand geben. Wer sich tagsüber ausreichend dem Sonnenlicht aussetzt und für genügend körperliche Aktivität sorgt, wird abends entspannt zu Bett gehen können. In unserer modernen Welt verbringen wir leider zu viel Zeit in Räumen und lassen uns von künstlichem Licht beleuchten. Das Gehirn, das noch von anno dazumal ist, kommt in seinen natürlichen Abläufen deswegen durcheinander.

Wir können unsere grauen Zellen aber trainieren und ihnen klarmachen: Das ist die Morgensonne. Jetzt darfst du mich mit Energie versorgen. In diesem Moment wird sozusagen ein Timer im Hirn angestellt, der die Melatoninbildung zwölf Stunden später vorbereitet. Genauso wichtig ist es jedoch, dem Gehirn am Abend zu sagen: Wir fahren jetzt den Laden runter und machen uns für die Nacht bereit.

Für euch bedeutet das: Macht morgens, wenn die Sonne aufgeht, ein paar Schritte nach draußen oder stellt euch ans (offene) Fenster, damit das Spektrum der Sonnenstrahlen, das morgens im rötlichen Bereich liegt, auf die Pupillen eurer Augen trifft. So versteht das Gehirn, dass jetzt der Tag angefangen hat, und stellt den „Timer" für das Melatonin am Abend. Wenn ihr es morgens nicht schafft, no worries, dann könnt ihr es auf den späten Nachmittag oder Abend verschieben, wenn die Sonne untergeht. Denn das Abendlicht teilt unserem Gehirn mit, dass bald Schlafenszeit ist. So weiß es, dass jetzt das Schlafhormon Melatonin produziert werden muss.

I NO NOISE? WHITE NOISE!

Dass die meisten Menschen bei Stille besser schlafen können als bei Lärm, liegt auf der Hand. Vor allem unregelmäßige Geräusche können unsere Schlafqualität hemmen – die beispielsweise entstehen, wenn eine Ampel direkt vor der Haustür auch in der Nacht Fahrzeuge zum Anhalten und Losfahren zwingt. So ergibt sich eine nicht-konstante Hintergrundbeschallung. Hilfreich kann hingegen eine gleichmäßige, nicht zu laute Geräuschkulisse ein.

Ich selbst hatte früher Schwierigkeiten, in die Tiefschlafphase zu gelangen, und habe mich deswegen eingehender mit dem Thema beschäftigt. In einigen neuen Studien las ich vom sogenannten *White Noise*, einem „weißen Rauschen". Hierbei handelt es sich um ein Rauschsignal, das Töne aller von uns wahrnehmbaren Frequenzen innerhalb von cirka 20 bis 20.000 Hertz umfasst, die in identischer Lautstärke übereinanderliegen. Wir nehmen ein undefinierbares Rauschen wahr, das sich etwas so anhört wie das konstante Rauschen eines tosenden, aber nicht in unmittelbarer Nähe befindlichen Wasserfalls. Dieses Geräusch hat tatsächlich die Fähigkeit, unseren Tiefschlaf zu verlängern. Auf Youtube findet man zahlreiche Videos, in denen neun Stunden White Noise gesendet werden, und ich kann sagen, dass sich mein Schlaferlebnis mit dieser Unterstützung signifikant verbessert hat. Anfangs muss man sich daran aber erst einmal gewöhnen.

Da White Noise sich auf die Tiefschlafphase auswirkt, wäre es ideal, dieses Geräusch auch nur in dieser Phase deiner Nacht zu hören.

Bei einem Youtube-Video ist das leider nicht möglich, aber es gibt mittlerweile Stirnbänder, welche die Tiefschlafphase erkennen und die Hintergrundgeräusche dann abspielen, wenn sie gebraucht werden. Sie haben außerdem den Vorteil, dass das WLAN ausgeschaltet werden kann (bei einem Youtube-Video nicht möglich). Der Nachteil des Stirnbands ist, dass es Abdrücke auf der Stirn hinterlassen kann.

Mittlerweile habe ich eine App gefunden, die immerhin *Pink Noise* abspielt, während das Handy im Flugmodus neben dem Bett liegt. Pink Noise hat zwar keine herausragende wissenschaftliche Datenlage, kann aber helfen (bei mir zum Beispiel klappt es gut). Probiert einfach mal aus, ob ein Hintergrundrauschen auch für euch hilfreich ist.

| SCHLAFEN WILL TRAINIERT SEIN

Unabhängig von Lichtstörfaktoren und Geräuschkulisse ist eine regelmäßige Abendroutine absolut empfehlenswert. Das bedeutet nicht, dass man sich jeden Tag vor 22 Uhr ins Bett legen und die Augen schließen muss. Es gibt Tage, da geht das einfach nicht oder passt nicht zu unserem Privatleben. Ich würde beispielsweise nie früher aus dem Kino gehen, nur weil ich um zehn im Bett liegen muss. Es gilt: Keine Regel ohne Ausnahmen! Gleichwohl lernt der menschliche Organismus sehr schnell. Das bedeutet: Schlafen kann man trainieren, indem man möglichst zu festen Zeiten schlafen geht und aufsteht. Ja, das erscheint erst einmal mühsam. Aber unser Körper, und vor allem das Gehirn, ist ein Gewohnheitstier. Er lernt durch Training.

| BALLAST VON DER SEELE SCHREIBEN

Wir nehmen nicht nur die letzten Erlebnisse des Tages mit ins Bett, sondern auch das, was uns tagsüber belastet hat. Und eines ist klar: Probleme haben dort, wo wir schlafen wollen, rein gar nichts zu suchen. Denn wenn wir uns den Kopf zerbrechen, im Geiste unangenehme Situationen durchspielen, unseren Ängsten, Sorgen und Befürchtungen Raum lassen oder an irgendetwas gedanklich herumknobeln, halten wir die Schlafzentrale in unserem Gehirn vom Abschalten ab. Was also tun, wenn das Oberstübchen mal wieder auf Hochtouren läuft, während wir eigentlich unbedingt schlafen müssten?

Wir schreiben es uns von der Seele. Die meisten von uns haben zuletzt in der Kindheit Tagebuch geschrieben. Mittlerweile ist wissenschaftlich nachgewiesen, dass das hilft, die wogenden Gedanken zu beruhigen und Ruhe im Hirn einkehren zu lassen. Aufzuschreiben, was uns bewegt – im Englischen nennt man das *Journaling* –, trägt dazu bei, dass die eigene Persönlichkeit, aber auch das Erlebte reflektiert und damit eingeordnet werden. Dafür müsst ihr nicht zur Schriftstellerin werden und Romane verfassen, es ist absolut ausreichend, in Stichpunkten aufzuschreiben, was über den Tag so passiert ist, was euch bewegt – und wofür ihr dankbar seid.

Ein Dankbarkeitstagebuch ist eine niedrigschwellige Variante des Journalings. Falls ihr das ausprobieren wollt, notiert doch mal einen Monat lang jeden Abend drei Dinge, für die ihr an diesem Tag dankbar seid.

Das sorgt – neben all dem Trouble, den man im Alltag haben kann – für eine positive Grundhaltung zum Leben und eine Fokussierung auf das, was gut ist. Damit sollen eure Probleme nicht ignoriert oder weggeschoben werden, ihr konzentriert euch aber mehr auf die Dinge, die funktionieren, auf die ihr stolz seid und die euch erfreut haben.

GUT ZU WISSEN: KUSCHELN FÜR EINEN GESUNDEN SCHLAF

Wohliges Kuscheln – egal ob mit dem Partner, den Kindern oder der Hauskatze – wirkt sich positiv auf die Schlafqualität aus. Denn wenn wir uns beim Körperkontakt wohlfühlen, stimuliert das unser parasympathisches Nervensystem, wodurch vermehrt die Hormone Oxytocin – auch als Liebeshormon bezeichnet – und Endorphin, das Glückshormon, ausgeschüttet werden. Dadurch sinken Herzfrequenz, Blutdruck und Cortisolspiegel, was zu Entspannung und dem Gefühl von Ruhe und Zufriedenheit führt. Wir schlafen schneller ein und besser durch. Gerne also abendliche Kuschelzeiten einplanen.

UNTERSTÜTZUNG VON INNEN

Nachdem wir die grundlegenden Weichen für eine geruhsame Nacht gestellt haben, kommen wir jetzt zur Nahrungsergänzung, neudeutsch: den Supplements, die ihr unterstützend einnehmen könnt.

Es gibt mittlerweile so viele frei verkäufliche Produkte, die sich anbieten, dass ich hier den Schwerpunkt auf die am besten erforschten setze. Schaut sie euch an und testet nach Rücksprache mit eurer Ärztin / eurem Arzt, welche für euch jeweils funktionieren. Das kommt darauf an, ob zum Beispiel Grunderkrankungen vorliegen, die eventuell gegen die Einnahme eines bestimmten Supplements sprechen.

Ihr kennt ja mein Mantra: Nicht alles wirkt bei allen! Man kann sich an der Studienlage und Empfehlungen orientieren, doch am Ende muss man selbst herausfinden, was individuell am besten funktioniert.

MAGNESIUM: MINERALBOOSTER FÜR DEN KÖRPER

In Deutschland sind wir, wie gesagt, häufig unterversorgt mit Magnesium; so gut wie niemand schafft es, die Verzehrempfehlungen der Deutschen Gesellschaft für Ernährung in Bezug auf Magnesium (und einige andere Stoffe) zu erreichen. Genau dieses Magnesium würde ich mir in der Vollblutanalyse zuerst ansehen, wenn Schlafprobleme bekannt sind. Warum ausgerechnet Magnesium? Es handelt sich dabei um ein Ko-Enzym bei über dreihundert Stoffwechselprozessen, das für die Entspannung der Muskulatur und des Körpers wichtig ist.

Die meisten Menschen nehmen laut Nationaler Verzehrstudie II zu wenig von diesem Mineralstoff zu sich. Wenn ihr trotzdem Bedenken habt, dann lasst mittels einer Vollblutanalyse in der ärztlichen Praxis oder in einem Fachlabor eure Werte überprüfen. Wichtig ist dabei, dass eine Serumanalyse des Bluts nicht aussagekräftig ist, sondern man gezielt um eine Vollblutanalyse bitten sollte, die nur unerheblich teurer ist, aber deutlich mehr aussagt. Wenn ihr mehr über die Vollblutanalyse wissen wollt, dann schaut gerne in das Kapitel „Supplements".

Über den Magnesiumgehalt im Blut wird die tägliche Dosis bestimmt, die man am besten abends einnimmt. Und dann heißt es: abwarten. Es kann Monate dauern, bis der Magnesiumgehalt den Wert erreicht hat, den wir für ein besseres Schlaferlebnis brauchen. Geeignete Magnesiumverbindungen sind: Magnesiumglycinat, Magnesiumthreonat und Magnesiumcitrat.

Noch ein wichtiger Punkt: Magnesium hat auch für den Vitamin-D-Stoffwechsel eine große Bedeutung; häufig gehen Magnesium- und Vitamin-D-Mangel Hand in Hand und bedingen sich gegenseitig. Das System sollte im Gleichgewicht sein, weshalb es sich meist anbietet, Vitamin D ebenfalls zu supplementieren, wenn man den Schlaf verbessern will. Auch hier solltet ihr bei Arzt/Ärztin oder der Apotheke eures Vertrauens zunächst die aktuellen Blutwerte messen lassen.

Kleiner Tipp: Falls ihr in eurer Nähe niemanden findet, der diese Untersuchungen durchführen möchte oder kann, dann lohnt es sich, zum Beispiel online einen Selbsttest zu kaufen. Mittlerweile gibt es einige Labore, die solche Tests zum Kauf anbieten.

| MELATONIN, DER BESTE FREUND IM BETT

Wenn es dunkel wird und wir Müdigkeit verspüren, kommt das vom Melatonin, das in dieser Tagesphase vermehrt ausgeschüttet wird. Es sorgt dafür, dass wir gut einschlafen können, ist aber auch verantwortlich für die Ausschüttung des natürlichen Wachstumshormons im Gehirn, dem HGH, Human Growth Hormon. Dieses Hormon wirkt auf unsere Zellen wie ein regelrechter Booster des Kollagen Typs 1 und lässt die Haut straff und jung erscheinen. Melatonin wird in der Zirbeldrüse produziert und, wie gesagt, hauptsächlich am Abend ausgeschüttet. Überraschenderweise geht die Produktion aber schon vorher los, zum Beispiel bei der Betrachtung eines Sonnenuntergangs, weil unser Gehirn das spezielle Spektrum an Strahlen der Abendsonne erkennt. Dieses Licht signalisiert dem Gehirn, dass Schlafenszeit ist, was automatisch die Melatonin-Produktion anregt. Es reicht übrigens nicht aus, sich den schönen Sonnenuntergang nur durchs Fenster oder die Windschutzscheibe des Autos anzugucken, auch ein hübscher Bildschirmschoner hat nicht dieselbe Wirkung, denn das Licht der Abendsonne muss auf die Pupillen treffen. Schaut dabei aber bitte nicht direkt in die Sonne, und lasst euch nicht blenden, das ist zu gefährlich für die Augen. Den Blick Richtung Himmel zu richten, reicht.

In der Wohnung helfen indirektes Licht, Kerzenlicht oder ein Kaminfeuer der Müdigkeit, sich im Körper richtig schön breitzumachen. Künstliches Licht von oben wie beispielsweise von einer Deckenlampe imitiert nämlich die Sonne, und auf die reagiert unser Gehirn mit Aktivität beziehungsweise hemmt die Melatonin-Produktion.

Im Laufe des menschlichen Lebens nimmt die Menge des produzierten und ausgeschütteten Melatonins ab; vor allem ältere Menschen haben häufig einen leichteren oder schlechteren Schlaf. Daher kann die Einnahme von Melatonin speziell in den Wechseljahren interessant werden. Auch Menschen, die im Schichtdienst arbeiten oder häufig die Zeitzonen wechseln, können Schwierigkeiten mit dem Schlaf-Wach-Zyklus haben, wenn sie beispielsweise tagsüber schlafen müssen, während die Zirbeldrüse eigentlich kein Melatonin bereitstellt. Hierbei oder in Jetlag-Situationen kann die Einnahme von Melatonin sinnvoll sein.

In der Natur wird Melatonin von unserem Gehirn mehrmals pro Nacht ausgeschüttet, denn das Hormon hat nur eine Halbwertszeit von 20 Minuten. Das bedeutet: Nach dieser Zeit ist die Hälfte abgebaut und unwirksam. Um die Nacht besser durchzuschlafen, kann man auf sogenanntes gepulstes Melatonin setzen (leicht online zu erwerben). Es hat gegenüber dem herkömmlichen den Vorteil, dass es dem Körper über eine Zeitspanne von sechs bis acht Stunden bereitgestellt wird.

Melatonin gibt es natürlich nicht nur in Form von Supplements, es ist auch in einigen Lebensmitteln (Kirschen, Walnüssen, Milch,

Bananen und Eiern) enthalten. Allerdings handelt es sich hier um sehr geringe Dosen. Bei Ein- und Durchschlafproblemen empfiehlt sich daher eine zusätzliche Einnahme, wobei diese immer ärztlich begleitet bzw. überwacht werden sollte, damit Tagesmüdigkeit und Konzentrationsstörungen ebenso verhindert werden wie der „Hangover", den manche Menschen verspüren, wenn sie zu hoch dosierte Schlafmittel genommen haben.

WEIBLICHE HORMONE IN DER BALANCE

Ein weiteres Nahrungsergänzungsmittel neben Magnesium, das den Schlaf vor allem von Frauen etwas verbessern kann, heißt *Myo Inositol.* Es handelt sich um eine Art Glukose, die zur Gruppe der B-Vitamine gehört. In der Regel kann das Präparat als Pulver oder in Kapsel-Form eingenommen werden. Es hat, das legt die aktuelle Forschung nahe, positive Auswirkungen auf Insulinresistenz sowie den Fett- und Glukosemetabolismus, außerdem senkt es den Androgenspiegel (also männliche Hormone). Über den genauen Zusammenhang zwischen Myo Inositol und der Schlafqualität ist noch nicht viel bekannt, allerdings wurde der Einfluss eines erhöhten Inositolspiegels auf den Schlaf nachgewiesen: Der Wirkstoff unterstützt den circadianen Rhythmus und reguliert Hormone, was in einigen Fällen auch die Fruchtbarkeit erhöhen kann. Bitte besprecht euch, wie bei allen Supplements, vor der Einnahme mit der Ärztin eures Vertrauens.

EINSCHLAFHILFE AUS DER NATUR: ASHWAGANDA

Der Name *Ashwaganda* kommt aus dem Sanskrit und bedeutet so viel wie „Pferdegeruch" (Ashwa: Pferd und gandha = Geruch), weil die Wurzeln der Pflanze nach nassem Pferd riechen. Der botanische Name Withania somnifera beschreibt die Eigenschaften der Pflanze: Somnifera kommt aus dem Lateinischen und steht für einschläfernd. Dass die Pflanze auch Stress und Angstzustände mindern kann, lässt sich aus Withania ablesen: Withanolide sind chemische Verbindungen, die Stress reduzieren können und antioxidative Eigenschaften haben. Mittlerweile ist dieser Effekt in einigen Studien bestätigt worden, weshalb mittlerweile viele Menschen auf diesen Wirkstoff schwören. Mir persönlich fehlen die Daten zur Langzeiteinnahme über drei Monate hinaus. Es gab einzelne Fälle von Leberschäden bei hoch dosierter Einnahme und vor allem in Kombination mit anderen Medikamenten.

Für viele Schlaflose kann Ashwaganda ein Gamechanger sein. Die empfohlene Einnahmemenge liegt zwischen 120 und 600 mg täglich, abhängig vom Produkt. Wichtig: Bevor ihr Ashwaganda einnehmt, solltet ihr mit eurer Ärztin abklären, ob es für euch geeignet ist, denn es kann zum Beispiel mit Schilddrüsenhormonpräparaten, Diabetesmedikamenten und anderen Stoffen in Wechselwirkung treten.

Es gibt weitere Supplements und Wirkstoffe, die – nach Rücksprache mit einer Ärztin, die euren Gesundheitszustand und eure Medikation kennt – empfehlenswert sein können. Die wichtigsten stelle ich hier kurz dar:

GABA (Gamma-Amino-Buttersäure, γ-Aminobuttersäure) ist eine Art körpereigener Neurotransmitter und minimiert die Reizweiterleitung im Hirn, steigert so das Wohlbefinden und verbessert nachweislich den Nachtschlaf, weil es entspannend und stressreduzierend wirkt. Für die Bildung benötigt es einen Ausgangsstoff, der *L-Glutamin* heißt, eine nicht-essenzielle Aminosäure, die vom Körper normalerweise selbst hergestellt wird. Belastung, Stress und Anspannung können der Produktion des Glutamins jedoch im Weg stehen, was sich in der Folge auch auf die Herstellung von GABA auswirkt. Dies führt zu einer Überaktivierung des Nervensystems – und damit meist auch zu Schlafproblemen. Um die Abwärtsspirale zu durchbrechen, kann es hilfreich sein, L-Glutamin zu supplementieren.

L-Tryptophan ist eine wichtige Aminosäure und wird bei Schlafproblemen als Vorläufer des biogenen Amins Serotonin und des Melatonins genutzt. L-Tryptophan zählt zu den lebensnotwendigen Aminosäuren, die der Körper nicht eigenständig herstellen kann. Deshalb ist es entscheidend, ausreichend davon über die Nahrung aufzunehmen, beispielsweise über Käse, Eier, Fleisch, Hülsenfrüchte, Fisch, Nüsse und Getreide. Darüber hinaus kann L-Tryptophan als Pulver eingenommen werden.

Eine gesunde Darmflora ist wichtig für guten Schlaf. **Laktobazillen** tragen dazu bei, dass sich die Schlafqualität verbessert. Es handelt sich um stäbchenförmige Bakterien, die durch Gärung Milchsäure im Darm erzeugen. Sie finden sich beispielsweise in fermentierten Lebensmitteln wie Brottrunk, Kimchi oder Sauerkraut.

Baldrian ist für seine beruhigenden Eigenschaften bekannt. Die Heilpflanze enthält verschiedene Verbindungen, darunter ätherische Öle und Valepotriate, die einen ausgleichenden Effekt haben können. Die genaue Wirkungsweise von Baldrian auf den Schlaf ist nicht vollständig analysiert, aber es wird angenommen, dass er auf das zentrale Nervensystem wirkt, indem er die Aktivität bestimmter Neurotransmitter wie GABA beeinflusst.

Vitamin D ist bekannt für seinen wichtigen Beitrag zur Knochengesundheit, aber es spielt auch eine Rolle in den Bereichen des Gehirns, die den Schlaf-Wach-Zyklus steuern. Der Großteil des Vitamin D wird im Körper durch Sonnenlicht, das auf die Haut trifft, produziert, während kleinere Mengen aus Lebensmitteln und Nahrungsergänzungsmitteln stammen. Aufgrund seiner Verbindung zum Tageslicht kann Vitamin D helfen, den Schlafrhythmus zu regulieren. Es beeinflusst direkt das Schlafhormon Melatonin und dessen Spiegel. Vitamin D kann auch bei der Regulierung anderer Gene und Substanzen, die den Schlaf-Wach-Zyklus beeinflussen, eine Rolle spielen.

Die **B-Vitamine**, darunter B3, B6, B9 und B12, können direkt oder indirekt Schlafhormone beeinflussen. Ein Mangel an Vitamin B1 oder B2 kann zu Müdigkeit und Schlafproblemen führen. Vitamin B12 ist am Prozess der Melatoninproduktion beteiligt. Vorläufige Forschungsergebnisse deuten darauf hin, dass ein Mangel an Vitamin B12 mit einer zu kurzen Schlafdauer, Schlafstörungen und übermäßiger Tagesmüdigkeit in Verbindung gebracht werden kann. Bei einem Mangel kann die Einnahme von Vitamin B6 Menschen mit Schlaflosigkeit helfen, B6-Präparate können aber auch die Schlafqualität verbessern und die Symptome des Restless-Legs-Syndroms verringern, einer Schlafstörung, die das Bedürfnis verursacht, die Beine zu bewegen.

Falls ihr B-Vitamine einnehmt, dann tut das allerdings nicht am Abend, sondern morgens. Direkt nach der Einnahme wirken die Präparate nämlich eher aktivierend und würden den Schlaf stören.

| LELAS LIEBLING: KOLLAGEN

Kollagen kann als Pulver, in Form von Kapseln oder einfach durch eine hausgemachte Knochenbrühe aufgenommen werden. In erster Linie unterstützt dieses im Körper natürlich vorkommende Protein Haut, Knochen und Bindegewebe – also genau die Bereiche, die vom Alterungsprozess am meisten betroffen sind.

Durch Supplementierung von Kollagen könnt ihr nicht nur der Haut zu mehr Glow verhelfen, sondern auch die Qualität eures Schlafs verbessern. Das hat mit dem im Kollagen enthaltenen Protein Glycin zu tun, das Studien zufolge die Einschlafphase erleichtert und für tieferen und längeren Schlaf sorgt. Glycin senkt die Körperkerntemperatur und unterstützt indirekt die Melatoninproduktion, da es an der Bildung von Serotonin beteiligt ist. Vegetarier können auf Eierschalen-Kollagen setzen und Veganer können es mit Aminosäuremischungen, die Glycin enthalten – wird meist „veganes Kollagen" genannt -, versuchen. Die Studienlage hierzu ist zwar dünner, einen Versuch ist es jedoch wert.

Ihr habt nun eine Menge Dinge erfahren, die ihr tun könnt, um eure Schlafqualität zu verbessern. Mein wichtigster Tipp aber ist: Entspannt euch. Macht euch keinen Stress, wenn es mit dem Schlafen oder der Schlafroutine mal nicht klappt. Niemand ist perfekt – und Stress ist nicht gut für den Glow.

| FAZIT

Mir ist klar, dass es im trubeligen Alltag oft nicht möglich ist, sich an strenge Fahrpläne zu halten. Trotzdem möchte ich euch einen Tagesverlauf skizzieren, der sich positiv auf euren Schlaf auswirken kann.

Versucht es doch einmal mit der (fast) perfekten Bett- und Schlafroutine:

- Sonnenlicht (auch bei Wolken) vor 12:00 Uhr
- Bewegung im Alltag, Sport vorzugsweise morgens
- Abends leichte Kost, mit wenig Proteinen
- Abends eher leichte Bewegung wie ein Spaziergang
- Bildschirmzeit reduzieren, kein Blaulicht nach 20 Uhr
- Lärmquellen aus- und White/Pink Noise einschalten
- Bei Bedarf Supplements einnehmen

SKINCARE

Zu Beginn dieses Buches habe ich euch versprochen, meine besten Pflege-Empfehlungen für eine schöne Haut und Anti-Aging zu verraten, genau wie ich es bei meinen Patientinnen oder meiner besten Freundin tun würde.

Was ich häufig erlebe: Viele sind mittlerweile verwirrt durch die vielen Angebote und Empfehlungen in den Sozialen Medien und im Internet. Nicht selten kommt es vor, dass jemand mit viel Reichweite ein Produkt als das einzig wahre empfiehlt, keine Woche später aber ein neues „nie da gewesenes" Produkt anpreist. Oder eine andere Influencerin veröffentlicht ein Reel, in dem es darum geht, dass genau dieses Produkt Mist ist. Wer soll sich da noch auskennen?

Und wer hat schon Lust, eine Wirkstoff-Enzyklopädie auswendig zu lernen? Wenn ich nicht zufällig Hautärztin und damit Hautpflege- und Wirkstoff-Enthusiastin wäre, würde ich das auch nicht tun. Daher werde ich euch hier auch nicht alle

10.000 existierenden Skincare-Inhaltsstoffe aufzählen, sondern die bekanntesten und wichtigsten mit euch besprechen und euch erklären, welche Hautpflegeroutine für welches Alter, bzw. welches Anliegen geeignet ist. Oft ist weniger tatsächlich mehr.

In den über 20 Jahren, in denen ich als Ärztin in der Dermatologie arbeite, habe ich immer wieder festgestellt, dass Skincare mehr als nur Oberflächenkosmetik ist. Durch eine ausgewogene Hautpflege mit Hauttyp-gerechten Inhaltsstoffen können wir hervorragend vorbeugen und dafür sorgen, dass verschiedene Hautveränderungen, die euch möglicherweise nicht gefallen (wie zum Beispiel Pigmentflecken, Müdigkeitserscheinungen oder Unreinheiten), gemildert werden.

Übrigens: Fühlt euch bitte nicht angegriffen, wenn ich beispielsweise von Pigmentflecken als Problem spreche. Diese können individuell wunderschön sein. Dennoch geht es mir in diesem Buch darum, von meiner Beratungserfahrung in der Praxis zu berichten und euch zu erklären, wie man die Haut noch strahlender und das Hautbild einheitlicher wirken lassen kann – natürlich ohne sich im Perfektionismus zu verlieren.

GLOWY SKIN IS ALWAYS IN: DER SCHLÜSSEL ZU EINEM FRISCHEN AUSSEHEN

Ihr kennt das sicher: Ein tolles Lächeln und ein gesundes Leuchten lassen uns sofort frischer und lebendiger aussehen. Aber woran liegt das eigentlich? Oft konzentrieren wir uns vor allem darauf, Falten zu minimieren. Aber ein strahlendes Hautbild wird durch mehr erzeugt als Faltenlosigkeit oder straffe Haut: Wenn unsere Haut insgesamt gesund ist und leuchtet, sehen wir gleich besser aus und fühlen uns wohler, ganz egal, wie alt wir sind oder welche Hautprobleme wir haben. Das Ziel ist nicht, perfekt und faltenfrei zu sein, sondern es ist die Ausstrahlung, die uns jung und frisch wirken lässt.

STRAHLENDE VS. FALTENFREIE HAUT

Denkt daran, dass Schönheit sich nicht nur durch makellose Haut ausdrückt. Euer Lächeln, eure Augen, die vor Freude strahlen, und euer gesundes Leuchten machen euch einzigartig und wunderschön. Bei jeder von uns finden sich kleine Zeichen des Alterns, und die sind ein Teil unserer Geschichte. Fokussiert euch, so gut es geht, nicht auf vermeintliche Fehler im Gesicht – ich nenne das gerne Faltenjagd –, sondern konzentriert euch zunächst darauf, wie ihr eure Haut zum Strahlen bringen könnt.

Wenn ihr wollt und die Mittel habt, könnt ihr euch danach oder auch zeitgleich zusammen mit der Behandlerin eures Vertrauens den Linien und Falten zuwenden, die euch nicht gefallen. Das ist aber kein Muss und vor allem keine alleinige Strategie – denn auch ein faltenfreies Gesicht kann ohne Strahlen schnell müde und leblos wirken. Im Gegensatz dazu kann eine Haut, die vor Gesundheit und Vitalität leuchtet, trotz Fältchen unglaublich frisch und attraktiv aussehen.

Prävention ist natürlich immer das Einfachste und Beste. Aber manche von uns entstammen einer Generation, in der Hautpflege und vor allem Prävention kein Thema waren. Während die jungen Mädchen heutzutage sogar viel zu früh mit Anti-Aging und Skincare anfangen und teilweise mit elf Jahren Drogerien stürmen, um sich Masken und Augenpads zu kaufen, die sie noch gar nicht brauchen und die im Zweifelsfall eher ihre Hautbarriere schädigen, ist es bei Menschen jenseits der 35 häufig so, dass sie eher zu viel Sonne ungeschützt abbekommen und zu viele Nächte durchgefeiert haben.

Ehrlich gesagt habe ich genau das auch einige Jahre lang zelebriert. Es ist ein Kapitel in meinem Leben, auf das ich nicht unbedingt stolz bin, denn als Medizinstudentin sollte man es doch eigentlich besser wissen. Aber auch ich war mal jung, und auch ich dachte, dass Nikotin und ausgiebige Sonnenbäder in Verbindung mit zu kurzen Nächten, in denen ich gearbeitet oder gefeiert habe, keine Spuren hinterlassen. Na ja, das waren eben die Neunziger und frühen 2000er-Jahre. Aber es ist nie zu spät, noch die Kurve zu kriegen, und ich gehe seit Jahren sehr viel sorgsamer mit meiner Haut und meiner Gesundheit um. Nicht zuletzt auch deswegen, weil ich verstanden habe, dass für eine strahlende, schöne Haut vor allem ein gesunder Lifestyle entscheidend ist.

Doch selbst der wird nicht ausreichen – in manchen Lebensphasen spielt die Haut einfach verrückt, ohne dass wir den Grund dafür kennen. Um es gleich vorwegzunehmen: Für die meisten Hautzustände gibt es effektive Wirkstoffe.

Ich möchte euch in diesem Kapitel erklären, wie genau eine sinnvolle Hautpflege-Routine gestaltet wird und in welcher Reihenfolge ihr Produkte idealerweise anwendet. Merkt euch aber bitte: Ihr könnt immer einzelne Schritte weglassen oder weitere Schritte hinzufügen, je nach Hautbedürfnis. Die Haut hat ein individuelles Mikrobiom, das von Mensch zu Mensch verschieden und so einzigartig wie unser Fingerabdruck ist. Das Hautmikrobiom, das wir auch – historisch bedingt – als Hautflora bezeichnen, besteht aus unzähligen Mikroorganismen, mit denen wir sozusagen in einer Symbiose leben. Unser Hautmikrobiom bildet eine Barriere, die uns vor dem Eindringen krank machender Keime und anderen Aggressoren schützt. Sind die Mikroorganismen in der richtigen Balance, trägt das zu einer gesunden Haut bei. Und weil unser Hautmikrobiom eine ganz individuelle Zusammensetzung hat, kann man in Sachen Hautpflege zwar einige Verallgemeinerungen treffen, aber ihr solltet am Ende immer im Blick behalten, was für euch persönlich passt. Wenn ihr Hautpflegeprodukte verwendet, mit denen ihr gut zurechtkommt und zufrieden seid, dann wechselt nicht unbedingt. Die Erfahrung mit individueller Haut schlägt jede Theorie.

SKIN-ANTI-AGING – BASICS FÜR SCHÖNE HAUT

Mit speziellen Wirkstoffen und der richtigen Pflege können wir unsere Haut unterstützen und so verhindern, dass wir vorzeitig altern. Aber Skincare ist nur ein Puzzleteil eines komplexen Systems. Ich werde nicht müde, zu erklären, dass Anti-Aging oder Best-Aging ein umfassendes Konzept ist, das darauf abzielt, eine bestimmte Hautqualität zu erhalten und zu verbessern, indem es eine ganzheitliche Herangehensweise an Gesundheit und Wohlbefinden fördert. Dazu gehören maßgeblich Stressreduktion und Selfcare. Und was das angeht, kann eure Skincare-Routine (neben der Versorgung der Haut mit Wirkstoffen) sogar eine kleine Zeitinsel für Selbstfürsorge schaffen.

ROUTINE AM ABEND

Für mich zum Beispiel ist die sanfte abendliche Reinigung, bei der ich meine Haut von den Spuren des Tages wie Feinstaubpartikel, Make-up und Sonnenschutz reinige, ein richtiges Ritual.

Wenn ein langer Tag zu Ende geht, freue ich mich auf meine abendliche „Me-Time“ und nehme mir dafür immer ein paar Minuten Zeit. Manchmal, wenn mir danach ist, zünde ich mir für diese Zeit eine Kerze an und lasse entspannende Musik laufen. Probiert es mal aus, falls ihr es noch nicht gemacht habt!

| ROUTINE AM MORGEN

Während ich mich um meine Haut kümmere, lasse ich mir den Tag durch den Kopf gehen, um ihn abzuschließen. Ich bin ganz sanft zu mir und massiere auch ein wenig mein Gesicht und meine Kopfhaut (ein paar Minuten Kopfmassage täglich sind ein Gamechanger für die Haare), manchmal mit den Fingern und manchmal mit einem Gua-Sha-Massagestein.

Auch die Morgenroutine finde ich sehr wichtig. Wir sollten sie ernst nehmen, obwohl sie vielleicht unter erschwerten Bedingungen, sprich: Zeitmangel, stattfindet. Trotzdem genieße ich sie, auch wenn sie nur kurz ist, und lasse sie so gut wie nie aus, auch nicht an einem faulen Tag, den ich zu Hause auf der Couch verbringe. Für mein Gehirn ist es ein Zeichen, dass der Tag begonnen hat, ebenso wie Licht und morgendliche Bewegung und natürlich mein Kaffee, bzw. an manchen Tagen auch mein Matcha.

Übrigens: Hautpflege-Routine und Entspannung müssen nicht 20 verschiedene Steps beinhalten. Diejenigen von euch, die der Hautpflege nicht so viel abgewinnen können, werde ich Basics erklären, mit denen ihr eure Haut optimieren und dabei Zeit sparen könnt. Grundsätzlich lautet meine Empfehlung für euch: Versteht die Hautpflege-Routine als Bereicherung und Selfcare. Genießt es, euch um das eigene Wohlbefinden zu kümmern, und entspannt euch dabei, egal ob kurz oder lang.

KANN SKINCARE WUNDER VOLLBRINGEN?

Ebenso wie ihr werde ich immer wieder mit Werbeanzeigen konfrontiert, in denen behauptet wird, dass Serum oder Creme XY unser Gesicht straffen und tiefe Falten glätten kann. Ich frage mich immer wieder, warum so etwas überhaupt erlaubt ist: Keine Creme der Welt kann tiefe Falten glätten, schlaffe Haut anheben oder Cellulite beseitigen. Die Prozesse, welche zu diesen unerwünschten Erscheinungen führen, finden in viel tieferen Hautschichten statt, die von kosmetischen Hautpflegeprodukten nicht erreicht werden.

Um die Wirkung von Hautpflege zu verstehen und Werbeversprechen einordnen zu können, ist es wichtig, zunächst einmal die Hautstruktur und die Funktionen der einzelnen Hautschichten an sich zu verstehen. Kann ein Produkt überhaupt an seinen Wirkort in der Haut gelangen und dort wirksam werden? Oft wird ja eine Tiefenwirkung versprochen, aber ist das auch möglich?

Die Haut ist das größte Organ des menschlichen Körpers und dient nicht nur als Schutzbarriere vor Umwelteinflüssen, sondern auch als Spiegel unserer Gesundheit und unseres Lebensstils. Sie besteht aus drei Hauptschichten: der Epidermis, der Dermis und der Hypodermis oder Subkutis, (der Unterhaut), zu denen ich euch in Kürze das Wichtigste erläutern möchte:

DIE EPIDERMIS: UNSERE ÄUSSERE SCHUTZSCHICHT

Die Epidermis ist die äußerste Schicht der Haut und besteht wiederum aus fünf Schichten:

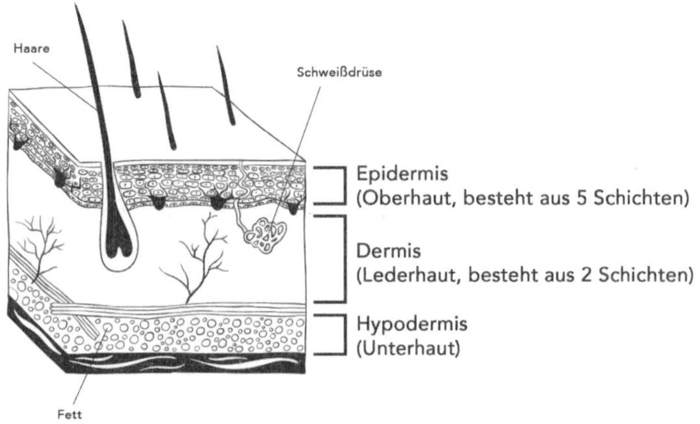

Die Haut besteht aus drei Schichten – Epidermis, Dermis, und Hypodermis –, welche wiederum aus eigenen Schichten bestehen.

1. Stratum Basale: Hier fängt alles an: Es werden neue Hautzellen (Keratinozyten) gebildet, die sich nach oben bewegen. In diesem Prozess verlieren sie ihren Zellkern, werden flacher und reichern sich mit Keratin an. Der Prozess dauert bei einem jungen Menschen etwa 28 bis 30 Tage, weshalb man empfiehlt, Hautpflegeprodukte mindestens etwa acht Wochen lang, also über zwei Zyklen, anzuwenden, bevor man ihre Wirksamkeit beurteilt. Mit zunehmendem Alter verlangsamt sich dieser Prozess. Das gilt aber nicht, wenn ihr mit Ausschlag oder längerfristigen Reizungen auf ein Produkt reagiert. Dann bitte sofort absetzen und nicht wochenlang durchhalten.

Auf der Basis der Epidermis, der sogenannten Basalmembran und zwischen den Hautzellen liegen unsere pigmentbildenden Zellen, die Melanozyten. Sie produzieren unser Hautpigment, das Melanin, und geben es an die Hautzellen ab. Ein Melanozyt versorgt hierbei 36 Keratinozyten.

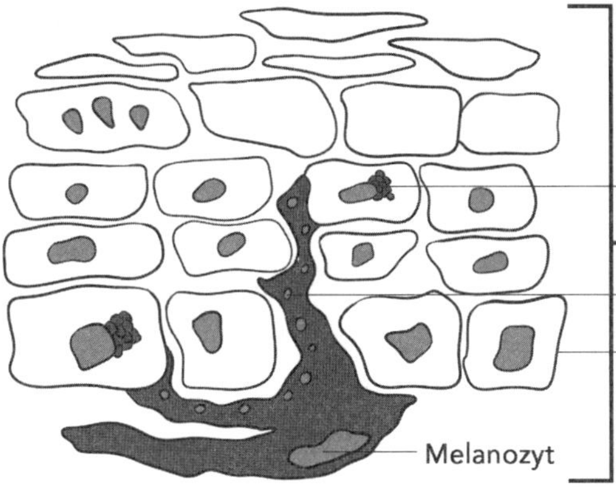

Melanozyt in der Balsammembran – ein Melanozyt steht mit etwa 36 Hautzellen (Keratinozyten) in Kontakt.

2. Stratum Spinosum: Diese Schicht enthält Keratinozyten, also Hautzellen, die sich miteinander verbinden, und schafft mechanische Stabilität.

3. Stratum Granulosum: Hier beginnen die Zellen, Lipide – z. B. Ceramide – zu produzieren, die später die Hautbarriere bilden.

4. Stratum Lucidum: Feste Hornhaut mit dicht gepackten Zellen. Diese Schicht findet sich nur an Fußsohlen und Handinnenflächen.

5. Stratum Corneum: Die oberste Schicht, die aus abgestorbenen, verhornten Zellen besteht, bildet die eigentliche Schutzbarriere der Haut. Zwischen diesen verhornten Zellen befinden sich, ähnlich wie bei einer Mauer mit Ziegeln und Mörtel, die Fette: Ceramide, Sphingolipide und freie Fettsäuren. Sie sind immens wichtig für unsere Hautbarriere. Es ist genau wie bei der Mauer: Ist der Mörtel bröckelig, dann sind die Ziegel nicht mehr gut fixiert, und Feuchtigkeit und Keime können zwischen die Ziegel dringen.

Auf der Epidermis befindet sich schließlich der Säureschutzmantel, genauer gesagt, der Hydrolipidfilm unserer Haut, mit dessen Hilfe Erreger davon abgehalten werden, in die Haut einzudringen. Er besteht aus Fett, Wasser und wasserlöslichen Stoffen. Der normale Säureschutzmantel hat typischerweise einen pH-Wert von 5,5 an einem Unterarm. Im Bereich der Achselhöhle, der Fußsohlen, des Genitalbereichs und der Finger- und Zehenzwischenräume ist der pH-Wert höher, etwa zwischen sechs und sieben.

Die Epidermis enthält in allen fünf genannten Schichten hauptsächlich Keratinozyten (95 Prozent) sowie Melanozyten, die Pigmente produzieren, Merkel-Zellen für den Tastsinn und Langerhans-Zellen, die an der Immunabwehr beteiligt sind. Die Langerhans-Zellen sind maßgeblich dafür verantwortlich, wenn ihr auf einen Duftstoff oder auf Modeschmuck allergisch reagiert.

Unter der Epidermis, fest mit ihr verbunden, findet ihr die Dermis: das Stützgerüst der Haut. Sie wird auch Lederhaut genannt und besteht aus zwei Schichten. Hier befinden sich Talgdrüsen, Haarwurzeln und Schweißdrüsen. Die Dermis ist reich an Kollagen- und Elastinfasern, die von Fibroblasten produziert werden und der Haut ihre Festigkeit und Elastizität verleihen.

- Kollagen: Ein Protein, das die Hauptstruktur der Dermis bildet und für Festigkeit sorgt. Auf Seite 60 im Kapitel „Ernährung“ seht ihr anhand der Grafik, wie Kollagen aufgebaut ist und warum ich Kollagenpulver befürworte.
- Elastin: Ein Protein, das der Haut Elastizität verleiht.

- Glykosaminoglykane (GAG) und Proteoglykane: Diese befinden sich zwischen den Kollagen- und Elastinfasern und unterstützen die Elastizität und den Feuchtigkeitsgehalt der Haut. Der bekannteste Vertreter der GAG ist die Hyaluronsäure.

Mit zunehmendem Alter werden die kollagenbildenden Zellen, die sogenannten Fibroblasten, weniger aktiv, produzieren weniger Kollagen und Elastin, und die Dermis wird dünner und trockener. Diese Inaktivität der Fibroblasten erklärt auch, wieso Kollagen-stimulierende Maßnahmen (im nächsten Kapitel) in höherem Alter weniger effektiv sind als in jungen Jahren.

Zusätzlich können äußere Faktoren wie UV-Strahlung, Umweltgifte, Rauchen und Stress die Hautalterung beschleunigen. UV-Strahlung zum Beispiel aktiviert Enzyme namens Matrix-Metalloproteinasen (MMP), die Kollagen abbauen und zur Fragmentierung der Fasern führen, was als Elastose bekannt ist.

Kann man mit Skincare die Dermis erreichen und die Kollagenproduktion anregen?

Die Dermis macht 90 Prozent unserer Hautdicke aus. Sie wird im Alter dünner, wodurch sie an Elastizität verliert, sich Falten bilden und Gefäße durch die Haut scheinen. Um sie mit kosmetischen Wirkstoffen effektiv zu behandeln, müssten Wirkstoffe entsprechend tief durch die obere Schicht der Haut, die Epidermis, gelangen. Frei verkäufliche Hautpflegewirkstoffe erreichen diese Schicht oft nicht. Dafür müssten sie wegen des Lipidfilms auf der Haut fettliebend (lipophil), leicht sauer (pH-Wert 4,6-5,5) und sehr klein sein (eine Molekülgröße unter 500 Dalton wäre optimal). Die meisten kosmetischen Wirkstoffe haben diese Eigenschaften nicht und bleiben auf oder in den obersten Schichten der Epidermis liegen, wo sie auch Gutes tun können, zum Beispiel dafür sorgen, dass Feuchtigkeit gebunden wird, was die Haut geschmeidiger erscheinen lässt. Auch störendes Pigment, das in der Epidermis liegt, kann reduziert werden. Das sind tolle und wichtige Effekte.

Wer aber die Kollagenbildung mithilfe von Skincare anregen möchte, um kleine Fältchen zu mindern, sollte zum Beispiel auf Wirkstoffe wie Vitamin-A-Säure (Retinol, Retinal) setzen, von denen wir wissen, dass sie teilweise in die Dermis eindringen können.[10]

Um die Eindringtiefe von Wirkstoffen zu verbessern, setzen wir in der Dermatologie gerne Microneedling oder Laser ein, die es möglich machen, dass die Wirkstoffe tiefer in die Haut eindringen können. Zusätzlich entstehen durch das Microneedling winzige Verletzungen in der Dermis, welche zu vermehrter Kollagenbildung in dieser Schicht führen – aber dazu später mehr.

MEIN TIPP

Zu Retinol und weiteren Skincare-Inhaltsstoffen findet ihr im Anhang dieses Buches weitergehende Informationen. Unter der Dermis befindet sich die Subkutis, das Fettgewebe. Die Subkutis, auch Hypodermis genannt, besteht hauptsächlich aus Fettgewebe und enthält viele Blutgefäße. Diese Schicht dient als Polster und Energiespeicher und kann mit kosmetischen Produkten nicht erreicht werden. Sie spielt aber eine Rolle bei medizinisch ästhetischen Behandlungen und bei der Alterung des Gesichts, weil wir mit zunehmendem Alter Unterhautfettgewebe verlieren.

| AUF DAS ALTER KOMMT ES AN

Die perfekte Hautpflege-Routine für alle gibt es nicht, jedoch die optimale für jedes Alter und jeden Hautzustand. Es gibt, wenn man sich im Netz ein bisschen umschaut, offenbar Tausende verschiedener Routinen – und alle scheinen irgendwie richtig zu sein. Ist das realistisch? Wie so oft lautet die Antwort: Jein. Viele Ansätze sind gut, und Skincare ist etwas höchst Individuelles – aber man kann es definitiv auch übertreiben. Wer zu viele Produkte verwendet, läuft Gefahr, dass sich die Wirkstoffe gegenseitig aushebeln und im schlimmsten Fall zu Hautirritationen führen.

| VIEL HILFT VIEL? NICHT BEI DER SKINCARE!

Immer wieder begegnen mir in der Praxis Patientinnen, die ihre Haut „überpflegen", also zu viele Produkte verwenden oder sich zu häufig Behandlungen unterziehen, was dazu führt, dass die Haut gereizt oder geschädigt wird. Starke Reiniger, Peelings oder exfolierende Produkte, übermäßiger Gebrauch von Hautpflegeprodukten mit potenziell reizenden Inhaltsstoffen oder zu häufiges Waschen der Haut sind in den meisten Fällen die Übeltäter.

Symptome überpflegter Haut können Pöckchen, Rötungen, Reizungen, Trockenheit, Juckreiz, Brennen oder sogar Ausschläge sein. Es ist wichtig, die richtige Balance bei der Hautpflege zu finden, indem man Produkte wählt, die für den eigenen Hauttyp geeignet sind, und sie in angemessenen Mengen und Intervallen verwendet.

Die beste Routine ist die, die ihr durchhaltet, gern macht und die sich gut anfühlt. Die meisten jungen Menschen (damit meine ich alle unter 20) brauchen keine besondere Routine, da reicht ein einfacher Sonnenschutz, um Hautalterung vorzubeugen und die Haut zu schützen, an trockenen Stellen etwas Feuchtigkeit und Fett. Hier kann zu viel Kosmetik der

Haut sogar schaden. Das Thema Skincare wird wichtiger, wenn man älter wird oder es gar verpasst hat, in der Jugend Sonnenschutz anzuwenden.

Die Skincare-Routine, die ich euch empfehle, dauert nicht länger als ein paar Minuten am Morgen und ein paar Minuten am Abend. Das ist wirklich nicht viel Zeit, die ihr investiert, aber der Erfolg wird sich (wortwörtlich) sehen lassen können. Dass die Routine, die ihr etablieren möchtet, für euch zeitlich und nervlich umsetzbar sein muss, betone ich hier so deutlich, weil es nichts bringt, wenn ihr mit riesigen Plänen startet, aber nach einer Woche das Handtuch werft. Wenn euch der Berg zu groß erscheint, kann es nämlich passieren, dass ihr am Ende gar nichts mehr macht. Das gilt für Sport und Ernährung ebenso, wie für die Skincare. Keep it simple, aber bleib konsequent dran. Dann kann die richtige Routine eure Hautqualität verbessern und die Zeichen des Alterungsprozesses verzögern.

Die eigenen perfekten Hautpflegeprodukte zu finden, heißt auch, eventuell mal beim Kauf eines Produkts einen Fehlgriff zu tun. Ich werde oft in den Nachrichten meiner Followerinnen gefragt, welches Produkt sie für ein spezielles Problem verwenden sollen. Während ich grundsätzlich Wirkstoffe nennen und erklären kann, welches Produkt gute Inhaltsstoffe enthält und dazu auch noch gut formuliert ist, kann es trotzdem immer sein, dass ein Produkt, von dem ich oder andere Personen eures Vertrauens begeistert sind, bei eurer Haut nicht funktioniert. Doch ich garantiere euch, auch wer mal einen Frosch küssen muss, findet seinen Prinzen.

Eine Basisroutine besteht aus: Reinigen, Behandeln, Pflegen, Sonnenschutz (nur morgens). Diese vier Schritte und ein paar Basics zur Hautpflege möchte ich euch zunächst erklären, bevor ich auf individuelle Routinen eingehe.

1. Reinigen

Für die meisten Menschen reicht morgens eine Reinigung mit Wasser, um Schweiß und eventuell Staub, der sich über Nacht im Gesicht angesammelt hat, zu entfernen. Danach das Gesicht bitte nicht trocken rubbeln, das ist für viele Hauttypen zu aggressiv. Tupft stattdessen eure Haut sanft trocken.

Abends könnt ihr eure Haut mit einem Gel, Öl oder Schaum oder einer Milch oder sogar einem Double-Cleanse, also doppelt, reinigen. Macht eure Entscheidung abhängig davon, was sich tagsüber auf eurem Gesicht angesammelt hat. Wart ihr nicht geschminkt, habt keinen Sonnenschutz benutzt und ist eure Haut zusätzlich eher trocken, so könnt ihr sie sogar nur mit Wasser reinigen. Habt ihr ölige und zu Unreinheiten neigende Haut, könnt ihr einen Cleanser mit Salicylsäure (BHA) und/oder Glykolsäure (AHA) verwenden. Davon profitieren übrigens auch häufig Männer mit etwas grobporiger und öliger Haut.

Pro-Tipp: Bei Cleansern, die peelende Inhaltsstoffe wie AHA, BHA oder andere Säuren enthalten, macht es Sinn, sie für etwa 30 Sekunden bis zwei Minuten (in dieser Zeit könnt ihr Zähne putzen) einwirken zu lassen.

Es wird diese Tage geben, an denen ihr keine Lust habt, das Gesicht zu pflegen oder eine Routine durchzuführen. Das ist okay – solange ihr euch eines fest vornehmt: niemals mit Make-up ins Bett gehen, das ist ein echtes No-Go. Die gründliche Reinigung am Abend ist und bleibt einer der wichtigsten Grundsteine für jede Skincare.

Es gibt auch Reinigungstücher aus der Drogerie, die sind praktisch, aber ich kann sie auf Dauer nicht empfehlen. Auf Reisen ist das ausnahmsweise okay, aber für den alltäglichen Gebrauch sind die Tücher meiner Meinung nach nicht gründlich genug.

DIE FORMULIERUNG EINES KOSMETIKPRODUKTS – WIE DIE KOMPOSITION EINES MUSIKSTÜCKS

Oft hört man Sätze wie „Das Produkt ist gut/nicht gut formuliert" (das habe ich vorhin auch schon geschrieben). Aber was bedeutet das?

Stellt euch vor, ihr hört ein wunderschönes Musikstück. Es sind nicht nur die einzelnen Noten, die es so zauberhaft machen, sondern die Art und Weise, wie sie zusammengefügt sind, die Harmonien und Melodien, die entstehen. Genau so verhält es sich mit der Formulierung – also der Rezeptur – von Kosmetikprodukten.

Ein Kosmetikprodukt besteht aus vielen verschiedenen Inhaltsstoffen, ähnlich wie ein Musikstück aus vielen einzelnen Noten und Akkorden. Diese Inhaltsstoffe können wir uns wie die Akkorde in der Musik vorstellen. Jeder einzelne Inhaltsstoff hat eine bestimmte Funktion und Wirkung, genau wie ein Akkord eine bestimmte Klangfarbe und Emotion erzeugt.

Die wahre Magie entsteht, wenn diese Inhaltsstoffe harmonisch zusammengefügt werden. Die Kunst der Formulierung besteht darin, die richtigen Inhaltsstoffe in den richtigen Mengen und Kombinationen zu verwenden, um ein Produkt zu schaffen, das effektiv und angenehm in der Anwendung ist. Es ist das Zusammenspiel der verschiedenen Inhaltsstoffe, das die Wirkung und die Qualität des Kosmetikprodukts bestimmt.

Ein Beispiel: Vitamin C ist ein Antioxidant, das die Haut aufhellen und vor freien Radikalen schützen kann. Hyaluronsäure spendet intensive Feuchtigkeit und füllt die Haut auf. Niacinamid kann Entzündungen reduzieren und die Hautbarriere stärken. Wenn man diese Wirkstoffe geschickt kombiniert, können sie sich gegenseitig unterstützen und ihre Wirkung verstärken, ähnlich wie verschiedene Töne in einem Musikstück eine harmonische Melodie ergeben.

Doch genau wie in der Musik, wo die falschen Noten eine Melodie disharmonisch klingen lassen, kann auch eine schlechte, nicht gut abgestimmte Zusammensetzung eines Kosmetikprodukts die Wirksamkeit mindern oder sogar Hautprobleme verursachen. Daher ist es wichtig, dass die Inhaltsstoffe sorgfältig ausgewählt und getestet werden, um sicherzustellen, dass sie gut zusammenarbeiten und das gewünschte Ergebnis erzielen.

Achtet bei der Wahl des Produkts weniger darauf, was auf der Verpackung steht, sondern darauf, was eure Haut verträgt. Grundsätzlich: Meist heißt es, ein Schaum sei „aggressiver" in der Reinigung als ein Gel, aber das stimmt heute angesichts der Vielzahl der Formulierungen, also der Zusammenstellung der einzelnen Wirkstoffe, nicht mehr. Sanft ist in jedem Fall eine Reinigungsmilch, wenn ihr leicht irritierbare Haut habt, könnte dies die beste Option für euch sein.

Eine Alternative zur normalen Reinigung ist die doppelte Reinigung, das *Double Cleanse*. Es ist eine Steigerung der einfachen Reinigung, gegen die nichts einzuwenden ist, auch weil man manche Make-up-Bestandteile, Sonnenschutz oder fettlösliche Bestandteile oft nicht gänzlich in nur einem Durchgang entfernen kann. Auch wenn eure Haut zu Unreinheiten neigt oder ihr täglich Sonnenschutz und Make-up auftragt, kann eine doppelte Reinigung hilfreich sein. Doch probiert das bitte vorsichtig aus. Für manche ist Double Cleanse zu intensiv. Am Ende zählt immer, wie eure Haut reagiert und was sie verträgt.

Die Double-Cleanse-Technik funktioniert folgendermaßen: Ihr bindet zuerst mit einem Öl die fettlöslichen Schmutzpartikel. Dafür tragt ihr das Öl auf die trockene Haut auf. Hierfür eignen sich reine Öle oft besser als manche waschaktiven Öle (also solche, die Emulgatoren enthalten), weil sie sanfter sind. Und da bei einem Double Cleanse im zweiten Schritt sowieso ein Tensid verwendet wird, das die Haut von allen Partikeln befreit, muss der erste Reiniger keine Emulgatoren oder waschaktiven Substanzen enthalten. Im ersten Schritt könnt ihr also gut ein selbst gewähltes reines Öl verwenden, um alle fettlöslichen Verschmutzungen (wie Sonnenschutz, Make-up etc.) zu binden.

Danach schäumt ihr mit den Händen das Waschgel oder den Reinigungsschaum mit Wasser auf und wascht damit das Gesicht. Ihr reinigt also im zweiten Schritt die Haut, sodass sie abschließend von allen Partikeln befreit ist. Merke: Ein Cleanser sollte nicht allzu teuer sein. Das Produkt ist nur wenige Sekunden, maximal aber zwei Minuten auf der Haut und kann darüber hinaus kaum Wirkung entfalten.

BENÖTIGE ICH EINEN TONER?

Nicht essenziell, aber für manche sehr angenehm ist es, nach der Reinigung (und an den Abenden, wo ihr ein Peeling macht, entsprechend danach) einen Toner anzuwenden. Damit meine ich nicht die alkoholhaltigen, scharf riechenden desinfizierenden Flüssigkeiten, die früher als Toner verstanden wurden und unser Hautmikrobiom angegriffen haben. Ursprünglich waren Toner konzipiert worden, um Rückstände auf der Haut nach der Reinigung zu beseitigen und den Haut pH-Wert des Säureschutzmantels nach einer Reinigung wieder in den neutralen Bereich zu bringen. Die heute verfügbaren Produkte sind sanfter; der pH-Wert liegt nach einer effektiven Reinigung der Haut damit weiterhin in einem guten, neutralen Bereich. Wenn ihr also möchtet, könnt ihr nach der Reinigung einen hydrierenden Toner verwenden, der zum Beispiel antientzündliche und antioxidative Inhaltsstoffe wie Grüntee, Süßholzwurzelextrakt oder Prä- und Postibiotika enthält. Manche Toner enthalten auch Säuren wie zum Beispiel AHA oder BHA (Salicylsäure), die bei Unreinheiten oder fehlendem Glow hilfreich sind. Achtet lediglich darauf, dass ihr während der weiteren Schritte eurer Skincare-Routine keine Säuren mehr verwendet, wenn der Toner bereits Säuren wie zum Beispiel AHA, BHA, PHA enthält. Ich persönlich mag Toner sehr gerne und verwende gerne sanfte, hydrierende Rezepturen, eventuell sogar angereichert mit Fermenten, die unser Hautmikrobiom bereichern. Wenn ihr wie ich eher etwas feuchtigkeitsarme Haut habt, ist so ein Toner als Zwischenschritt für mehr Glow sinnvoll. Wenn ihr sehr ölige Haut habt, könnt ihr wiederum einen feuchtigkeitsspendenden Toner als Pflege statt einer lipidhaltigen Creme einsetzen.

Wenn die Haut auf viel Pflege mit Irritationen reagiert, solltet ihr diesen Schritt weglassen oder den Toner als Ersatz für ein Serum nehmen.

---

2. Behandeln

Nachdem ihr die Haut durch die Reinigung vorbereitet habt (und ggf. einen Toner verwendet habt), widmet ihr euch dem spezifischen Anliegen der Haut. Stellt euch vor den Spiegel (keinen Vergrößerungsspiegel!) und schaut euch die Haut an. Achtet auf Rötungen, Pigmentflecken, trockene Stellen, große Poren, kleine Linien, Unreinheiten, Pickel und Fältchen. Schaut, ob die Haut eher rosig leuchtend wirkt oder fahl und aschig.

Bitte seid nicht überkritisch mit euch. Das perfekte, feinporige, ebenmäßige Hautbild gibt es nur sehr selten. Beautys in den sozialen Medien sind kein ehrlicher Maßstab. Durch die oft verwendeten Foto-Filter wird man teilweise ganz schön in die Irre geführt. Normale Haut hat Leben, Textur ist normal, und ja: Auch sichtbare Poren sind vollkommen normal. Daher kann ich euch auch nur davon abraten, einen Vergrößerungsspiegel zu verwenden; damit macht ihr euch nur verrückt. Seid nicht zu streng mit euch, sondern großzügig, und überlegt, ob es konkrete Spuren oder Zeichen an der Haut gibt, die euch stören. Denn wenn ihr versucht, mehrere Hautprobleme gleichzeitig zu behandeln, ist die Gefahr groß, dass ihr zu viele Wirkstoffe anwendet, die Hautbarriere schädigt und schließlich eher Entzündungen, vielleicht sogar eine periorale Dermatitis provoziert.

Typische Hautprobleme sind:

- Pigmentflecken
- Trockene Haut
- Empfindliche Haut
- Rötungen/Rosazea
- Kleine Fältchen
- Grobporige Haut
- Elastizitätsverlust
- Fahle Haut
- Unreine Haut/Akne

Konzentriert euch zunächst auf ein einzelnes Problem und passt eure Hautroutine darauf an, bevor ihr ein Wirkstoff-Serum für maximal ein oder zwei weitere Zielsetzungen einsetzt. Zum Beispiel: Zuerst verwende ich Wirkstoffe gegen eine trockene Haut, danach setze ich zudem Wirkstoffe gegen Pigmentflecken ein, die meine Haut nicht austrocknen, zuletzt kommen zusätzlich Anwendungen zum Einsatz, die den Glow meiner Haut noch verstärken. Viele Wirkstoffe vereinen mehrere dieser Wirkungen, wodurch mehrere Anliegen behandelt werden können, ohne zu viele Produkte zu verwenden.

WAS IST MIT PEELINGS?

Ein- bis dreimal pro Woche könnt ihr ein chemisches Peeling anwenden. Die beste Zeit dafür ist nach der abendlichen Reinigung. Natürlich kein körniges Rubbelpeeling danach im Gesicht verwenden, denn die kleinen Kristalle darin können die Haut reizen, sondern ein chemisches Peeling zum Beispiel mit den Wirkstoffen AHA, BHA oder PHA (dazu erkläre ich euch später alles, was ihr wissen müsst). Diese milden Säuren lösen die Verbindungen zwischen toten Hautzellen, sodass diese sanft abgetragen werden. Bitte verwendet Säurepeelings maximal dreimal in der Woche. Anschließend eine Wirkstoffpflege auftragen; durch das Peeling ist die Haut aufnahmefähiger.

3. Pflegen

Wenn die Haut gereinigt ist und ihr möglicherweise ein Wirkstoffserum für ein spezielles Hautproblem verwendet habt, tragt ihr ein pflegendes Produkt auf, also eine Creme. Diese unterscheidet sich von einem Serum durch die etwas festere, also cremigere Textur. Während Seren flüssig sind, weil sie mehr Wasser als Lipide enthalten, ist es bei Cremes andersherum: Sie enthalten mehr Lipide als Wasser. Der Creme können, aber müssen nicht unbedingt spezielle Wirkstoffe zugesetzt sein, wenn ihr zuvor ein zielgerichtetes Serum verwendet habt. Wichtig ist vor allem, dass sie Feuchtigkeit und Lipide spendet. Grundsätzlich gilt: Jede Haut braucht Feuchtigkeit. Die Frage ist nur, wie viel. Auch Lipide, also Fette, sind wichtig, um die Hautbarriere zu unterstützen. Lipide können sich in unsere oberste Hautschicht, die Epidermis, einlagern und dort dabei unterstützen, mithilfe der Fettschicht die Haut vor Feuchtigkeitsverlust zu bewahren (TEWL – transepidermaler Wasserverlust).

Probiert vorsichtig und mit etwas Geduld aus, welches Verhältnis von Lipiden zu Feuchtigkeit für euch funktioniert. Sind mehr Lipide enthalten (z. B. bei einer Fettcreme), ist ein Produkt in seiner Konsistenz fester; ist mehr Feuchtigkeit enthalten, wird das Produkt flüssiger (z. B. bei einer Lotion, einem Balsam oder einer Emulsion).

NERDWISSEN

Gel, Emulsion, Lotion und Creme: Der Unterschied

Ein **Gel** ist sehr leicht und wasserbasiert, zieht schnell ein, ohne ein fettiges Gefühl zu hinterlassen. Ideal für fettige und zu Akne neigende Haut. Auch für eine ölige Haut mit Rosazea gut geeignet.
Eine **Emulsion** ist leichter und flüssiger als ein Gel, da sie mehr Wasser als Lipide enthält. Sie ist geeignet für normale bis leicht trockene Haut.
Eine **Lotion** ist flüssig, leicht und zieht schnell ein. Sie enthält mehr Wasser als Creme und ist ideal für normale bis fettige Haut.
Eine **Creme** ist dick und reichhaltig, enthält mehr Lipide als Wasser, spendet intensive Feuchtigkeit und ist perfekt für trockene Haut.

Optional: Solltet ihr eine Augenpflege benutzen wollen, was nicht unbedingt erforderlich ist, empfehle ich euch, diese abends vor der Creme aufzutragen. Häufig sind Produkte für die sehr feine Haut um die Augenpartie eher reichhaltig, was tagsüber stören oder sogar das Make-up verwischen kann.

Wenn ihr für diese Region auf ein Serum verzichten möchtet, könnt ihr eine Creme nehmen, in der bereits Wirkstoffe wie Vitamin C, Niacinamid und Retinol/Retinal enthalten sind.

Stichwort Augencreme: Ich werde oft danach gefragt, ob ich die Anwendung von Augencremes empfehle. Die Antwort ist ein klares Jein! Augencreme ist dann sinnvoll, wenn ihr zum Beispiel ölige Gesichtshaut im Gesicht habt und gleichzeitig trockene Haut unter den Augen. In diesem Fall würdet ihr für das Gesicht eher etwas Wässriges, also eine Lotion oder fettarme Emulsion, nutzen, für die Augenpartie aber eine reichhaltige Creme. Auch wenn ihr unter den Augen Retinol anwenden möchtet, kann es sinnvoll sein, ein speziell für diese Partie konzipiertes Produkt zu verwenden – alternativ beschreibe ich euch im Anhang auf Seite 297 eine Technik, mit der ihr euer Gesichts-Retinol auch unter den Augen anwenden könnt. Ansonsten ist unsere Gesichtscreme ebenso gut für unsere Haut um die Augen herum geeignet.

GRUNDLAGEN FÜR DAS AUFTRAGEN VON HAUTPFLEGEPRODUKTEN

Je dünner die Textur eines Produkts, desto früher sollte es in der Reihenfolge beim Auftragen kommen. Integriert nicht zu viele Produkte in eure Routine. Die Wahrscheinlichkeit, dass eure Haut mit Irritationen reagiert, wird größer, je mehr ihr nehmt.

Wenn ihr ein Produkt auftragt und beim Verteilen merkt, dass es anfängt zu bröseln oder sich abrollt, kann es sein, dass es nicht optimal formuliert ist, oder dass es nicht zur individuellen Haut passt. Eine Lösung kann sein, die vorherigen Produkte zunächst gut einziehen zu lassen und das fragliche Produkt dann auf feuchte Haut aufzutragen. Wenn das auch nicht funktioniert – weg damit.

Hört auf euer Gefühl: Eine Skincare oder Reinigung zu benutzen, die der Haut auf Dauer nicht guttun, ist kontraproduktiv, auch, wenn ihr viel Geld in ein Produkt investiert habt. Nicht jeder Wirkstoff ist der passende, nur weil er gerade in den Medien angepriesen wird. Setzt euch mit eurer Haut und dem, was sie braucht, auseinander, statt jedem Trend blind zu folgen.

Sobald ihr eine Routine entwickelt habt, die dauerhaft gut funktioniert, könnt ihr damit anfangen, einzelne Wirkstoffe oder Behandlungen nach Bedarf dazuzunehmen, also zum Beispiel ein Peeling oder eine Behandlung mit Vitamin A.

---

4. Schützen

Egal, was ihr zuvor angewendet habt, der letzte Step sollte morgens immer der Schutz vor UV-Strahlen sein – und zwar das ganze Jahr über. Ihr könnt einen reinen UV-Schutz als Creme oder Serum, aber auch eine Tagescreme mit UV-Schutz verwenden. Probiert aus, womit ihr euch am wohlsten fühlt. Eigentlich sollte der SPF, also der *Sun Protection Factor* bzw. der Sonnenschutzfaktor, der allerletzte Schritt sein, also nach dem Make-up kommen, da er auf der Haut einen Film bilden soll. Aus meiner Erfahrung weiß ich aber, dass es sehr schwierig und unpraktisch ist, Sonnenschutz über Make-up zu bringen. Daher lautet der Kompromiss: Sonnenschutz ist der letzte Schritt der Skincare-Routine und kommt vor dem Make-up. Lasst den Sonnenschutz aber ein paar Minuten lang einen Film auf der Haut bilden, bevor ihr euch schminkt, und reibt danach beim Auftragen des Make-ups nicht zu stark über die Haut. Sonst kann der Film, den der SPF gebildet hat, ungleichmäßig werden.

Vielleicht verwendet ihr auch eine BB- oder CC-Creme oder eine andere getönte Tagescreme mit SPF. Das ist prinzipiell in Ordnung, aber bedenke bitte, dass man getönte Cremes oft dünner aufträgt, als es bei Sonnenschutz sein muss (dazu gleich mehr), und sich daher der Schutz dann reduziert.

Korrekt ausgeführter Sonnenschutz ist die unbedingte Basis für Hautpflege und der Schritt, der jeder Anwendung von Wirkstoffen sowie der Behandlung von Fältchen und Pigmentflecken vorangehen muss. Deshalb widme ich diesem Thema die nächsten Seiten.

| ESSENZIELL: SONNENSCHUTZ

Wir lieben die Sonne! Sie wärmt nicht nur, sondern löst in den meisten von uns regelrechte Glücksgefühle aus. Und was gibt es Besseres, als in einen wunderschönen Sonnenaufgang oder einen romantischen Sonnenuntergang zu schauen?

Aber wie heißt es so schön: Die Dosis macht das Gift. Denn die UV-Strahlen des Sonnenlichts verändern unsere Hautzellen und sind für etwa 80 Prozent der Schäden an unserer Haut und im Wesentlichen für die Hautalterung verantwortlich. UV-Strahlung ist nicht nur für kosmetische Probleme wie Melasma, Pigmentierung und Falten verantwortlich, sondern auch für die meisten Arten von Hautkrebs.

Keine Frage also, die Sonne ist mit Vorsicht zu genießen, und ein wirksamer Sonnenschutz ist essenziell wichtig. Vollkommene Sonnenabstinenz ist dabei keine Lösung, denn das natürliche Licht ist für unseren Körper und unser Wohlbefinden sehr wichtig, weshalb ich für einen vernünftigen Umgang mit Sonneneinstrahlung plädiere.

Es gibt verschiedene Möglichkeiten, sich vor der UV-A- und UV-B-Strahlung zu schützen. Meine Top drei sind ganz klar:

- Tragt textilen Sonnenschutz, also langärmelige Kleidung, Hüte, Sonnenbrille. Überall da, wo kein textiler Sonnenschutz möglich ist: Cremt euch mit einem potenten Sonnenschutzmittel ein!

- Vermeidet direkte Sonneneinstrahlung und die Mittagshitze, wenn die Sonne am höchsten steht.
- Zusätzlich könnt ihr eure Haut von innen unterstützen, indem ihr Nahrungsmittel zu euch nehmt, von denen bekannt ist, dass sie einen Schutzeffekt auf die Haut haben. Das beste Beispiel hierfür sind Möhren, wie im Kapitel zur Ernährung beschrieben. Später mehr dazu.

Fangen wir bei der Kleidung an: Jedes Textil schützt vor UV-Strahlung, weil es einen Teil der UV-Strahlung absorbiert. Je dunkler und dichter gewebt, desto besser. In der Regel reicht diese Kleidung. Wenn ihr ganz sicher sein wollt, könnt ihr Spezialkleidung mit UV-Schutz kaufen. Das ist bei Kindern, die in der Sonne spielen, im Urlaub am Meer und in den Bergen sowie im Auto sinnvoll. Im Auto? Ja, richtig gelesen. Während die Frontscheiben im Auto gut vor UV-Strahlen schützen, lassen die Seitenscheiben einiges durch. Durch die Klimaanlagen merken wir im Sommer oft gar nicht, wie intensiv die Sonne strahlt. Nach einigen Jahren wundern wir uns dann (wenn wir meistens auf der Fahrerseite sitzen) darüber, warum wir auf unserer linken Seite mehr Pigmentflecken haben und möglicherweise auch mehr Falten.

Es gibt im Internet beeindruckende Bilder von LKW-Fahrern, deren eine Gesichtshälfte um Jahrzehnte älter aussieht als die andere, einfach weil sie ihr ganzes Berufsleben lang einseitig durch ein Fenster von der Sonne angeschienen wurden.

Ich trage übrigens bei längeren Fahrten und entsprechender UV-Intensität im Auto gerne Handschuhe mit UV-Schutz, die Hände und Arme schützen. Das bewahrt mich vor Pigmentflecken und vorzeitiger Alterung meiner Hände, die ohnehin, so wie eure wahrscheinlich auch, schon sehr stark im Alltag strapaziert werden. Solche Handschuhe findet man meist nicht im stationären Handel, jedoch in einigen Onlineshops. UV-Textilien eignen sich am besten, wenn sie nach UV-Standard 801, nach DIN EN 13758-1 oder nach australisch-neuseeländischem oder amerikanischem Standard zertifiziert sind.

Viele Menschen sind der Meinung, sie benötigen bei bewölktem Himmel und Regen keinen Sonnenschutz. Aber UV-Strahlung ist ganz unabhängig vom Wetter vorhanden. Teilweise kann an Tagen mit bewölktem Himmel und Regen die UV-Belastung sogar höher sein als an einem sonnigen Tag.

Wie intensiv genau die UV-Strahlung ist, könnt ihr über den UV-Index (UVI) herausfinden. Dieser zeigt an, wie hoch die ultraviolette Strahlung der Sonne ist, die die Erde erreicht. Ihr könnt den UVI mithilfe einer App auf dem Smartphone oder online abrufen. Die Stärke wird dabei mithilfe einer Skala angegeben – je niedriger der Wert, desto „harmloser" die UV-Strahlung. Spätestens ab einem UVI von 3 empfiehlt es sich, Sonnenschutz zu tragen. Wenn ihr unter Pigmentflecken leidet oder Hautalterung minimieren möchtet, dann schützt euch schon eher vor der Sonne bzw. am besten immer.

Der zweite Schritt beim Sonnenschutz, nach dem Einsatz von Textilien, ist die Anwendung von Sonnencreme oder Lotion, dort, wo ein Schutz durch entsprechende Kleidung nicht ausreichend möglich ist. Tragt auch dann Sonnenschutz, wenn ihr euch an UV-intensiven Tagen im Schatten aufhaltet, und bedenkt auch das Nicht-Offensichtliche: Habt ihr einen Arbeitsplatz an einem Fenster mit Sonneneinstrahlung oder ein Zuhause mit großen Fenstern? Falls die Antwort „Ja" lautet, solltet ihr täglich Sonnenschutz anwenden, wenn Hautalterung für euch ein Thema ist. Denn da, wo Sonnenlicht ist, ist auch UV-Strahlung. Die langwellige UVA-Strahlung dringt problemlos durch Fensterscheiben.

Ich möchte euch kurz von einer Freundin erzählen, die in ein wunderschönes Haus mit großen, bodentiefen Fenstern gezogen ist. Sie stellte ihren Schreibtisch genau vor eines dieser Fenster, das Richtung Süden zeigte, und weil meine Freundin dachte, sie arbeite ja in Innenräumen, verzichtete sie auf Sonnencreme. Wollt ihr raten, wie die Geschichte ausging? Richtig – binnen weniger Jahre alterte ihre Haut sichtbar schneller. Meine Freundin hatte zwar nie einen Sonnenbrand, dennoch hat das Licht Spuren hinterlassen.

Ich empfehle euch außerdem, regelmäßig euren Vitamin-D-Spiegel zu kontrollieren und gegebenenfalls zu supplementieren. (Ansatzweise ist uns dieses Thema schon in den Kapiteln Ernährung und Schlaf begegnet.) Vitamin D wird unter dem Einfluss von UV-Strahlen in der Sonne gebildet. Ältere Studien besagen, dass die regelmäßige Anwendung von Sonnenschutz die Bildung von Vitamin D nicht hemmt, weil Menschen ihre Sonnencremes meist lückenhaft auftragen und dadurch die Haut den UVB-Strahlen ausgesetzt ist. Allerdings beziehen diese Studien sich auf die Anwendung von Cremes mit sehr niedrigem SPF, die heute gar nicht mehr verwendet werden. Die meisten Menschen nutzen heutzutage einen Sonnenschutz mit Faktor 30 oder 50. Und Hand aufs Herz: In Mitteleuropa haben im Prinzip viele Menschen einen zu niedrigen Vitamin-D-Spiegel, auch wenn sie keinen Sonnenschutz verwenden. Wir halten uns einfach sehr viel in Innenräumen auf, deshalb ist es sinnvoll, den Vitamin-D-Spiegel in jedem Fall im Auge zu behalten.

Womit wir auch schon bei der Frage wären, welchen Lichtschutzfaktor ihr verwenden solltet.

Ist SPF 50 besser als SPF 30?

Ein SPF von 30 filtert 97 Prozent der UVB-Strahlen, die auf eure Haut treffen, heraus, ein SPF 50 etwa 98 Prozent dieser Strahlen. Nur ein Prozent Unterschied? Das ist doch nicht der Rede wert, oder? Stimmt. Aber nur, wenn man den SPF korrekt aufgetragen und diesen Schutzwert auch tatsächlich erreicht hat. Tatsache ist, dass der SPF unter idealen Laborbedingungen getestet und dabei eine spezifische Menge Sonnencreme verwendet wird – und meistens ist die Menge viel größer als in der tatsächlichen praktischen Anwendung.

Für ein Gesicht empfiehlt sich als Faustregel eine Zeigefingerlänge Sonnenschutz, dieselbe Menge nochmal für den Hals und Nacken. Das ist viel! Wir wenden oft nur die Hälfte oder weniger von dem an, was empfohlen wird (dazu gleich noch mehr). Die Hälfte der Menge an Sonnencreme halbiert effektiv den SPF. Daher ist es besser, einen höheren SPF zu wählen, um die Auftragsmenge auszugleichen – oder aber korrekt aufzutragen. Wenn ihr also dazu tendiert, zu dünn aufzutragen, dann empfehle ich euch einen höheren SPF.

Wenn ihr mit dem Sonnenschutz vorzeitiger Hautalterung vorbeugen wollt, dann solltet ihr zudem auf einen besonders hohen UVA-Schutz achten. Normalerweise bezieht sich der SPF auf der Verpackung auf den UVB-Schutz, wobei der UVA-Schutz mindestens ein Drittel davon beträgt. Manche Marken geben aber explizit ihren höheren UVA-Schutz auf der Verpackung an und eignen sich daher besser für unsere Best-Aging-Strategien. Als Faustregel: Sonnenschutz aus der Apotheke hat meist einen besseren UVA-Schutz als der aus der Drogerie; UVA-Filter sind etwas teurer in der Formulierung des Produkts, und damit wird das Produkt auch etwas teurer. Trotzdem sind natürlich Produkte aus der Drogerie gut geeignet. Nehmt im Zweifelsfall lieber einen günstigen „unperfekten“ Sonnenschutz als einen teuren, von dem ihr zu wenig verwendet. Alternativ gibt es auch online tolle bezahlbare Marken mit sehr guten Werten für den UVA-Schutz.

Ihr müsst nicht mehrmals täglich SPF nachcremen, wenn ihr nicht besonders aktiv und viel drinnen seid. Für Menschen, die morgens zur Arbeit ins Büro, oder in meinem Fall in die Praxis, fahren und abends zurück, reicht es, einmal in der Früh das Gesicht, den Hals und die Ohren mit Sonnencreme zu schützen. Wenn ihr aber aktiv seid, schwitzt, Outdoor-Sport macht oder sogar am Strand liegt, dann ist es definitiv sinnvoll, tagsüber alle zwei Stunden nachzucremen.

Welches ist das beste Sonnenschutzmittel?

Den besten UV-Schutz erzielt ihr grundsätzlich mit chemischen Filtern und Hybrid-Filtern (also chemischen und mineralischen Filtern in einem Produkt kombiniert). Rein mineralischer Sonnenschutz ist für empfindliche Haut manchmal besser verträglich. Nehmt aber prinzipiell einfach das Sonnenschutzmittel, das ihr gerne anwendet, weil ihr die Konsistenz und das Tragegefühl sowie den Duft mögt. Hauptsache, ihr bekommt keinen Sonnenbrand, wenn ihr euch der Sonne aussetzt.

MEIN TIPP FÜR EUCH

Achtet beim Auftragen darauf, nicht nur das Gesicht einzucremen, sondern auch an Haaransatz, Nasenwurzel, Ohren, Ohrläppchen, Lippen, Hals, Nacken, Dekolleté und andere Hautflächen zu denken, die der Sonne ausgesetzt sind. Männer vergessen beispielsweise sehr häufig die Geheimratsecken oder ihre Glatze. Auch auf den Augenlidern kann man sich fiese Verbrennungen einfangen, da die Haut dort extrem dünn und empfindlich ist. Lasst auch eure Hände nicht außer Acht – sie sind nicht nur ununterbrochen der Sonneneinstrahlung ausgesetzt, wenn ihr euch im Freien aufhaltet, sondern sind auch am schwierigsten nachträglich zu behandeln, wenn die Hautalterung erst einmal richtig eingesetzt hat.

Sonnenschutz von innen: Schutz, der unter die Haut geht

In begrenztem Umfang kann man die Haut auch von innen gegen die Sonne schützen. Bestimmte Nährstoffe und Lebensmittel machen eure Haut widerstandsfähiger gegen UV-Schäden und unterstützen sie dabei, gesund und strahlend zu bleiben.

Nehmen wir zum Beispiel Karotten und Süßkartoffeln: Diese sind vollgepackt mit Beta-Carotin, einem natürlichen UV-Schutz. Tomaten liefern Lycopin, das eure Haut ebenfalls vor der Sonne schützt. Beeren sind reich an antioxidativ wirkenden Anthocyanen, die eine schöne Haut machen, und Vitamin C, das die Hautzellen stärkt und ihre Regeneration fördert. Nüsse sowie Samen enthalten Vitamin E, das die Hautbarriere unterstützt und vor Schäden bewahrt.

Ihr könnt eure Ernährung auch mit bestimmten Nahrungsergänzungsmitteln aufpeppen, um den Schutz eurer Haut noch weiter zu verbessern. Astaxanthin, ein Antioxidant aus Algen, macht die Haut widerstandsfähiger gegen UV-Strahlen, wie Untersuchungen gezeigt haben. Beta-Carotin, das in Form von Kapseln erhältlich ist, kann helfen, Sonnenbrand zu verhindern und den Teint zu verbessern. (Hier ist aber auch Vorsicht geboten: Bei Rauchern, Ex-Rauchern und Menschen, die eine Asbest-Exposition hatten, steht Beta-Carotin als Nahrungsergänzung im Verdacht, das Lungenkrebsrisiko zu fördern.) Lycopin aus Tomatenextrakt bietet ebenfalls zusätzlichen Schutz.

Wenn ihr diese Supplements regelmäßig einnehmt, besonders in den Sommermonaten oder wenn ihr viel Zeit im Freien verbringt, kann das eure Haut unterstützen und schützen. Richtet euch dabei immer nach der empfohlenen Tagesdosis, um eine Überdosierung zu vermeiden. Viele dieser Supplements sind das ganze Jahr über nützlich, da sie neben dem UV-Schutz auch andere gesundheitliche Vorteile bieten. Achtet darauf, hochwertige Produkte von vertrauenswürdigen Herstellern zu nutzen. Es ist wichtig, dass die Supplements frei von unnötigen Zusatzstoffen sind und die angegebene Wirkstoffkonzentration enthalten.

Nachdem ihr nun alles Wichtige über Sonnenschutz wisst, komme ich zu einem Punkt, der für die Hautpflege fast ebenso essenziell ist.

SKIN CYCLING: GEBT EURER HAUT DIE PAUSEN, DIE SIE BRAUCHT!

Stellt euch vor, ihr seid Sportlerin und gebt jeden Tag 100 Prozent im Training. Was passiert? Der Körper wird überfordert, ihr verletzt euch und könnt euch nicht richtig regenerieren. Genau so ist es mit unserer Haut! Wenn wir ihr jeden Tag zu viele aktive Wirkstoffe zumuten, wird sie gereizt, gestresst und verliert ihre Strahlkraft.

Genauso wie Sportler Ruhetage brauchen, braucht auch unsere Haut Erholungstage – das ist das Prinzip von *Skin Cycling*.

Skin Cycling ist eine clevere Hautpflegeroutine, bei der ihr die Zufuhr an aktiven Wirkstoffen mit Erholungstagen abwechselt. So bekommt eure Haut die Power von Wirkstoffen wie Retinol, Vitamin C oder Peelings und gleichzeitig die notwendige Erholung, um sich zu regenerieren und zu strahlen. Und so funktioniert's:

1. Aktive Behandlungstage: An diesen Tagen gebt ihr eurer Haut die volle Ladung mit aktiven Wirkstoffen.

2. Regenerationstage: Diese Tage sind eure Haut-Ruhetage. Ihr verwendet beruhigende und feuchtigkeitsspendende Produkte, um eure Haut zu pflegen und zu beruhigen.

3. Wiederholung: Wechselt zwischen aktiven Behandlungstagen und Regenerationstagen, um die beste Balance für eure Haut zu finden.

In die Routinen, die ich für verschiedene Hauttypen entwickelt habe, habe ich das Skin Cycling bereits für euch eingebaut. Ich kann diese Pausen aus folgenden Gründen nur empfehlen:

- Überreizung wird vermieden: Eure Haut bekommt wichtige Erholungspausen.
- Die Pflege wird effektiver: Ihr nutzt die vollen Vorteile von aktiven Wirkstoffen, ohne eure Haut zu stressen.
- Es fördert langfristige Gesundheit: Eure Haut bleibt gesund, strahlend und widerstandsfähig.

Auch, wenn ich mich jetzt wiederhole: Skincare braucht seine Zeit. Es ist ein Marathon, kein Sprint! Erwartet keine Wunder innerhalb von einer Woche. Wenn ihr einen neuen Wirkstoff ausprobiert, geht die Sache langsam an. Cirka acht Wochen solltet ihr dafür schon einplanen.

Rechnet außerdem damit, dass sich eure Routine im Laufe des Jahres verändert: Im Herbst, wenn die Luftfeuchtigkeit sinkt und wir uns wieder mehr in beheizten Räumen aufhalten, darf die Pflege etwas reichhaltiger ausfallen, während wir im Sommer eher auf leichtere Texturen setzen.

Möglicherweise könnt ihr mit genügend Erfahrung die Pflege sogar dem Verlauf eures Zyklus anpassen und auf die unterschiedlichen Bedürfnisse in verschiedenen hormonellen Phasen eingehen. So ist die Haut beispielsweise direkt vor der Menstruation aufgrund der absinkenden Spiegel der Hormone Östrogen und Progesteron besonders anfällig für (hormonelle) Akne, die ärztlich abgeklärt und behandelt werden sollte, und danach während der Menstruation eher trockener und empfindlicher. Zum Eisprung hin ist sie dann glowy und robuster.

WEGE ZUM HAUTGLÜCK FÜR JEDEN HAUTTYP

So, jetzt wisst ihr schon einiges über die Haut und die wichtigsten Prinzipien der Skincare. Im nächsten Schritt möchte ich euch anhand von praktischen Beispielen Inspiration für die Hautpflege zu Hause mitgeben. Ich werde hier also typische Wege darstellen, die zu unserem Ziel – strahlender glowy Haut – führen.

Bitte beachtet, dass ihr zu den Skincare-Wirkstoffen, die ich hier erwähne, Informationen im Anhang des Buches findet. Zu den hier kurz erwähnten Behandlungen, die bei der Dermatologin oder der medizinischen Kosmetikerin stattfinden, gibt es im nächsten Kapitel nähere Informationen. Falls ihr spezifische Hautprobleme, Allergien oder Vorerkrankungen habt, sprecht bitte unbedingt mit der Dermatologin eures Vertrauens.

| GEMEINSAM MIT DER ZEIT

In diesem Abschnitt gebe ich euch ein paar Tipps für Hautpflege, die unabhängig vom Alter – eine gute Orientierung sein können.

Skincare ab 20: Für eine gute Basis sorgen

Wenn ihr in euren Zwanzigern seid, geht es vor allem darum, die Basis für ein dauerhaft gesundes Hautbild zu schaffen. Reinigt eure Haut gründlich, verwendet regelmäßig Sonnenschutz und beginnt vielleicht schon mit einem leichten Antioxidant-Serum wie Vitamin C. Eure Haut wird es euch später danken! In diesem Alter stellen manche Menschen fest, dass sie genetisch bedingt zu einer vorzeitigen Hautalterung neigen. Falls das bei euch so ist, kann es sinnvoll sein, ein Retinol zu verwenden, mehrmals im Jahr die Haut zu needeln und medizinische Peelings (zum Beispiel mit AHA) einzusetzen.

Skincare ab 30: Die ersten Anzeichen

Mit Dreißig zeigen sich oft die ersten feinen Linien, die nicht mehr verschwinden. Keine Panik, das ist ganz normal! Setzt jetzt auf Feuchtigkeitspflege, Ceramide und ein Retinol, um die Zellerneuerung zu unterstützen. Und den Sonnenschutz nicht vergessen!

In diesem Jahrzehnt sind Behandlungen wie Microneedling, eventuell sogar ein Radiofrequenzmicroneedling und medizinische Peelings sinnvoll. Wer von uns Kinder bekommt, tut das meistens in den Dreißigern. Schwangerschaften und die herausfordernde Zeit danach, Schlafmangel inklusive, fordern eine besonders gute Nährstoffversorgung von uns. Achte als junge Mutter auf genug Protein in der Nahrung, nimm eventuell ein Kollagenpulver und ergänze deine Ernährung bei Bedarf mit Vitamin- und Mineralstoff-Supplements.

In den Dreißigern, oft auch schon eher, gehen manche Leute schon zum Beauty Doc, um ein bisschen zu optimieren. Zu den Behandlungen, die man machen kann, wenn man denn möchte, findet ihr im nächsten Kapitel mehr.

Skincare ab 40: Der Feinschliff

In den Vierzigern verliert die Haut langsam an Elastizität. Jetzt ist es Zeit für reichhaltigere Pflegeprodukte. Ceramide, Peptide und stärkere Retinoide können wahre Wunder wirken. Sonnenschutz sollte selbstverständlich sein. Eine nährende Nachtcreme und regelmäßige Masken geben der Haut die Extra-Pflege, die sie in diesem Alter braucht. Die kosmetischen Behandlungen, die uns schon in unseren Dreißigern gutgetan haben, können wir beibehalten. Zusätzlich werden oft Verfahren wie Ultraschall-Straffung (HiFU), Mesotherapie, Needling und Radiofrequenz eingesetzt.

Skincare in den Wechseljahren und danach: Alles im Gleichgewicht

Während und nach den Wechseljahren verändert sich die Hautstruktur oft deutlich. Hier helfen Produkte, die die Hautbarriere stärken und intensive Feuchtigkeit spenden. Inhaltsstoffe wie Ceramide, Panthenol und Niacinamid sind jetzt besonders wichtig, genauso wie eine gute, auch pflanzliche Proteinzufuhr von innen. Supplements sind in diesen Jahrzehnten besonders zu empfehlen, weil der Körper bei den Veränderungen, die er durchmacht, Unterstützung gut gebrauchen kann. Ein gesunder Lebensstil mit viel Wasser, ausreichend Schlaf und einer ausgewogenen Ernährung unterstützt die Haut von innen.

Trinkt bitte genug, auch, wenn die Blase manchmal drückt. Wenn ihr es bis jetzt nicht getan habt, macht Krafttraining und stärkt die Muskulatur des Beckenbodens. Und vergesst nicht: Lachen ist die beste Medizin. Wir sind in den Wechseljahren, sind also so weit gekommen – dafür können wir uns auf die Schulter klopfen. Viele von uns erleben, dass sie stärker und unabhängiger werden, als sie es je waren, und sich selber näher sind als noch in jungen Jahren. Wer sich in den Wechseljahren befindet, oder sie schon hinter sich gebracht hat, hat vier bis fünf Jahrzehnte oder mehr Lebenserfahrung auf der Lebenszeituhr. Die waren sicher nicht immer ein Kinderspiel, also seid stolz auf euch.

Rufen wir uns einmal in Erinnerung, dass Altern ein Privileg ist. Es ist nicht unser Ziel, die Zeit aufzuhalten, sondern das Beste aus jeder Lebensphase herauszuholen. Bleibt positiv, pflegt eure Haut und freut euch über jeden neuen Tag!

DER SKINCARE-HALBSEITENVERSUCH

Stellt euch vor, ihr möchtet ein neues Hautpflegeprodukt testen und seid neugierig, ob dieses wirklich wirkt. Ein praktischer Trick dafür ist der Halbseitenversuch.

Der ist sozusagen ein kleines wissenschaftliches Experiment, das ihr zu Hause durchführen könnt: Ihr wendet das Produkt nur auf einer Gesichtshälfte an. Sollte die Haut dort schlechter werden, merkt ihr das innerhalb weniger Tage und könnt das Produkt direkt wieder absetzen.

Aber nicht nur in diesem extremen Fall ist das Halbseitenexperiment praktisch: Indem ihr die behandelte Seite mit der unbehandelten vergleicht, könnt ihr einfach besser erkennen, ob das Produkt wirklich etwas bewirkt und sich im Hautbild ein Unterschied zeigt. So könnt ihr zyklusbedingte Veränderungen oder andere allgemeine Faktoren, die eure Haut täglich beeinflussen, besser ausschließen und Veränderungen auf das neue Produkt zurückführen. Wenn die behandelte Seite nach einiger Zeit glatter, strahlender oder auch weniger gereizt aussieht als die unbehandelte, wisst ihr, dass das Produkt wirkt.

Mehr Glow, weniger Grau: Tipps für einen frischen Teint

Eine Haut, die rosig und ebenmäßig aussieht und diesen viel beschworenen Glow hat – das soll's bitte sein. Das Gute ist, dass wir dieses Leuchten in jedem Alter bekommen können. Fahle und matte, eventuell sogar müde Haut ist also nichts, was wir akzeptieren müssen.

Wenn der Glow fehlt, spielt neben falscher Pflege auch der Lebensstil eine große Rolle. Auf die Gefahr hin, mich zu wiederholen: Stellt euch deswegen immer wieder zwischendurch folgende Fragen:

- Schlafe ich ausreichend und gut?
- Trinke ich genug?
- Esse ich Obst und Gemüse in den empfohlenen Dosen?
- Bewege ich mich regelmäßig an der frischen Luft?
- Habe ich vielleicht einen Nährstoffmangel?
- Rauche ich?
- Trinke ich regelmäßig Alkohol?

Das ist ein unerlässlicher Schritt, und ich betone ihn nicht ohne Grund: Ich habe immer wieder Frauen und Männer in meiner Sprechstunde, die hoffen, ihr massives Schlafdefizit, chronischen Stress und eine nicht gerade gute Ernährung allein mit Behandlungen zu kompensieren. Ein Stück weit geht das, aber am Ende ist der Lebensstil ein großer, je nach individueller Veranlagung sogar der größte Hebel, wenn es um gutes Aussehen geht.

Ausreichender Schlaf und gute Ernährung sorgen nicht nur für eine schöne Haut, sondern machen uns insgesamt gesünder. Auch wenn Job, Kinderbetreuung, Beziehungsstress und was auch immer euch schlauchen: Nehmt kleine Änderungen vor. Wenn ihr es schafft, euren Lebensstil regelmäßig um ein Prozent zu verbessern (jeden Tag oder jede Woche), macht das nach einer Weile den entscheidenden Unterschied.

Gute Durchblutung ist so etwas wie das Zaubermittel für strahlende Haut. Sport, aber auch ein Besuch in der nicht so heißen Sauna oder dem Dampfbad regen die Durchblutung an. Wenn ihr euch schon einmal einen ausgiebigen Wellnesstag gegönnt habt, habt ihr festgestellt, wie prall und satt die Haut danach gewirkt hat. Und wusstet ihr, dass sich im Schlaf die Durchblutung der Haut um bis zu 400 Prozent erhöht? Wenn also ausreichend Schlaf, genug Flüssigkeit und eine ausgewogene, gesunde Ernährung hinzukommen, seid ihr schon auf dem richtigen Weg.

Natürlich könnt ihr auch durch aktive Skincare zum Glow beitragen: Wirkstoffe wie Retinol, abends angewendet, ein Vitamin-C-Serum, morgens angewendet, und Niacinamid können einen strahlenden Teint bewirken, wenn sie regelmäßig benutzt werden. Auch Öle wie Rizinusöl, Traubenkernöl, Leinöl und Schwarzkümmelöl können, äußerlich angewendet, einen Glow auf die Haut zaubern, vorausgesetzt, ihr vertragt Öle, was nicht unbedingt gesagt ist. Bitte testet das vorsichtig.

Für einen schönen Glow empfehle ich neben probiotischer, ballaststoffreicher Ernährung auch Nahrungsergänzungsmittel wie Kollagen, OPC (bitte beachtet: OPC ist ein Traubenkernextrakt und wirkt etwas blutverdünnend) und Gerstengras. Vermeidet unbedingt Eisen- und Zinkmangel und versorgt euch ausreichend mit Selen. Mehr darüber hatten wir bereits im Kapitel Ernährung.

Ein weiteres Highlight für strahlende Haut ist das Säurepeeling, das ihr ein- bis dreimal pro Woche zu Hause auftragen könnt. Diese Säure glättet sanft die Haut und verbessert ihre Fähigkeit, Feuchtigkeit zu binden. Mehr Informationen über Säurepeelings habe ich euch im Kapitel „Skincare“ und im Anhang zusammengestellt.

Wenn ihr durch die bisher genannten Tipps und Tricks noch keinen strahlenden Teint habt, könnt ihr tolle Behandlungen durchführen lassen – allen voran das Microneedling mit Vitaminen oder Eigenblut, das die Kollagenbildung der Haut anregt. Außerdem kann eine LED-Therapie sinnvoll sein, in manchen Fällen Radiofrequenz-Microneedling oder eine Mesotherapie, die wie eine Creme von innen wirkt.

Manchmal reicht die häusliche Pflege nicht aus, um vergrößerte Poren in den Griff zu bekommen. In solchen Fällen solltet ihr eure Hautärztin oder ein Kosmetikinstitut aufsuchen, denn professionelle Behandlungen wie regelmäßige intensivere chemische Peelings, Mikroneedling oder Lasertherapien können die Hautstruktur verfeinern und Poren verkleinern. Das passiert dadurch, dass die Kollagenproduktion angeregt und die Haut so gestrafft wird, was die Poren optisch kleiner erscheinen lässt. Wenn euch diese Behandlungen neugierig gemacht haben: Ihr findet im nächsten Kapitel mehr Informationen dazu.

PROBLEMATISCHE HAUTBILDER

VERGRÖSSERTE POREN: KLEINE ÖFFNUNGEN, GROSSES DRAMA

Vergrößerte Poren sind ein häufiges Hautproblem, das viele von uns betrifft. Aber warum werden Poren eigentlich größer, und was können wir dagegen tun?

Stellt euch vor, ihr steht morgens vor dem Spiegel und bemerkt, dass eure Poren auf Nase und Stirn plötzlich wie kleine Krater wirken. Ein Albtraum? Vielleicht habt ihr euch einfach nur einen Vergrößerungsspiegel zugelegt, in der Hoffnung, damit besser gegen Unreinheiten vorgehen zu können – doch dieses kleine, fiese Teil zeigt gnadenlos jedes Detail auf. Vergrößerungsspiegel sind wirklich die Dramaqueens unter den Spiegeln. Also, keine Panik!

Unsere Haut hat viele kleine Öffnungen, die sogenannten Poren, durch die Talg aus den Talgdrüsen an die Hautoberfläche gelangt. Dieser natürliche Hauttalg hält unsere Haut geschmeidig und schützt sie vor dem Austrocknen.

Es gibt verschiedene Gründe dafür, dass Poren manchmal größer erscheinen können: Einerseits kann das an den Genen liegen. Wenn eure Eltern größere Poren haben, ist die Wahrscheinlichkeit hoch, dass auch ihr davon betroffen seid.

Eine übermäßige Talgproduktion kann die Poren ebenfalls weiten: Poren, die verstopft sind, gefüllt mit Talg, abgestorbenen Hautzellen und Schmutz, dehnen sich natürlich aus und erscheinen dann größer. Auch das Alter spielt eine Rolle: Mit den Jahren verliert die Haut an Elastizität und die Poren wirken einfach größer. Und natürlich trägt auch die UV-Strahlung zur Vergrößerung von Poren bei, weil sie die Hautstruktur schädigt.

Glücklicherweise gibt es viele Methoden, um das Hautbild zu verfeinern und Poren kleiner erscheinen zu lassen. Ein wichtiger Schritt ist die regelmäßige und sanfte Reinigung. Milde Reinigungsgele helfen, überschüssigen Talg und Schmutz zu entfernen, ohne die Haut zu reizen. Nach der Reinigung kann ein Toner mit Salicylsäure Wunder wirken. Salicylsäure dringt tief in die Poren ein, löst Verstopfungen und verhindert, dass sie sich wieder füllen. Ein solches Produkt könnt ihr mehrmals pro Woche verwenden, um die Haut klar und rein zu halten.

Auch Retinol ist ein starker Helfer im Kampf gegen vergrößerte Poren. Es fördert die Zellerneuerung und hält die Poren sauber. Verwende Retinol am besten abends nach der Reinigung.

Beginnt auf jeden Fall langsam damit, nur ein- bis zweimal pro Woche. Ihr könnt die Häufigkeit dann nach und nach erhöhen, wenn eure Haut das Produkt gut verträgt.

Niacinamid ist ein Multitalent. Es reduziert die Talgproduktion, verbessert die Hautstruktur und stärkt die Hautbarriere. Das Auftragen eines Niacinamid-Serums lässt sich leicht in die Morgen- und Abendroutine integrieren: einfach nach der Reinigung und vor der Feuchtigkeitspflege einmassieren.

Apropos Feuchtigkeitspflege: Wählt eine leichte, nicht komedogene Feuchtigkeitscreme. Dafür sind Produkte mit Ceramiden besonders gut geeignet, da sie die Hautbarriere stärken und die Haut mit Feuchtigkeit versorgen, ohne die Poren zu verstopfen.

Die Bezeichnung „nicht komedogen" bedeutet, dass ein Produkt die Poren nicht verstopft und damit keine Mitesser verursacht, wobei dieser Ausdruck etwas umstritten ist, da diese Eigenschaft nicht an menschlicher Haut, sondern an Kaninchenohren getestet wird. „Nicht komedogen" ist also keine Garantie, dass die Haut frei von Mitessern oder Pickeln bleibt, sondern eher eine Orientierungshilfe.

Auch **Tonmasken** können helfen, überschüssigen Talg zu absorbieren und die Poren zu reinigen. Verwendet sie, wenn ihr sie vertragt, ein- bis zweimal pro Woche, um die Haut zusätzlich zu pflegen.

Im folgenden Kasten möchte ich euch in aller Kürze eine beispielhafte Routine vorstellen, mit der ihr vergrößerte Poren bekämpfen könnt:

PFLEGEROUTINE BEI VERGRÖSSERTEN POREN

Morgens:

1. Reinigen – mit mildem Reinigungsgel (bei öliger Haut) oder Wasser (bei nicht-öliger Haut)
2. Tonisieren – mit Salicylsäure-Toner (drei- bis siebenmal pro Woche, je nach Verträglichkeit und Bedarf)
3. Behandeln – mit Niacinamid-Serum
4. Pflegen (optional) – mit leichter Feuchtigkeitscreme mit Peptiden und Bisabolol oder Ceramiden
5. Schützen – Sonnenschutz mit SPF 30 oder 50 (je nach UV-Intensität und Aufenthalt im Freien)

Abends:

1. Reinigen – mit mildem Reinigungsgel
2. Behandeln – mit Retinoid-Serum (je nach Verträglichkeit zwei- bis siebenmal pro Woche – mehr dazu im Anhang)
3. Pflegen – mit leichter Feuchtigkeitscreme mit Bisabolol und Peptiden und/oder auch Azelainsäure

Ein- bis zweimal pro Woche (bei Verträglichkeit) Peelings mit AHA und BHA. Alternativ oder zusätzlich: einmal pro Monat medizinische Peelings beim Hautarzt.

Vergrößerte Poren sind lästig, aber mit der richtigen Pflege könnt ihr euer Hautbild deutlich verbessern. Das Wichtigste: Habt Geduld und überreizt eure Haut nicht. Jeder Schritt in eurer Routine sollte dazu beitragen, die Haut zu beruhigen und zu pflegen. Vertraut nicht eurem Vergrößerungsspiegel, denn der zeigt ein verzerrtes Bild, sondern eurer Haut, ihrer Reaktion auf Pflegeprodukte und -maßnahmen und eurem Gefühl.

AKNE UND UNREINE HAUT: WENN POREN AUSSER KONTROLLE GERATEN

Unter unreiner Haut leidet im Prinzip jeder Mensch im Laufe seines Lebens einmal. Viele haben Schwierigkeiten mit Akne, vor allem in der Pubertät, oft aber auch später noch. Das Krankheitsbild ist dabei so divers und vielfältig, dass ich ein ganzes Buch allein darüber schreiben könnte. Ich versuche hier aber, mich kurz zu fassen.

Akne ist eine Hauterkrankung, die durch verstopfte Talgdrüsen und Entzündungen gekennzeichnet ist. Sie zeigt sich durch Mitesser, Pickel und entzündete Knötchen oder Zysten auf Gesicht, Rücken und Brust.

Bis heute hält sich das Gerücht, dass Akne und unreine Haut durch mangelhafte Hautpflege entstehen. Das ist nicht richtig. Die Ursachen von Akne sind multifaktoriell.

Es gibt verschiedene Formen der Akne. Die häufigsten beiden sind Formen, die vor allem junge Menschen haben:

Akne vulgaris: Weltweit weisen circa 70 Prozent der Jugendlichen Zeichen einer Akne vulgaris auf.

Akne tarda (Spätakne): Darunter leiden vor allem Frauen ab 25 Jahren. Bedingt wird die Akne tarda oft durch hormonelle Ursachen, weshalb sie auch *hormonelle Akne* genannt wird.

Neben den Hormonen können auch eine gestörte Darmflora, Mikronährstoffmängel oder eine gestörte Hautbarriere (z. B. durch Überpflege oder zu aggressive Substanzen in der Skincare) zu Akne oder unreiner Haut führen.

Eine leichte Form der Akne lässt sich mit einigen Kniffen gut selbst in den Griff bekommen, aber bei einer ausgeprägteren Form würde ich euch immer empfehlen, einen Hautarzt zu konsultieren. Bei der hormonellen Akne profitieren meiner Erfahrung nach einige Patientinnen von der Einnahme von Kollagenpeptiden (in Form von Pulver oder Kapseln). Aber Achtung: Manche bekommen davon noch mehr Probleme. Ich empfehle daher, unter ärztlicher Beobachtung das Kollagen auszuprobieren und im Zweifelsfall wieder abzusetzen. Bei hormoneller Akne kann es Pfefferminztee sein, der Linderung verschafft. Vier Tassen Spearmint-Tee täglich (Spearmint = krause Minze) haben in einer Studie zu einer signifikanten Verringerung der hormonellen Akne geführt. Solchen Tee findet ihr in der Drogerie oder online.

Es lohnt sich außerdem, immer einen Blick auf die Ernährung zu werfen. Zucker oder Nahrungsmittel mit einem hohen glykämischen Index sind oft die heimlichen „Übeltäter". Bei manchen Patientinnen reicht schon das morgendliche Marmeladenbrot, um ihre Haut so richtig aus der Balance zu bringen. Auch Milch und Milchprodukte können Akne oder unreine Haut verursachen oder verstärken. In besonderen Härtefällen kann schon die Milch im morgendlichen Cappuccino zu viel sein. Aber auch hier sind die Reaktionen unterschiedlich. Wenn ihr mit Hautproblemen zu tun habt, probiert mal aus, vier bis sechs Wochen auf Milch zu verzichten. Danach könnt ihr beurteilen, ob das einen Einfluss auf euer individuelles Hautbild hat.

Auch Transfettsäuren, meist aus Fertignahrungsmitteln, haben die Fähigkeit, Hautunreinheiten zu befeuern, da sie eine entzündungsfördernde Wirkung haben.

Nicht nur gegen Akne, sondern für die Hautgesundheit allgemein ist es empfehlenswert, freien Zucker (also Süßigkeiten, Kuchen, Kekse, Schokolade) und Fast Food zu meiden, während Zucker aus Obst kein Problem darstellt, da Obst wertvolle sekundäre Pflanzenstoffe und Ballaststoffe bereitstellt, die unsere Darmflora von innen pflegen. Manche Menschen mit

Akne und unreiner Haut profitieren auch von glutenfreier oder zumindest weizenfreier Kost. Es lohnt sich, versuchsweise für sechs bis acht Wochen auf Gluten und/oder Weizen zu verzichten. Wenn ihr bei konsequentem Essverhalten danach keinen positiven Effekt bemerkt, könnt ihr den Versuch beenden.

Dass Darm und Haut unmittelbar zusammenhängen, ist mittlerweile gut bekannt. Das macht es auch möglich, bei Akne und unreiner Haut ein gleichmäßiges Hautbild zu erhalten, indem man die Darmflora mit bestimmten Probiotika unterstützt – und zwar mit den Probiotika mit den etwas umständlichen Namen Bifidobacterium lactis HN019, Bifidobacterium lactis BI-07 und Lactobacillus acidophilus NCFM.

Ein Blick auf das Blutbild ist bei Akne ebenfalls sinnvoll, denn allzu oft fehlen betroffenen Patientinnen Biotin, Selen und Eisen. Auch der Spiegel von Vitamin A und Vitamin E ist im Blut manchmal zu niedrig.

Aber Vorsicht: Wusstet ihr, dass die Einnahme von Vitamin B12 und Biotin manchmal Akne auslösen kann? Einige Studien und Erfahrungen haben gezeigt, dass diese Vitamine bei manchen Menschen zu Hautunreinheiten führen können. Besonders bei hohen Dosen von B12 und Biotin kann es zu vermehrter Talgproduktion und Entzündungen kommen, was Pickel und Unreinheiten begünstigt. Wenn ihr also Nahrungsergänzungsmittel nehmt und plötzlich neue Pickel bemerkt, ist es sinnvoll, die Dosierung zu überprüfen oder die Einnahme vorübergehend auszusetzen und zu beobachten, ob sich die Haut verbessert. Sprecht im Zweifel immer mit eurer Dermatologin, um die beste Vorgehensweise zu finden.

Akne und unreine Haut führen bei vielen Patientinnen zu einem sehr hohen Leidensdruck. Das Gesicht ist schließlich unser „Aushängeschild“ und das Erste, was wir unserer Umwelt von uns zeigen. Da kann es zu einem ziemlichen Knick im Selbstbewusstsein führen, wenn dieser erste Eindruck voller Pusteln und Unreinheiten ist.

Es ist verlockend, sich zu Hause vor den Spiegel zu stellen und selbst Hand anzulegen. Viele Menschen fangen irgendwann an, an den Mitessern und Pickeln herumzudrücken – ich rate aber dringend davon ab. Denn dadurch bilden sich Wunden, aus denen nicht selten Narben entstehen. Und während sich Akne in der Regel recht gut behandeln lässt, stellt die Narbenbehandlung ein viel größeres Problem dar. Narben wegzubekommen ist aufwendig und teuer.

Außerdem kann durch die oft viel zu heftige Manipulation mit den Nägeln, zu heftiges Quetschen oder Kratzen sogar eine künstliche Akne entstehen, die in der Regel besagte Narben mit sich bringt. Diese Akne, die auf eine Selbstbeschädigung zurückzuführen ist, wird **Akne excoriée** genannt.

Interessant zu wissen ist außerdem, dass die kleinen schwarzen Punkte auf der Nase häufig gar keine Mitesser sind, sondern Follikelfilamente, also Talgausführungsgänge. Und die sind, wie so vieles andere an unserem Körper – normal. Nur weil in sämtlichen Werbeanzeigen alle Poren oder klitzekleinen Unregelmäßigkeiten der Models wegretouchiert werden, heißt das nicht, dass wir auch in der Realität so aussehen müssen wie nach einer Weichzeichnerbehandlung. Menschen haben Poren, und Poren sind mit Sekreten gefüllt, die von innen nach außen transportiert werden sollen. Dass es dabei auch mal zu einer Verstopfung kommen kann, heißt nicht sofort, dass man Akne hat. Die bezeichnet nämlich ein chronisches Krankheitsbild – keinen gelegentlichen Pickel.

Wenn ihr zu Hautunreinheiten neigt, achtet darauf, nicht-komedogene Produkte zu verwenden, also solche, die einer Verstopfung der Hautporen vorbeugen und diese nicht auslösen.

Wenn ihr eurer unreinen oder von Akne geplagten Haut etwas Gutes tun wollt, gönnt euch von Zeit zu Zeit eine Heilerde-Maske, wenn diese euch guttut. Einige Patientinnen profitieren auch von Zinkpaste, die eine antientzündliche und austrocknende Wirkung hat und am besten vor dem Schlafgehen an den betroffenen Stellen aufgetupft wird. Neben der sinnvollen Sonderbehandlung trägt eine ausgewogene Skincare-Routine dazu bei, dass eure Haut regelmäßig mit den richtigen Wirkstoffen (siehe weiter unten im Abschnitt „Skincare Routine“) gereinigt wird und sich nach und nach beruhigt.

Ölige Haut, die ihr mit unreiner Haut oder gar Akne keinesfalls verwechseln solltet, neigt oft zu erweiterten Poren. Diese Eigenschaft kann gut ausgeglichen werden, wenn die Haut morgens und abends mit einem milden Waschgel gereinigt wird. Idealerweise enthält dieses Waschgel BHA (Beta-Hydroxysäure), die den Talg löst und die Haut sanft peelt, ohne sie allzu stark auszutrocknen. Ihr könnt das Waschgel etwas länger einwirken lassen, während ihr euch beispielsweise die Zähne putzt, um eine noch bessere Wirkung zu erzielen. Inhaltsstoffe wie Peptide, Antioxidantien zum Beispiel aus Grüntee-Extrakt oder beruhigende Inhaltsstoffe wie Panthenol oder Bisabolol sind ein Nice-to-have, aber nicht zwingend notwendig, da das Waschgel maximal zwei Minuten auf der Haut bleibt.

Bei öliger Haut darf die Feuchtigkeitspflege im Winter etwas reichhaltiger sein, da der eigene Talg sich wegen der Kälte nicht so gut verflüssigt und im Gesicht verteilt – diese Aufgabe muss dann die Creme übernehmen. Im Sommer, wenn die Luftfeuchtigkeit steigt und die Temperaturen höher sind, verteilt sich unser eigenes Fett besser im Gesicht. In Kombination mit der Feuchtigkeit aus der Luft und dem Schweiß (bei Wärme) glänzt die Haut mehr. Hier ist eine leichte Feuchtigkeitslotion zum Beispiel mit Peptiden und Azelinsäure oder Ceramiden ausreichend. Probiert auf jeden Fall für euch selbst aus, was am besten funktioniert.

Im Sommer kann ölige Haut auf eine Tagescreme verzichten, denn der Sonnenschutz ersetzt in diesem Fall eine Tagespflege. Gut zu wissen: Es gibt im Prinzip keinen Unterschied zwischen Sonnenschutz und einer Tagespflege mit Lichtschutzfaktor!

Solltet ihr **unreine, aber trockene Haut** haben (ja, das gibt es auch!), verzichtet bitte auf das Waschgel und wascht euer Gesicht morgens nur mit Wasser. Nachdem die zu Unreinheiten neigende Haut gereinigt und der überschüssige Talg abgetragen wurde, ist es von Vorteil, für die weitere Regulation des Talgflusses morgens ein antioxidatives Vitamin-C-Serum und abends ein beruhigendes Niacinamid-Serum mit Süßholzwurzel und Ectoin aufzutragen. Die Entzündungen auf der Haut verursachen nämlich oxidativen Stress, und Vitamin-C sowie Niacinamid und Süßholzwurzel helfen, freie Radikale zu bekämpfen.

Auch der Sonnenschutz sollte nicht fehlen, um die strapazierte Haut zu schützen und das natürliche Kollagen und Elastin in der Haut zu erhalten. Denn je weniger davon vorhanden ist desto größer werden die Poren – und damit potenziell auch die Unreinheiten.

Ihr werdet feststellen, dass ich ein Fan von Fruchtsäurepeelings bin, denn ich habe sie bereits erwähnt und empfohlen. Auch bei öliger oder unreiner Haut sind sie mein Mittel der Wahl. Solche

Peelings mit AHA und BHA führt man etwa ein- bis zweimal pro Woche durch. Wenn ihr auf die intensiveren Peelings beim Hautarzt setzt, was ich empfehle, dann reicht eine Sitzung pro Monat aus.

Idealerweise lasst ihr euch vom Arzt eine Vitamin-A-Säure wie Tretinoin, Trifaroten oder Adapalen verschreiben oder verwendet ein Retinoid. Die erstgenannten drei sind sozusagen die großen Schwestern des Retinols und wirken sich positiv bei der Aknebehandlung aus, zudem hellen sie Pigmentflecken auf und haben Anti-Aging-Effekte, da sie die Kollagenbildung der Haut anregen.

Neben der täglichen Skincare-Routine könnt ihr auch durch regelmäßige Besuche bei der Kosmetikerin oder beim Hautarzt unreine Haut unterstützen. Eine professionelle Ausreinigung passiert ganz sanft und kann mit den oben erwähnten Fruchtsäurepeelings kombiniert werden. Zusätzlich kann blaues LED-Licht eingesetzt werden, das eine antientzündliche Wirkung hat. Der Vorteil der Aknebehandlung bei der Hautärztin ist, dass auch die Behandlung von Pickelmalen und Aknenarben mit Microneedling, Radiofrequenzneedling, Laser und aufhellenden Wirkstoffen zeitnah angegangen werden kann.

In den Fällen, bei denen eine äußerliche Behandlung und die ergänzende Behandlung zum Beispiel durch Mikronährstoffe nicht ausreicht, ist es auch möglich, Medikamente gegen Akne einzunehmen. Spätestens hierfür müsst ihr allerdings beim Facharzt vorsprechen.

Ich möchte euch noch einmal eine beispielhafte Skincare-Routine für Akne, ölige oder unreine Haut übersichtlich auflisten. Es kann sein, dass ihr nicht alle Produkte vertragt oder benötigt, daher passt sie bitte an euren aktuellen Hautzustand und eure Bedürfnisse an und denkt daran, sie mit eurer Hautärztin abzustimmen, wenn ihr Akne habt.

SKINCARE-ROUTINE FÜR AKNE, ÖLIGE ODER UNREINE HAUT

Allgemein: Geduld und Beständigkeit sind der Schlüssel. Passt die Produkte an eure individuellen Bedürfnisse an.

Morgens:

1. Reinigen – mit Wasser oder einem sanften Reiniger
2. Toner – Salicylsäure-Toner (je nach Verträglichkeit nicht täglich) klärt und beruhigt die Haut, entfernt verbleibende Unreinheiten und bereitet auf die nächsten Schritte vor, alternativ ein beruhigender Toner mit Arnika, Süßholzwurzel und Grüntee, wenn die Haut entzündet ist.
3. Behandeln – Niacinamid-Serum reduziert Entzündungen, reguliert die Talgproduktion und verfeinert das Hautbild.
4. Feuchtigkeit spenden (optional) – durch eine leichte Feuchtigkeitscreme
5. Sonnenschutz – durch nicht-komedogenen Sonnencreme mit SPF 30 oder 50 (je nach UV-Intensität und Aufenthalt im Freien)

Abends:

1. Reinigen – mit einem milden Reinigungsgel oder -schaum mit Salicylsäure, um überschüssigen Talg und Schmutz zu entfernen; doppelte Reinigung (falls ihr mehr Make-up oder Sonnenschutz tragt) – erst mit einem Reinigungsöl oder -balsam, dann mit einem sanften Reinigungsgel oder sanften Reinigungsschaum
2. Toner – mit Grüntee und/oder Arnika oder Süßholzwurzel, um die Haut zu beruhigen
3. Behandeln – mit Retinoid-Serum oder Creme (siehe Anhang), mehrmals pro Woche bis täglich, um Zellerneuerung zu fördern und Unreinheiten zu reduzieren (bei Akne stattdessen

vom Hautarzt verschriebene Gels mit Vitamin-A-Säure); alternativ Azelainsäure (10 bis 20 Prozent)
4. Feuchtigkeit – Feuchtigkeitscreme oder Serum mit Ceramiden stärken die Hautbarriere und bewahrt Feuchtigkeit; Panthenol kann zusätzlich beruhigen und reparieren.

Zusätzliche Tipps:

- Ruhetage: An ein bis zwei Tagen wöchentlich auf aktive Wirkstoffe verzichten und nur beruhigende Produkte verwenden (Skin Cycling!)
- Peelings: Einmal wöchentlich ein sanftes chemisches Peeling mit Salicylsäure oder Glykolsäure verwenden, um abgestorbene Hautzellen zu entfernen und die Poren frei zu halten. Alternativ oder zusätzlich einmal pro Monat beim Hautarzt ein intensiveres Peeling.
- Professionelle Hilfe: Bei stärkeren Entzündungen und Pusteln professionelle Hilfe in Anspruch nehmen.

SAMTWEICH UND STRAHLEND: PFLEGE FÜR TROCKENE HAUT

Trockene Haut kann wirklich lästig sein. Ihr kennt das vielleicht: Man cremt und cremt, aber nichts scheint zu helfen. Die Haut spannt, juckt und sieht einfach nicht so aus, wie man es sich wünscht. Aber keine Sorge, es gibt Mittel und Wege, um die Haut wieder geschmeidig und strahlend zu machen.

Es gibt viele Gründe dafür, dass die Haut zu trocken wird. Einer der Hauptgründe ist eine gestörte Hautbarriere, die nicht mehr genug Feuchtigkeit speichern kann. Umweltfaktoren wie Kälte, Wind und trockene Luft können der Haut ebenfalls Feuchtigkeit entziehen. Auch häufiges Waschen, zu heißes Wasser oder die Verwendung aggressiver Reinigungsmittel können die natürliche Schutzschicht der Haut beschädigen. Und dann sind da noch das Alter und die Genetik: Mit der Zeit produziert die Haut weniger Talg, was zu Trockenheit führt. Manche Menschen neigen einfach von Natur aus zu trockener Haut. Schließlich spielt auch die Ernährung eine Rolle: Eine unausgewogene Ernährung und zu wenig Flüssigkeitszufuhr können die Haut austrocknen. Das kann nicht nur unangenehm sein, sondern auch zu weiteren Hautproblemen führen. Die Haut spannt, juckt und neigt dazu, sich zu schuppen und rau auszusehen. Fehlt ihr Feuchtigkeit, können sich kleine Fältchen bilden, die sie älter erscheinen lassen. Eine gestörte Hautbarriere macht die Haut auch anfälliger für Reizungen und Entzündungen. Ihr seht also, es lohnt sich, Aufmerksamkeit in die Pflege trockener Haut zu investieren.

Wirkstoffe, die trockene Haut liebt

Glycerin ist ein Feuchtigkeitsspender und dazu auch noch ein Präbiotikum für unsere Haut, was bedeutet: Es füttert unsere guten Hautbakterien und hilft, die Haut geschmeidig zu halten.

Ceramide spielen eine wichtige Rolle bei der Stärkung der Hautbarriere, während Panthenol für seine beruhigenden und heilenden Eigenschaften bekannt ist. Es gibt in der Drogerie, online und in der Apotheke einige gute Seren und Cremes mit diesen Inhaltsstoffen.

Öle wie Rizinusöl und Nachtkerzenöl sind gut für sehr trockene Hautpartien, auch Sheabutter kann hier sehr positive Effekte haben.

Der Harnstoff Urea ist besonders effektiv bei stark trockener, schuppiger Haut, da er die Feuchtigkeitsspeicherung verbessert und leicht peelend wirkt. Es gibt mittlerweile sehr gute Cremes und Seren für Gesicht und Körper, die Urea enthalten.

Bei einer Bodylotion könnt ihr darauf achten, dass zusätzlich zu Urea auch noch Ceramide und natürliche Feuchthaltefaktoren (NMF) wie Milchsäure und Aminosäuren enthalten sind, die die Fähigkeit unserer Haut, Feuchtigkeit zu binden, noch verbessern. Lasst euch am besten in der Apotheke dazu beraten oder recherchiert online, welche Cremes und Lotions diese Inhaltsstoffe enthalten. (Natürlich könnte ich jetzt einige Produkte nennen, aber die Formulierung der Hersteller kann sich schneller ändern, als ich drei Zeilen formuliert habe ...)

KÖNNEN HYALURONSÄURE UND GLYCERIN DIE HAUT AUSTROCKNEN?

Hyaluronsäure und Glycerin eignen sich für trockene Haut, weil sie ein Vielfaches ihres Gewichts an Wasser binden und so für intensive Durchfeuchtung sorgen.

Aber: Diese Substanzen binden nur Feuchtigkeit, die bereits da ist. Im Zweifelsfalle ziehen sie also die Feuchtigkeit aus den tieferen Hautschichten und trocknen dadurch eure Haut noch mehr aus.

Mein Tipp:

Wenn ihr Hyaluron und Glycerin als Serum verwendet, stellt sicher, dass eure Haut bereits gut hydriert ist. Tragt das Serum auf die angefeuchtete Haut auf und verwendet danach eine Creme, damit die Feuchtigkeit eingeschlossen wird. Eine gute Alternative sind Cremes, die diese Inhaltsstoffe in einer Formulierung enthalten.

Wichtig: bei empfindlicher Haut können Seren mit Hyaluronsäure (besonders niedermolekularer Hyaluronsäure) die Haut reizen. Wenn ihr so etwas bemerkt, macht eine Pause, beobachtet eure Haut und versucht es später noch ein mal.

Neben der äußeren Pflege können auch Nahrungsergänzungsmittel helfen, die Haut von innen heraus zu stärken. Omega-3-Fettsäuren, die in Fischöl oder Leinsamen enthalten sind, nähren und hydrieren die Haut. Vitamin E schützt die Haut vor freien Radikalen und spendet Feuchtigkeit, während Biotin die Gesundheit von Haut, Haaren und Nägeln unterstützt. Zink fördert die Heilung der Haut und kann Trockenheit und Entzündungen reduzieren. Auch niedrige Vitamin-A-Spiegel und leere Eisenspeicher bewirken eine Austrocknung der Haut. Kollagenpulver und Hyaluronsäure-Kapseln können die Haut von innen hydrieren.

Wenn ihr an chronisch trockener Haut leidet, solltet ihr zudem eure Schilddrüsenfunktion kontrollieren lassen, denn auch Funktionsstörungen dieses wichtigen Organs können die Haut negativ beeinflussen.

PFLEGEROUTINE BEI TROCKENER HAUT

Morgens:

1. Reinigung – Gesicht mit lauwarmem Wasser waschen, heißes Wasser vermeiden, um die Haut nicht unnötig zu stressen.
2. Feuchtigkeit spenden – Serum mit Glycerin, Hyaluron und/oder Süßholzwurzel auftragen, reichhaltige Feuchtigkeitscreme mit Glycerin, Ceramiden oder Panthenol verwenden. Auch Öle in Cremes wie Nachtkerzenöl, Traubenkernöl und Rizinusöl sind oft hilfreich. Wenn Peptide für das Anti-Aging enthalten sind, umso besser.
3. Sonnenschutz – feuchtigkeitsspendende Sonnencreme mit SPF 30 oder 50 (je nach UV-Intensität und Aufenthalt im Freien) auftragen.

Abends:

1. Reinigung – ein milder Reiniger, der Feuchtigkeit spendet.
2. Behandeln – Serum mit Ceramiden und Panthenol oder Urea, um die Hautbarriere zu reparieren und zu beruhigen. Ein- bis zweimal pro Woche ein Retinoid per Sandwich-Methode (siehe Seite 297) auftragen.
3. Feuchtigkeit spenden – Nachtcreme mit Ceramiden, Ölen (z.B. Nachtkerzenöl, Granatapfelkernöl, Rizinusöl), Peptiden (für das Anti-Aging) und ggf. Sheabutter verwenden.

Zusätzliche Tipps:

- Öl – einige Tropfen in die Feuchtigkeitscreme mischen oder direkt auftragen.
- Hydration von innen – durch eine ausgewogene Ernährung mit gesunden Fetten und viel Wasser.
- Auch hier machen regelmäßige Peelings mit AHA, z.B. beim Hautarzt, oder im Kosmetikinstitut Sinn. Wenn die alten Hautzellen weggepeelt werden, können die jüngeren Zellen darunter besser Feuchtigkeit binden.

ROSAZEA UND RÖTUNGEN – WENN DIE HAUT DAS FEUER SPÜRT

Rosazea ist eine Hauterkrankung, die oft übersehen wird, aber einen erheblichen Einfluss auf das Leben der Betroffenen haben kann. Stellt euch vor, euer Gesicht wird plötzlich, ohne Vorwarnung, so rot, als hättet ihr einen Sonnenbrand, ohne überhaupt die Sonne gesehen zu haben. Diese Rötungen, begleitet von farbig hervortretenden kleinen Äderchen und manchmal auch entzündlichen Pusteln, sind typische Anzeichen von Rosazea. Noch gibt es keinen Hebel, um diese Symptome verschwinden zu lassen, den wir Hautärzte und Hautärztinnen bestätigen können. Rosazea erfordert immer Eigeninitiative und Teamwork mit eurer Dermatologin.

Aber was genau ist Rosazea? Es handelt sich um eine chronische Entzündung der Gesichtshaut, die meist in Schüben verläuft. Es gibt viele Theorien darüber, was die Ursache sein könnte, aber sicher ist, dass genetische Veranlagung und Umweltfaktoren eine Rolle spielen. Manchmal wird Rosazea mit Akne verwechselt, da sie ähnliche Symptome aufweist, aber tatsächlich handelt es sich um zwei unterschiedliche Erkrankungen.

Ein entscheidender Faktor, der Rosazea verschlimmern kann, ist der Lebensstil. Wenn ihr darunter leidet, stellt euch die folgenden Fragen:

- Wie sieht meine Ernährung aus?
- Vermeide ich scharfe Speisen, Alkohol und heiße Getränke, die oft als Auslöser für Rötungen gelten?
- Schütze ich meine Haut ausreichend vor der Sonne?
- Verschlimmert Stress meine Symptome?

Es lohnt sich, auf diese Aspekte zu achten und eventuell ein Tagebuch zu führen, um herauszufinden, was eure Haut triggert.

Tipps und Tricks für einen gleichmäßigen Teint trotz Rosazea

UV-Schutz ist ein besonders wichtiger Aspekt bei der Pflege von Rosazea-belasteter Haut. UV-Strahlen können die Symptome erheblich verschlimmern, daher solltet ihr täglich einen Sonnenschutz auftragen, auch im Winter und bei bewölktem Himmel. Das hilft nicht nur, Rötungen zu reduzieren, die von Sonneneinstrahlung ausgelöst werden können, sondern schützt nebenbei auch vor langfristigen Hautschäden.

Eine entzündungshemmende Ernährung kann Wunder wirken: Setzt auf Lebensmittel, die reich an Antioxidantien sind, wie Beeren, grüner Tee, grünes Blattgemüse und Fisch. Omega-3-Fettsäuren, die in Fischen wie Lachs, Hering und Makrele vorkommen, können ebenfalls helfen, Entzündungen zu reduzieren.

Außerdem können Probiotika unterstützend wirken, da sie das Gleichgewicht der Darmflora wiederherstellen, was sich positiv auf die Haut auswirken kann. Auch bei Histaminintoleranz müsst ihr nicht auf Probiotika verzichten; es gibt spezielle, die geeignet sind. Histamin ist in vielen Lebensmitteln wie Käse, Wein und bestimmten Fischarten enthalten. Wenn ihr bemerkt, dass eure Rosazea nach dem Verzehr solcher Lebensmittel aufflammt, besprecht dies mit eurer behandelnden Ärztin. Eine histaminarme Diät könnte helfen, die Symptome zu lindern. Vermeidet unbedingt scharfe Speisen, Alkohol und heiße Getränke, denn diese können Rötungen auslösen.

Es gibt auch innere Erkrankungen, die im Zusammenhang mit Rosazea stehen: Es handelt sich hierbei um die Dünndarmfehlbesiedlung (SIBO) und die Helicobacter-Besiedlung des Magen. Lass im Zweifelsfalle diese Erkrankungen bei einem Experten oder einer Expertin ausschließen.

Skincare-Routine bei Rosazea-Problematik

Bei der Hautpflege ist weniger oft mehr. Milde, nicht reizende Produkte sind der Schlüssel, wenn ihr zu Rosazea neigt. Vermeidet aggressive Reinigungsmittel und Peelings, die die Haut weiter reizen können. Stattdessen solltet ihr auf sanfte Reiniger setzen, die eure Haut nicht austrocknen. Produkte mit Inhaltsstoffen wie Niacinamid, Azelainsäure, Grüner Tee und Allantoin können helfen, die Haut zu beruhigen und Entzündungen zu reduzieren.

Azelainsäure ist ein echter Geheimtipp bei Rosazea. Sie hat nicht nur entzündungshemmende Eigenschaften, sondern kann auch die Balance der Bakterien auf der Hautoberfläche verbessern. Dies ist besonders wichtig bei Rosazea, da die Haut dann oft empfindlich und anfällig für Entzündungen ist. Azelainsäure hilft auch, die Bildung von Keratin zu normalisieren, einem Protein, das verstopfte Poren verursachen kann. Durch regelmäßige Anwendung beruhigt sich die Haut und Rötungen und Pusteln treten seltener auf.

In meiner Praxis empfehle ich häufig eine 20-prozentige Azelainsäure-Creme, die verschreibungspflichtig ist. Diese starke Konzentration kann die Symptome der Rosazea effektiv lindern und wird von den meisten Patientinnen gut vertragen. Es ist jedoch wichtig, die Creme zunächst in kleinen Mengen zu verwenden und die Anwendung langsam zu steigern, um die Haut nicht zusätzlich zu reizen.

Wie ist das mit Retinol? Jetzt habt ihr schon so viel Gutes über Retinol gelesen, dass ihr euch vielleicht fragt, ob es auch für die Rosazea-Haut geeignet sein könnte. Das ist leider nicht so einfach zu beantworten: Obwohl Retinol bei vielen Hautproblemen hilft, kann es bei Rosazea eher eine Herausforderung darstellen. Aber es ist einen Versuch wert. Fangt aber sicherheitshalber mit einer niedrigen Konzentration an und steigert dann langsam die Anwendungsintensität und -häufigkeit, um die Haut nicht zu überreizen.

Auch Vitamin C kann man bei der Rosazea einsetzen. Es ist ein starkes Antioxidant, das hilft, freie Radikale zu bekämpfen. Achtet darauf, ein Produkt zu wählen, das für empfindliche Haut geeignet ist – das sind dann zumeist Vitamin-C-Derivate.

Niacinamid hilft, die Hautbarriere zu stärken, die Talgproduktion zu regulieren und die Haut zu beruhigen. Ideal für Rosazea-Patientinnen, die eine sanfte Pflege benötigen.

Nachdem ihr das gelesen habt, noch ein sehr wichtiger Hinweis: Bitte nicht alles zusammen verwenden, denn das verzeiht euch die Haut nicht so schnell.

PFLEGEROUTINE BEI ROSAZEA UND RÖTUNGEN

Morgens:

1. Reinigen – Gesicht nur mit Wasser waschen, um die Haut nicht zu reizen, alternativ eine sanfte Reinigungsmilch.
2. Behandeln – mit Niacinamid-Serum mit maximal 5 Prozent des Wirkstoffes; Alternative bei Nicht-Vertragen: ein Vitamin-C-Serum (statt Ascorbinsäure, ein Vitamin-C-Derivat (siehe Anhang) oder ein Serum mit Süßholwurzelextrakt oder Grüntee.
3. Sonnenschutz – mit SPF 30 oder 50, je nach UV-Intensität und Aufenthalt im Freien.

Abends:

1. Reinigen – benutze einen sanften Reiniger, der weder austrocknet noch reizt.
2. Behandeln – zwei- bis fünfmal wöchentlich, mit 20-prozentiger Azelainsäure-Creme oder Gel, um Entzündungen zu reduzieren und die Haut zu beruhigen, alternativ: Grüntee, Süßholzwurzel, Ectoin oder/und Centella asiatica.
3. Pflegen – durch leichte Emulsion oder Lotion mit Ceramiden oder Panthenol (erst, wenn die Haut trocken ist), um die Hautbarriere zu stärken und die Haut mit Feuchtigkeit zu versorgen. Peptide für das Anti-Aging.

Bitte beachtet auch hier meine Tipps zum Skin Cycling!

Diese Routine ist darauf ausgelegt, die Haut zu beruhigen und Rötungen zu reduzieren, während sie gleichzeitig die Hautbarriere stärkt und schützt. Denkt daran, bei neuen Produkten immer vorsichtig zu sein und die Haut erst langsam daran zu gewöhnen.

Regelmäßige Kabinenbehandlungen alle vier bis sechs Wochen bei der Hautärztin können bei Rosazea ebenfalls hilfreich sein. Sogenannte *Rosazea-Peelings* nutzen spezifische Säuren und entzündungshemmende Wirkstoffe wie Weihrauch, um die Haut zu beruhigen und Entzündungen zu lindern. Diese Behandlungen werden sorgfältig aufgetragen und später neutralisiert, um die Haut nicht zu reizen.

Eure Hautärztin kann euch auch spezielle Wirkstoffe bzw. speziell zusammengestellte Rezepturen verschreiben, beispielsweise Metronidazol, sulfoniertes Schieferöl oder auch Mittel gegen Hautmilben.

Ja, richtig gelesen: Bei Rosazea kommt es oft zu einer übermäßigen Vermehrung einer speziellen Milbenart, der Demodex-Milbe, die natürlicherweise auf der Haut vorkommt. Diese Veränderung des Hautmikrobioms fördert Entzündungen. Im Notfall, wenn sich die Rosazea äußerlich nicht behandeln lässt, können auch bestimmte innerliche Medikamente verschrieben werden. Doch es ist unerlässlich, sich nicht nur auf Medikamente zu verlassen, sondern aktiv die Haut vor UV-Strahlen zu schützen und auf einen gesunden Lebensstil zu achten. Medikamente behandeln vor allem die Symptome, während Ernährung und Stressmanagement die Rosazea von innen beruhigen können.

Durch Rosazea-Schübe erweiterte Äderchen bilden sich in der Regel nicht mehr zurück. Hier können Behandlungen mit Laser oder Blitzlampe (IPL) helfen. Diese werden als Kur etwa drei- bis fünfmal durchgeführt und entfernen vorhandene erweiterte Äderchen, indem sie sie veröden (hierzu mehr im nächsten Kapitel). Sie beugen aber keinen neuen Fällen vor. Vorbeugende Maßnahmen sind allein Skincare und Lifestyle.

Ein Beispiel aus meiner Praxis

Ich möchte euch gern von Lisa erzählen, einer sehr liebenswerten Frau, meiner Patientin (und mittlerweile Freundin), die ihre Zeit am liebsten in den Bergen verbringt. Doch ihre Rosazea machte ihr das Leben schwer. Immer wieder tauchten Rötungen und Entzündungen in ihrem Gesicht auf, was sie zunehmend frustrierte. Besonders schlimm war es nach ihren geliebten Bergwandertouren. Lisa fühlte sich oft hilflos angesichts der ständigen Rötungen, die ihre Freude an der Natur trübten.

Nach einigen Untersuchungen stellte ich fest, dass UV-Strahlung ein Hauptauslöser für ihre Schübe war. Lisa begann, konsequent Sonnenschutzmittel mit hohem Lichtschutzfaktor zu verwenden, konnte aber nicht alle Schübe verhindern. Zusätzlich zu den Sonnenschutzmaßnahmen verschrieb ich Lisa Azelainsäure in 20-prozentiger Konzentration, die sie täglich auftrug. Alle sechs Wochen kam sie zu mir für ein spezielles Rosazea-Peeling, das ihre Haut spürbar beruhigte.

Nachdem es langsam besser wurde, begann Lisa mit IPL- und Laserbehandlungen, die zusätzlich halfen, die Rötungen zu reduzieren. Sie stellte auch fest, dass Histamin in ihrer Ernährung ein Auslöser war. Durch ein Ernährungstagebuch konnte sie diese Zusammenhänge besser verstehen und ihre Ernährung anpassen.

Obwohl Lisa nach wie vor nicht jeden einzelnen Schub verhindern kann, ist sie heute glücklich und zufrieden mit ihrer Gesichtshaut. Sie hat das Gefühl, ihre Erkrankung, die oft ein Gefühl der Hilflosigkeit auslöste, zum größten Teil kontrollieren zu können. Die regelmäßigen Behandlungen und ihre angepasste Lebensweise haben ihr Selbstvertrauen zurückgegeben. Und ab und zu genießt sie es, ein Glas Wein mit Freunden zu trinken, auch wenn sie weiß, dass ihre Haut danach für ein paar Tage Rötungen zeigen wird. So hat sie einen sehr schönen, vernünftigen und dennoch nicht verkrampften Umgang mit der Erkrankung gefunden.

Ich denke, ihr habt beim Lesen gemerkt, wie komplex die Rosazea ist und wie viel Geduld und Aufmerksamkeit sie erfordert. Durch eine Kombination aus richtiger Ernährung, sanfter Hautpflege und stressreduzierenden Maßnahmen könnt ihr dabei aber richtig viel erreichen. Ich kenne viele Patientinnen, die mittlerweile so gut wie nie Rötungen oder Pusteln haben.

Denkt bitte trotzdem daran, dass wir Menschen nicht alles kontrollieren können. Es wird immer wieder Tage geben, an denen die Haut verrücktspielt, ohne, dass ihr den Auslöser kennt. Seid dann bitte nicht enttäuscht, sondern nehmt es so an, wie es kommt, und versucht, das Beste daraus zu machen.

| PIGMENT- UND ALTERSFLECKEN

Lasst uns jetzt über ein Thema sprechen, das viele von uns betrifft: Pigment- und Altersflecken. Diese dunklen Flecken auf der Haut entstehen durch eine Ansammlung von Melanin, dem Pigment, das unserer Haut ihre Farbe verleiht. Sie stören uns oft, weil sie den Teint ungleichmäßig machen und dadurch manchmal einfach unschön wirken. Faktoren wie Sonneneinstrahlung, hormonelle Veränderungen oder einfach das Älterwerden können dazu führen, dass diese Flecken erscheinen. Besonders Altersflecken tauchen oft auf sonnenexponierten Hautpartien wie Gesicht, Händen und Armen auf.

Diese dunklen Flecken sind in den allermeisten Fällen harmlos. Bevor ihr jedoch anfangt, sie zu behandeln, solltet ihr sie unbedingt von einer Dermatologin anschauen lassen. Manchmal verstecken sich nämlich ernsthafte Hautprobleme wie Hautkrebs hinter diesen Flecken. Lasst sie daher auch nicht ohne vorherige Untersuchung weglasern! Denn hierbei besteht die Gefahr, dass ggf. wichtige Diagnosen nicht gestellt werden können.

Sonnenschutz – die unerlässliche Basis

Ich weiß, ich predige es ohne Unterlass, aber: Gerade bei Pigmentflecken ist der wichtigste Schritt der konsequente Sonnenschutz. Ohne ihn können die Flecken nicht verschwinden und kommen schnell wieder. Manchmal gelingt es sogar, allein durch regelmäßigen Sonnenschutz Pigmentflecken ganz zu beseitigen. Die Haut erneuert sich regelmäßig, und wenn ihr sie vor UV-Strahlen schützt, wird in den neuen Hautzellen weniger Melanin eingelagert. Dies allein kann schon Wunder wirken. Aber falls das nicht ausreicht, gibt es auch intensivere Maßnahmen, die helfen können. Wirkstoffe wie Retinol, AHA (Alpha-Hydroxysäuren), Hydrochinon (in Deutschland verschreibungspflichtig), Alpha Arbutin, Uva Ursi, Tranexamsäure, Niacinamid, Vitamin C und Süßholzwurzelextrakt können entscheidende Verbesserungen hervorrufen.

Geduld ist hier der Schlüssel: Es dauert mindestens 28 Tage, bis eine Hautzelle von der Basis bis zur Oberfläche wandert und sich abschilfert. Das bedeutet für euch, dass ihr meistens vier Wochen warten müsst, bis ihr erste Resultate sehen könnt. Danach dauert es weitere Wochen oder sogar Monate, diese Resultate weiter zu optimieren. Seid also geduldig und bleibt konsequent bei eurer Hautpflege-Routine.

Behandlungsoptionen beim Hautarzt

Wenn Cremes und Seren nicht ausreichen oder ihr euch schnellere Resultate wünscht, gibt es auch die Möglichkeit, intensivere Behandlungen von Hautarzt oder Hautärztin durchführen zu lassen:

- Moderate Peelings: Fruchtsäure-Peelings entfernen die oberste Hautschicht und fördern die Erneuerung der Haut.
- Starke Behandlungen wie tiefgehende Säurepeelings oder Peelings mit Kojisäure und Vitamin A.
- Lasertherapien: Technologien wie IPL und verschiedene Lasertechniken können gezielt Pigmentflecken entfernen und das Hautbild verfeinern.

Noch ein paar Worte zu Letzteren – Laser und IPL (Intense Pulsed Light). Diese Technologien arbeiten mit Lichtenergie, die auf die Haut zielt und spezifische Pigmente oder Farbstoffe in den Flecken absorbiert.

Bei der Laserbehandlung wird ein gebündelter Lichtstrahl auf die Haut gerichtet, der auf das Melanin in den Pigmentflecken abzielt und es in kleine Partikel zerlegt. Dadurch können die Flecken sehr viel heller werden oder im besten Falle sogar verschwinden.

IPL verwendet ein breiteres Lichtspektrum, das verschiedene Wellenlängen umfasst. Dieses Licht dringt in die Haut ein und richtet sich auf das Melanin, was ebenfalls zu einer Zerstörung der Pigmente führt, die dann abtransportiert werden. IPL erzielt ähnliche Ergebnisse wie eine Lasertherapie, ist jedoch weniger selektiv und wird gerne für deutlich größere Areale eingesetzt. Mit IPL und Laserbehandlung kann man auch Rötungen, erweiterte Äderchen und Haare auf Gesicht und Körper entfernen. Beide Technologien erfordern in der Regel mehrere

Behandlungen. Sie können auch mit anderen Therapien kombiniert werden, um die Wirksamkeit zu verbessern.

PFLEGEROUTINE BEI PIGMENTFLECKEN

Morgens:

1. Reinigung – mit Wasser, bei sehr öliger Haut mit einem Reiniger.
2. Behandeln – mit Vitamin-C-Serum, das idealerweise noch weitere Antioxidantien enthält, die Haut aufhellt und vor freien Radikalen schützt.
3. Sonnenschutz – mit SPF 50+, hohem UVA-Schutz, idealerweise getönt (mit Eisenoxid), um zusätzlich zum UV auch Blaulicht herauszufiltern; alternativ nach dem Sonnenschutz Make-up auftragen, das auch Eisenoxid enthält.

Abends:

1. Reinigung – mit einem Reiniger oder Double Cleanse
2. Behandeln – mit einem Serum mit depigmentierenden Inhaltsstoffen wie Niacinamid, Betain, Süßholzwurzelextrakt, Tranexamsäure – einzeln oder gerne auch in Kombination.
3. Retinoid oder Azelainsäure (je nach Verträglichkeit zwei- bis siebenmal pro Woche)
4. Feuchtigkeit (optional) – Creme mit Ceramiden, Glycerin und oder Panthenol

Weitere Tipps:

- Ein- bis zweimal wöchentlich ein chemisches Peeling mit AHA oder Kojisäure verwenden, bei Pigmentflecken und Akne gleichzeitig Salicylsäure nehmen.
- Bei Bedarf professionelle chemische Peelings, IPL oder Lasertherapien in Betracht ziehen.

- Geduld und Beständigkeit: Regelmäßige Pflege und Sonnenschutz sind der Schlüssel zum Erfolg.

Ein Beispiel aus meiner Praxis

Claudia kam zu mir, eine freundliche, blonde Frau, etwas über vierzig, mit heller Haut und strahlend blauen Augen. Claudia war schon immer ein Sonnen-Fangirl, wie sie mir schmunzelnd sagte. Die Bräune stand ihr einfach großartig, und die vielen Komplimente, die sie dafür bekam, bestärkten sie in ihrer Liebe zur Sonne. Keinen Strandurlaub ließ sie aus, und auch das Sonnenstudio besuchte sie gelegentlich. Bereits in ihren Dreißigern hatte sie immer mehr Pigmentflecken bemerkt, die sich zu ihren ohnehin vorhandenen Sommersprossen gesellten. Nun, mit Anfang vierzig, hatten sich größere bräunliche Flecken auf ihrer linken Wange und der Stirn gebildet – untrügliche Zeichen der vielen intensiven Sonnenbäder.

Als Claudia zu mir in die Praxis kam, war klar, dass die Sonne die Hauptursache ihrer Pigmentflecken war. Doch ich erklärte ihr auch, dass selbst alltägliche Autofahrten eine Rolle spielen können. Sie wusste nicht, dass unsere Autoscheiben zwar vor UVB-Strahlen schützen, die langwelligen UVA-Strahlen aber durchlassen, welche Bräunung verursachen und Pigmentflecken fördern.

Wir begannen Claudias Behandlung mit monatlichen depigmentierenden Peelings, die Alpha-Hydroxysäuren (AHA) und Kojisäure enthielten. Zu Hause nutzte Claudia abends zwei- bis dreimal pro Woche eine Creme mit Retinol und Retinal. Um die Verträglichkeit zu verbessern, kombinierte sie das Retinol mit einem aufhellenden Serum, das Niacinamid, Betain und einen Bärentraubenextrakt (Uva Ursi) enthielt. In ihrer

Morgenroutine setzte sie ein Vitamin-C-Serum ein, das noch weitere Antioxidantien wie Lycopen und Astaxanthin enthielt und die Pigmentflecken zusätzlich verbesserte, und trug einen Sonnenschutz mit hervorragendem UVA-Schutz auf. Zusätzlich verwendete sie eine getönte Tagescreme mit Eisenoxid, das Blaulicht filtert.

Schon bald zeigte Claudias Haut erste Verbesserungen. Die Flecken wurden blasser, und ihr Teint wurde ebenmäßiger und strahlend.

Aber die Reise war noch nicht zu Ende. Um die verbliebenen Pigmentflecken vollständig zu entfernen, führten wir eine Blitzlichttherapie mit IPL durch. Danach war Claudias Haut makellos und sie überglücklich. Doch ich redete ihr weiterhin ins Gewissen, sie müsse weiterhin Sonnenschutz verwenden. Die Behandlungen hatten zwar die bestehenden Flecken entfernt, aber ohne Schutz könnten neue Pigmentflecken schnell wieder auftreten. Ich bediente mich eines Vergleichs: Wir hätten nun quasi den Müll weggebracht, aber wir müssten verhindern, dass neuer Müll entsteht.

Claudia ist übrigens immer noch eine zufriedene Patientin. Um die ersten Zeichen der Zeit zu kaschieren, kommt sie alle vier bis sechs Wochen zu mir, um ein medizinisches Needling mit aufhellenden Substanzen machen zu lassen. Diese Behandlungen haben nicht nur aufhellenden Effekt, sondern verfeinern auch die Poren und mildern kleine Linien und Fältchen.

So hat Claudia ihren Weg zu ihrer Traumhaut gefunden, und ich freue mich, sie dabei begleiten zu dürfen.

VORSICHT: INFLAMMAGING!
DIE HAUT ALT PFLEGEN

Retinol und andere Wirkstoffe werden als unerlässlich für ein jugendliches und strahlendes Erscheinungsbild gepriesen: Einige wirken (vom Grundsatz her) entzündungshemmend und fördern die Zellerneuerung. Dennoch ist Vorsicht geboten, da zu viele Wirkstoffe oder eine zu häufige Anwendung Irritationen auslösen können, sodass die Haut sich rötet und entzündet.

Bei einer dauerhaften Entzündungslage im Körper kann es zu Inflammaging kommen; im Deutschen wird der Prozess **Entzündungsaltern** genannt. Damit ist gemeint, dass der Organismus durch den Anstieg von Entzündungsreaktionen schneller altert, was das Gewebe schädigt und sogar die Funktion von Organen – und damit auch der Haut – beeinträchtigen kann. Die genauen Mechanismen, die Inflammaging zugrunde liegen, sind noch nicht vollständig verstanden und aktuell Gegenstand intensiver Forschung.

Mein Tipp: Wenn ihr Wirkstoffe wie zum Beispiel Säuren und Retinol verwendet und eure Haut zwei oder drei Wochen lang gerötet oder gereizt ist, setzt das Produkt ab und macht eine Pause. Möglicherweise ist es für euch besser, weniger oder seltener Wirkstoffe zu verwenden.

MELASMA – DIE DUNKLE DIVA

Es gibt ein Krankheitsbild, das Pigment- und Altersflecken ähnelt, jedoch sehr viel spezieller ist und einen anderen Hintergrund hat: das Melasma. Ich nenne es gern „die dunkle Diva“, da bereits kleinste Störungen zu einer Verstärkung führen können.

Melasma ist eine Hauterkrankung, die sich durch dunkle, unregelmäßig geformte Flecken auf der Haut zeigt. Diese Flecken treten häufig im Gesicht auf, insbesondere auf Stirn, Wangen,

Oberlippe und Kinn, was ärgerlicherweise wie ein Bartschatten aussehen kann. Melasma entsteht durch eine übermäßige Produktion von Melanin, dem Pigment, das der Haut ihre Farbe verleiht. Die genaue Ursache von Melasma ist noch nicht vollständig erforscht, aber Faktoren wie Sonneneinstrahlung, Hormonveränderungen (z. B. während der Schwangerschaft oder bei der Einnahme von hormonellen Verhütungsmitteln) und die genetische Veranlagung spielen eine Rolle. Melasma betrifft häufiger Frauen als Männer. Obwohl es nicht gesundheitsschädlich ist, kann Melasma für Betroffene kosmetisch störend sein. Wie zum Beispiel für Jasmin.

Ein Beispiel aus meiner Praxis

Jasmin betrat mein Sprechzimmer, und ich dachte im ersten Moment einfach nur: Wow! Perfekte Haare, tolles Styling und auf den ersten Blick strahlende Haut. Doch als sie sich setzte und mir ihre Sorgen offenbarte, sah ich sofort die Schattenseite – im wahrsten Sinne des Wortes. Sie litt unter dem besagten Bartschatten, einer flächigen Hyperpigmentierung an der Oberlippe und auf der Stirn, die nach ihrer Schwangerschaft aufgetreten war. Diese hormonellen Pigmentstörungen – Melasma – hatten bei ihr zu einem hohen Leidensdruck geführt.

Jasmin war zuvor bei einem Kollegen gewesen, der ihr zur Laserbehandlung geraten hatte – leider der schlechteste Tipp bei Melasma, das tatsächlich sehr hitzeempfindlich ist. Laser arbeiten mit hohen Temperaturen und können zwar manchmal wirksam sein, aber in einigen Fällen das Problem sogar verschlimmern. Tatsächlich waren Jasmins Pigmentflecken nach der Behandlung dunkler geworden, und Jasmin war den Tränen nahe. Zunächst erklärte ich ihr, dass Melasma ein lebenslanges Problem ist und Geduld erfordert. Die Haut reagiert empfindlich auf Reibung, Hitze, Wind und vor allem auf Sonnenlicht.

Der erste Schritt war also ein sehr guter Sonnenschutz, kombiniert mit einem Hut und einer Sonnenbrille ohne Metallbügel. Ein Metallbügel kann nämlich Hitze speichern und sie an die Haut abgeben, was das Melasma verschlechtern kann.

Im nächsten Schritt bereiteten wir die Haut mit medizinischen Peelings auf eine intensive Schälkur vor: Cosmelan®. Diese Behandlung umfasst eine Kombination von Säuren, die in der dermatologischen Praxis aufgetragen und zu Hause wochenlang in der Nachbehandlung angewendet werden. Die Haut schält sich dabei Schicht für Schicht, ohne zu stark traumatisiert zu werden. Das Ergebnis bei Jasmin war beeindruckend: Ihre Pigmentflecken verschwanden fast vollständig, und Jasmins Haut strahlte.

Doch das war noch nicht das Ende der Behandlung. Um das Ergebnis zu halten, setzte Jasmin weiterhin auf konsequenten Sonnenschutz mit hohem UVA-Schutz und Blaulichtfilter. Ein Serum mit Vitamin C und Niacinamid führte zu weiteren Erfolgen. Abends verwendete sie ein mildes Retinol, das die Haut nicht reizt, sowie eine gute Feuchtigkeitspflege. Zusätzlich führten wir regelmäßig Microneedlings mit depigmentierenden Inhaltsstoffen durch. Diese verbesserten nicht nur das Hautbild, sondern verfeinerten auch die Poren und erhöhten den Glow. Jasmin befolgte außerdem meine Ernährungstipps und nahm Supplements ein, die bei Pigmentstörungen helfen können. Das sind übrigens die, welche ich unter der Rubrik „Sonnenschutz von innen“ auf Seite 135 aufgezählt habe. Schaut gerne dort nach.

Heute kann ich stolz sagen, dass Jasmins Haut so aussieht, wie sie es sich immer gewünscht hat.

Ein kleiner Hinweis: Hormone wie die Pille oder die Hormonspirale können ein Melasma auslösen oder verstärken. Falls ihr bei euch Veränderungen bemerkt, die der Beschreibung des Melasmas ähneln, sprecht mit eurer Gynäkologin über mögliche Alternativen. Es ist wichtig, dass ihr darüber gut informiert werdet.

HAUTVERÄNDERUNGEN IN DEN WECHSELJAHREN: EIN NEUES KAPITEL FÜR DIE HAUT

Die Wechseljahre sind eine spannende Zeit voller Veränderungen, und nein, die Haut bleibt davon nicht verschont. Aber bevor ihr euch mit Cremetöpfchen und Seren eindeckt, lasst uns gemeinsam einen Blick auf die Hautveränderungen werfen, die in dieser Lebensphase auftreten können. Spoiler: Es ist nicht alles schlecht, und ein bisschen Humor hilft immer!

Die berühmten Hitzewellen, die euch plötzlich und unerwartet treffen, sind nicht nur lästig, sondern können auch eure Haut beeinflussen. Plötzlich errötet ihr, als hättet ihr gerade einen Marathon gelaufen, obwohl ihr nur auf der Couch sitzt. Diese plötzlichen Rötungen und Schweißausbrüche können dazu führen, dass eure Haut empfindlicher reagiert. Ein beruhigendes Gesichtsspray oder Thermalwasser in der Handtasche können da Wunder wirken – und sorgen für einen kühlen Kopf, wenn der innere Heizstrahler wieder anspringt.

Während der Wechseljahre sinkt der Östrogenspiegel, was zu einer verminderten Talgproduktion führt. Die Haut kann also sehr trocken und spröde werden. Aber keine Panik! Reichhaltige Feuchtigkeitscremes mit Hyaluronsäure, Glycerin und Ceramiden sind hierfür eure besten Freunde. Sie helfen, die Feuchtigkeit in der Haut zu bewahren und die Hautbarriere zu stärken. Trinkt außerdem viel Wasser – eure Haut wird es euch danken!

Es ist kein Geheimnis: Mit zunehmendem Alter erscheinen mehr Fältchen und feine Linien. Diese erzählen die Geschichten eures Lebens – das Lachen, die Sorgen, die Freudentränen. Um diesen Geschichten etwas Glanz zu verleihen, könnt ihr auf Inhaltsstoffe wie Retinol und Vitamin C setzen. Retinol fördert die Zellerneuerung und Kollagenproduktion, während Vitamin C als starkes Antioxidant die Haut aufhellt und schützt. Wenn euch die Falten wirklich stören, scheut euch nicht, die Dermatologin eures Vertrauens um Rat zu fragen. Ansonsten: Feiert jede Falte als Zeichen eurer Lebenserfahrung!

Ihr werdet vielleicht bemerken, dass eure Haut weniger straff ist und an Elastizität verliert. Das ist ein natürlicher Prozess, aber es gibt Mittel, die Schwerkraft ein wenig herauszufordern. Retinoide, Peptide als Kollagen-Booster in der Pflege helfen, die Haut zu festigen und straffer aussehen zu lassen. Und vergesst nicht: Regelmäßige Gesichtsübungen und Lymphdrainagen mit Gua Sha können ebenfalls dazu beitragen, die Muskeln zu straffen und die Haut jugendlicher erscheinen zu lassen.

Es kann sein, dass ihr während der Wechseljahre vermehrt Pigmentflecken bemerkt. Diese kleinen Sonnenküsse sind das Ergebnis jahrelanger UV-Exposition und hormoneller Veränderungen. Ein gutes Vitamin-C-Serum, Niacinamid und Sonnenschutz sind hier eure besten Verbündeten. Tragt täglich Sonnenschutz auf, um neue Flecken zu verhindern, und verwendet aufhellende Produkte, um bestehende zu reduzieren. Auch hier kann die Hautärztin mit Lasern und Peelings helfen, wenn euch die Pigmentflecken stören.

Auch wenn all diese Veränderungen zunächst beunruhigend wirken können, denkt daran: Die Wechseljahre sind auch eine Zeit der Erneuerung und des Neuanfangs. Eure Haut geht durch eine Transformation, aber mit der richtigen Pflege könnt ihr sie dabei unterstützen, gesund und strahlend zu bleiben. Es ist nie zu spät, eure Haut zu verwöhnen und ihr die Liebe zu geben, die sie verdient.

HAUTPFLEGE-TIPPS FÜR DIE WECHSELJAHRE

1. Sanfte Reinigung – mit milden, pH-neutralen Reinigungsprodukten, um die Haut nicht zu reizen oder auszutrocknen.
2. Regelmäßige Feuchtigkeitspflege – Feuchtigkeitscremes mit zum Beispiel Ceramiden, Hyaluronsäure oder Glycerin verwenden, um die Hautbarriere zu stärken und Feuchtigkeit zu bewahren. Auch Öle in Cremes (z.B. Traubenkernöl, Rizinusöl, Leinöl) können wahre Wunder wirken, wenn ihr sie vertragt (mehr zu Ölen im Anhang).
3. Sonnenschutz – täglich breitbandigen Sonnenschutz mit SPF 30 oder 50 (je nach UV-Intensität und Aufenthalt im Freien) auftragen.
4. Vitamin C – idealerweise in Kombination mit weiteren Antioxidantien wie Resveratrol, Grüntee-Extrakt, Astaxanthin und Lycopen für die Morgenroutine – hellt auf und schützt vor freien Radikalen.
5. Retinoide bei der Abendroutine – fördert die Zellerneuerung.
6. Peptide in Morgen- oder Abendroutine – für bessere Spannkraft der Haut und festere Hautstruktur.
7. Hydration von innen – ausreichend Wasser trinken und so die Haut von innen pflegen.

Vergesst nicht, dass eure Frauenärztin eine kompetente und wertvolle Ansprechpartnerin in dieser Lebensphase ist. Sie kann euch nicht nur bei hormonellen Veränderungen beraten, sondern euch auch Tipps zu Hautpflege und Behandlungsmöglichkeiten geben. Hormontherapien oder spezielle Pflegeprodukte können helfen, die Symptome der Wechseljahre zu lindern und die Haut gesund zu erhalten. Die Wechseljahre sind ein neuer Abschnitt im Leben, und eure Haut ist natürlich immer mit dabei.

Mit der richtigen Pflege, dem nötigen Wissen über die Veränderungen im Körper und einer positiven Einstellung, könnt ihr diesen Übergang mit Freude und Bravour meistern. Also, auf zu neuen Abenteuern!

SKIN-INVESTMENT

Zum Abschluss des Skincare-Kapitels möchte ich auf einen wichtigen Aspekt bei der Auswahl von Pflegeprodukten eingehen: Ist teure Skincare besser als günstige?

Nicht unbedingt. Der Preis eines Hautpflegeprodukts ist kein direkter Indikator für seine Wirksamkeit oder Qualität. Es gibt sowohl teure als auch günstige Hautpflegeprodukte, die effektiv und hochwertig sind. Was wirklich zählt, sind die Inhaltsstoffe und die Formulierung des Produkts und daneben, wie gut es zu eurem Hauttyp und Hautzustand passt.

Einige teure Hautpflegeprodukte enthalten bestimmt exklusive Inhaltsstoffe oder sind in aufwendigen Verfahren hergestellt, was ihren Preis erhöht. Auch die Verpackung kann eine Rolle spielen: Bei vielen Stoffen, die zu Oxidation neigen, wie zum Beispiel Vitamin C oder Retinol, ist ein Spender, bei dem keine Luft an das Hautpflegeprodukt kommt, besser, um die Qualität zu erhalten. Diese Art der Verpackung ist allerdings kostspieliger als eine einfache Verpackung, was den Preis erhöhen kann.

Manche, aber längst nicht alle höherpreisigen Hautpflegemarken greifen nicht nur auf bereits bestehende wissenschaftliche Erkenntnisse zurück, sondern forschen oft eigenständig. Solche Produkte haben dann einen höheren Preis, weil die Entwicklungskosten eingerechnet werden müssen.

Es gibt auch Marken, die sehr exklusive Inhaltsstoffe verwenden, und eine solche durfte ich mal kennenlernen. Die Firma setzt auf *Vertical Farming*, züchtet also Pflanzen in senkrecht angelegten Gewächshäusern, um deren Extrakte in ihren Produkten einzusetzen. Solche kostspieligen Produktionsmethoden schlagen sich dann im Preis nieder. Jedoch können auch günstigere Produkte mit ähnlichen oder sogar den gleichen Wirkstoffen genauso effektiv sein.

Dank der hohen Nachfrage, dem Konkurrenzdruck am Skincare-Markt und der besseren Aufklärung der Konsumentinnen kommen auch Drogerieprodukte oft auf ein richtig gutes Niveau. Ihr könnt damit schöne Effekte für kleines Geld erzielen. Angesichts der Tatsache, dass Skincare keine Zauberei ist – im Gegenteil, sie hat doch recht begrenzte Fähigkeiten, was wir im Kapitel Beauty-Behandlungen noch einmal feststellen werden –, solltet ihr jedenfalls keine Niere verkaufen müssen, um euch Hautpflege leisten zu können.

Es ist prinzipiell erst mal wichtig, auf die Inhaltsstoffe zu achten und sicherzustellen, dass sie für eure Haut geeignet sind. Die teuerste Creme bringt nichts, wenn sie nicht zu eurem Hauttyp passt.

Es ist ratsam, eine gute Balance zwischen Qualität und Preis zu finden und unter diesem Gesichtspunkt diejenigen Hautpflegeprodukte auszuwählen, die eure Hautbedürfnisse am besten erfüllen. Es kann auch hilfreich sein, Bewertungen zu lesen und Empfehlungen von Hautpflegeprofis einzuholen, um die besten Produkte für eure Haut zu finden.

Eine klare Einschränkung möchte ich hier machen: Eine Creme, von der 50 Milliliter 700 Euro kosten, wird wahrscheinlich die Erwartungen, die sie angesichts ihres hohen Preises weckt, nicht befriedigen können. Am Ende bleibt sie eine kosmetische Creme und kein chirurgischer Eingriff.

Mein Tipp wird immer lauten: Kauft euch lieber ein weniger teures Produkt und investiert das übrige Geld in eine gute antioxidative Ernährung und in fachärztliche Behandlungen wie zum Beispiel Facials oder Microneedling, von denen wir wissen, dass sie die Kollagenproduktion anregen.

Und auf die Gefahr hin, mich zu wiederholen: Selbst die beste Skincare bringt nicht viel, wenn die Basis von innen nicht stimmt. Das merkt man spätestens, wenn man sich ein paar Tage lang wirklich schlecht ernährt oder ein paar Nächte nacheinander sehr schlecht geschlafen hat. Achtet darauf, euer verfügbares Budget dafür einzusetzen, alle Rahmenbedingungen zu verbessern – zum Beispiel eine gute Matratze anzuschaffen, einen Kopfkissenbezug aus Seide, der die nächtliche Reibung der Haut auf dem Kissen reduziert, gesunde Nahrungsmittel und so weiter. Damit werdet ihr langfristig am besten fahren und tut eurer Haut viel Gutes.

BEHANDLUNGEN

WAS WIR ZU HAUSE MACHEN KÖNNEN

In diesem Abschnitt möchte ich euch sanfte Methoden wie zum Beispiel Gua-Sha-Steine und Massagen vorstellen, über ihre Wirksamkeit und auch ihre Grenzen sprechen. Weiter erkläre ich gängige softe Anti-Aging-Maßnahmen mit Geräten für den Heimgebrauch. Damit ist es oft schon möglich, in Kombination mit den vorgenannten Beauty-Maßnahmen euer Ziel zu erreichen – nicht immer besteht die Möglichkeit oder das Bedürfnis, regelmäßig eine Kosmetikerin oder einen Beauty-Doc aufzusuchen. Es gibt kostengünstige und natürliche Alternativen, die ihr bequem zu Hause durchführen könnt. Entscheidet einfach selbst, wenn ihr diesen Abschnitt mit all den Vorteilen und Limitationen gelesen habt, welche Methode am besten zu euren Bedürfnissen und Lebensstil passt oder ob ihr zusätzlich einen Schritt weiter – zu einer professionellen Behandlung – gehen möchtet. Denkt daran, dass es nicht darum geht, Perfektion zu erreichen, sondern euch wohlzufühlen und das Beste aus euch selbst herauszuholen – ganz entspannt und auf individuelle Weise.

FACE-YOGA – GERNE IN KOMBINATION MIT GUA SHA

Face-Yoga und Gua Sha liegen im Trend. Ich habe einige Patientinnen, die das in ihre tägliche Routine aufgenommen haben und begeistert sind – aber auch genauso viele, die zunächst enthusiastisch angefangen und dann wieder aufgehört haben.

Das liegt meiner Meinung nach am fehlgeleiteten Face-Yoga-Marketing. Denn hierdurch werden zu viele unrealistische Versprechungen gemacht, die zu hohe Erwartungen erzeugen und zur Enttäuschung führen. Schade eigentlich, weil Face-Yoga wirklich sinnvoll sein kann. Daher hier eine realistische Einstufung.

Face-Yoga ist ein spezielles Training für die Gesichtsmuskulatur. Es besteht aus verschiedenen Übungen, die Muskelanspannung, -entspannung und sanfte Massageeinheiten kombinieren. Durch sie werden die Gesichtsmuskeln trainiert oder auch entspannt sowie Durchblutung und Lymphfluss angeregt. Diese Art Training hat eine ganze Reihe von positiven Effekten: Zum Beispiel kann es den Kiefermuskel lockern und damit Verspannungen im gesamten Körper lösen. Oder der Muskeltonus wird angeregt und damit eine Art Hauttraining initiiert, das zu einer Verbesserung des Gesamtbilds von Haut und Gesicht beitragen kann.

Tatsächlich gibt es eine kleine Studie, welche die Wirkung von 30 Minuten Face-Yoga über 20 Wochen untersucht hat und positive Effekte bestätigt, wobei man ehrlicherweise zugeben muss, dass eine einzelne Studie mit wenigen Teilnehmenden eine ziemlich dünne Beweislage darstellt.[11]

Es erfordert viel Zeiteinsatz und Willenskraft, das Face-Yoga durchzuhalten. Wenn ihr noch keine ausgeprägten Falten oder erschlaffte Haut habt, werdet ihr durch eine bessere Harmonie und Gesamtwirkung des Gesichts belohnt. Ich kann euch versichern, dass ihr bei frühzeitiger und regelmäßiger Anwendung mittel- bis langfristig eure optische Alterung ein wenig verzögern könnt. Tiefe Falten lassen sich aber nicht mehr beseitigen. Face-Yoga ist vor allem dann sinnvoll, wenn ihr grundsätzlich einen guten Lifestyle pflegt.

Ich selber mache nur zwei bis drei Minuten täglich Face-Yoga – an der Ampel oder beim Kochen. Dafür verwende ich als Add-on in meiner Morgen- oder Abendroutine gerne einen Gua-Sha-Stein. Diese werden meist aus Jade oder Rosenquarz gefertigt. Die Methode des sanften – das ist wichtig! – Hautmassierens kommt aus der Traditionellen Chinesischen Medizin und hat demnach reinigende, antientzündliche und abschwellende Wirkung (Jade) oder einen beruhigenden, antiirritativen Effekt (Rosenquarz). Probiert es gerne mal aus.

In den sozialen Medien habe ich ein Video gepostet, in welchem ich die Gua-Sha-Anwendung zeige, die übrigens sehr unkompliziert ist. Aktuell nutze ich am liebsten einen Gua Sha mit elektrischer Muskelstimulation, den es im Handel mittlerweile von mehreren Anbietern gibt, weil er dem Gesicht nach der Anwendung für mehrere Stunden einen leicht gelifteten Look verleiht, den ich liebe. Daher empfehle ich Face-Yoga und auch die zusätzliche Nutzung eines Gua-Sha-Steins gerne weiter. Aber bitte achtet wirklich darauf, sowohl mit den Fingern als auch mit dem Stein nicht zu starken Druck auf die Haut auszuüben, was einen Geweberückgang (Druckatrophie) verursachen könnte.

Ein Bereich, in dem Face-Yoga und Gua Sha an ihre Grenzen stoßen, ist eine Hautstraffung an der Kieferpartie sowie die Beseitigung von Stirnfalten, der Nasolabialfalte oder Lachfalten um die Augen herum. Der Grund: Gerade hier kommen zu viele auslösende Faktoren zusammen, die sich nicht über eine oberflächliche Maßnahme verändern lassen.

I LICHTBEHANDLUNGEN

Spezielle Lichteinwirkung kann das Hautbild verbessern, wobei es für Rotlicht und blaues Licht die beste Datenlage gibt. Deswegen konzentriere ich mich hierauf.

Die Behandlung mit rotem oder nah-infrarotem Licht beruht auf der Erkenntnis, dass bestimmte Wellenlängen Körperzellen stimulieren und biochemische Prozesse beschleunigen können. Da das rote Licht die Kollagenproduktion anregt, fördert es die Hautregeneration und führt zu einem gleichmäßigeren Hautbild. Entdeckt wurde dieser Effekt in der NASA-Forschung: Im All heilen Wunden langsamer, und es sollte herausgefunden werden, wie die Wundheilung, und dazu gehört die Kollagenbildung, angeregt werden kann. Die Erkenntnisse, die zuerst das All betrafen, wurden dann auf ganz bodenständige Bedürfnisse übertragen und fanden so ihren Weg in Beauty-Praxen und Wohnzimmer.

Die roten Strahlen mit den Wellenlängen 640 und 880 Nanometern dringen tiefer in die Haut ein. Sie stimulieren die Mitochondrien in den Zellen, wodurch sich das Energielevel der Zellen und der Stoffwechsel erhöhen.

Das blaue Licht mit einer Strahlung um 465 Nanometern bleibt oberflächlicher und hat antientzündliche Effekte, zum Beispiel bei Akne. Eine Kombination aus beiden Farben setze ich gerne bei Anti-Aging-Behandlungen ein. Üblicherweise führe ich über einen Zeitraum von etwa zwölf Wochen zwei- bis dreimal pro Woche für 30 Minuten eine Bestrahlung durch. Der Effekt ist natürlich nicht der eines Facelifts. Auch werden hier keine tiefen Falten geglättet und – wie immer – nicht alles wirkt bei allen, jedoch hat die Haut meist einen schöneren Glow und kleinste Knitterfältchen werden geglättet. Geräte, die das Licht gepulst abgeben (also etwas flackern), sind wahrscheinlich effektiver, als die, die kontinuierlich strahlen.

Für die Hände ist diese Behandlung jedenfalls ein Gamechanger. Ich habe selten so schöne Effekte bei Behandlungen der Hände gesehen wie nach einer Bestrahlung mit diesen Lampen. Was die Augen betrifft: Wenn ihr während der Behandlung eine Brille tragt, wie man es im Solarium tut, müsst ihr keine Sorge haben: Die Strahlung ist unschädlich, so unproblematisch sogar, dass es die Lampen auch für die Eigenanwendung gibt. Wenn die Qualität gut ist und die Wellenlängen korrekt eingestellt sind, dann spricht nichts dagegen, diese Behandlung zu Hause zu machen. Beachtet allerdings, dass ihr das Licht nicht zu oft anwenden solltet, da es hierfür keine Datenlage gibt. Nach den ersten intensiveren zwölf Wochen rate ich dazu, die Anwendung auf zwei- bis viermal im Monat zu beschränken.

Falls ihr unter Rosazea leidet, solltet ihr darauf achten, dass unter der Lampe keine zu große Wärmeentwicklung entsteht, da diese die Durchblutung zu stark anregen kann. Haltet, um das zu vermeiden, einen größeren Abstand von 30 bis 50 cm zur Lampe ein und beobachtet, wie die Haut reagiert. Selbiges gilt für die Pigmentstörung Melasma, die ebenfalls auf Wärmereize reagiert.

Grundsätzlich ist die kosmetische Lichttherapie für zu Hause komplikationslos, schmerzlos und nichtinvasiv. Ich kann die entspannende Behandlung, die auf Dauer einen gering fältchenmildernden Effekt hat, empfehlen.

RADIOFREQUENZ UND ULTRASCHALL FÜR DEN HAUSGEBRAUCH

Hier begeben wir uns nun in einen Behandlungsbereich, den wir aus der Medizin kennen und der eigentlich zu professionellen Anwendungen zu zählen ist. Ich sage „eigentlich“, weil es inzwischen niedrigschwellige Radiofrequenz- und Ultraschallgeräte für den Hausgebrauch gibt, die deutlich mehr als eine oberflächliche Spielerei sind.

Bei der Radiofrequenz-Behandlung werden über einen Applikator niederfrequente elektromagnetische Wellen in tiefer liegende Hautschichten geleitet, wo sie die eingelagerten Wassermoleküle in Schwingung versetzen und wodurch Wärme von circa 40 bis 45 Grad entsteht. Intensiver als bei der Rotlichttherapie beschleunigt das den Stoffwechsel der Zellen und regt die Fibroblasten der Haut zur Kollagen- und Elastinproduktion an. Dadurch wird die Hautstruktur bei guten Respondern (also Menschen, deren Haut auf diese Art der Stimulation gut reagiert) verbessert und erscheint etwas glatter und strahlender. Wer lange damit arbeitet, kann tatsächlich geringe Liftingeffekte erzielen. Das gilt aber nicht für alle Anwenderinnen; manche sprechen auf diese Geräte nicht an. Erste Effekte zeigen sich nach etwa zwei bis drei Monaten.

Natürlich sind die professionellen Geräte, die zur Profi-Behandlung in der Praxis eingesetzt werden, erheblich leistungsfähiger als diejenigen für den Hausgebrauch. Somit erzeugen diese auch schneller ein sichtbares und länger anhaltendes Ergebnis. Auch muss man den gleichmäßigen Umgang mit dem Applikator etwas üben.

Trotzdem muss ich sagen: Wenn ihr euch mit der Radiofrequenz-Behandlung und dem Applikator vertraut macht, könnt ihr bei einem erschlaffenden Hautbild möglicherweise sichtbare kleine Verbesserungen bzw. Straffungseffekte erzielen.

Ähnliches gilt für die Ultraschallbehandlung für zu Hause. Durch das Ultraschallgerät dringen hochfrequente Schallwellen in die Haut ein. Sie erzeugen ebenso wie die Radiofrequenzwellen Vibrationen, deren Energie in Wärme umgewandelt wird. Auch hier stimuliert der thermische Effekt die Blutzirkulation und die Kollagen- und Elastinsynthese. Die Ultraschallmethode durch Geräte für zu Hause ist meiner Erfahrung nach unkompliziert und kann, wenn die Haut auf diesen Reiz anspricht, die Kollagenbildung etwas anregen. Auch hier gilt: Lasst euch beraten und investiert in ein technisch hochwertiges Gerät oder lasst die Behandlung in einer Arztpraxis oder einem Institut mit einem leistungsfähigen hochwertigen Gerät und der entsprechenden Erfahrung durchführen (dazu später mehr).

Fazit

Thermobehandlungen mit Radiofrequenz- und Ultraschallwellen sind in der kosmetischen Selbstbehandlung angekommen. Ihre Wirkung ist deutlich schwächer als die beim Einsatz von Profigeräten, aber sie tun bei vielen Menschen ohne Zweifel etwas und können erschlaffender Haut bei konsequenter Anwendung in geringem Maße Elastizität und Glow zurückgeben. Denkt aber daran, dass nicht jede Haut auf die Anwendung von Heimgeräten anspricht. Dadurch, dass diese in der Regel eher zu wenig als zu viel Energie abgeben, ist das Risiko von Fettverlust im Gesicht durch zu viel Hitze immerhin extrem gering.

Wenn ihr nicht die Möglichkeit habt, das Gerät langfristig und diszipliniert einzusetzen, spart euch lieber das Geld und geht zu einer Behandlerin oder einem Behandler, um ein besseres Ergebnis in einer oder zwei Sitzungen zu erzielen. Ich selber würde eher auf professionelle intensivere Behandlungen bei der Hautärztin setzen, aber für alle, die sich davor scheuen oder für die, denen die etwas größere Investition nicht möglich ist, kann ein Heimgerät ein Alternative sein.

MICROCURRENT FACIAL: MUSKELSTIMULATION DURCH MIKROSTROM

Elektrische Gesichtsmassagegeräte, werden aktuell stark gehypt. Viele dieser Geräte, die zwischen 200 und 500 Euro kosten, behaupten, das Gesicht zu straffen und die Kollagenproduktion anzuregen. Was ist da dran?

Zunächst möchte ich euch sagen: Gefährlich oder schmerzhaft sind die Behandlungen nicht. Mikrostromgeräte setzen nur sehr niedrig dosierte Stromeinheiten ein. Durch die Mini-Impulse wird die Muskelkontraktion stimuliert, was sich manchmal etwas unangenehm anfühlt. Dies kann vorübergehend das Erscheinungsbild der Muskulatur im Ruhezustand verbessern, ähnlich wie ein Training im Fitnessstudio; direkt nach einer Einheit Bizepscurls sind die Bizepsmuskeln definiert und sichtbar (Bodybuilder nennen das „Pumpen"). Der durch die Stromimpulse des elektrischen Gesichtsmassagegeräts besser durchblutete und etwas geschwollene Muskel strafft also die Haut aufgrund seines erhöhten Volumens. Das alles geschieht auf mikroskopischer Ebene – ihr werdet also keinesfalls „klobige" Muskeln im Gesicht aufbauen.

Zusätzlich soll die Aktivität der kollagenbildenden Fibroblasten in Gang gebracht werden. Es gibt einige kleinere Studien, die zeigen, dass die Kollagenproduktion nach regelmäßiger Anwendung tatsächlich angeregt wurde. Insgesamt haben diese Studien – meist Hersteller-finanziert – aufgrund der kleinen Probandinnenzahl nur eine begrenzte Aussagekraft. Ich setze lieber auf Erfahrungswerte, und aus meiner Erfahrung kann ich sagen, dass einige Menschen kleine, aber signifikante positive

Veränderungen ihres Gesichts beobachtet haben – ich selbst sehe das bei mir auch. Mikrostromgeräte eignen sich auch gut zur Lymphdrainage und zur Anregung der Durchblutung. Die Haut sieht anschließend entspannt und erfrischt aus und das Gesicht im Ganzen ist – vor allem im oberen Drittel – leicht angehoben. Als echte Anti-Falten-Methode würde ich sie jedoch nicht bezeichnen und entsprechend zu diesem Zweck auch nicht empfehlen.

Wie bei jedem Trainingsprogramm solltet ihr bei der Anwendung auf jeden Fall dranbleiben, die Behandlung also mehrmals pro Woche durchführen, um die Wirkung zu sehen.

Mein Fazit zu diesen Geräten: Sie sind kein Muss, aber manchmal effektiv für diejenigen, die bereits eine etablierte ideale Hautpflegeroutine haben und nach einem zusätzlichen Boost suchen – ihr solltet aber keine Wunder erwarten. Ich selber verwende solche Geräte hin und wieder, um an Tagen mit fahler Haut etwas Schwung ins Gesicht zu bringen, anstelle von Face Yoga und Gua Sha, oder auch kombiniert damit.

| FACE TAPING: VORTEILE UND NACHTEILE

Face Taping ist eine interessante Methode, die ursprünglich aus der Kinesiologie und Sportmedizin stammt und mittlerweile auch in der Schönheitspflege Anwendung findet. Dabei werden spezielle, hautfreundliche Klebebänder auf das Gesicht aufgetragen, um Falten zu glätten und die Haut zu straffen. Diese Behandlungsart ist hierzulande relativ neu, und es gibt wenig bis keine wissenschaftlichen Daten zur Anwendung als Anti-Aging-Maßnahme. Ich möchte aber hier die Vorteile und die Nachteile aufzählen, damit ihr euch ein eigenes Bild machen könnt. Kleiner Spoiler: Ich verwende Facetapes nicht, finde sie in manchen Fällen aber hilfreich.

Vorteile

Face Taping kann auf natürliche Weise helfen, die Haut temporär zu glätten, ohne invasive Eingriffe vornehmen zu müssen. Außerdem könnt ihr es bequem zu Hause durchführen, und benötigt weder teure Geräte noch spezielle Schulungen. Die Anwendung ist relativ kostengünstig im Vergleich zu vielen anderen Anti-Aging-Methoden.

Ein weiterer Vorteil ist, dass durch das gezielte Anbringen der Tapes verspannte Gesichtsmuskeln entlastet werden können, was langfristig zu weniger Bildung von mimischen Falten führen kann. Dies ist aber wissenschaftlich nicht gesichert.

Außerdem kann Face Taping sinnvoll sein, um die Haut nachts ruhig zu stellen oder um Knickfalten zu reduzieren, die beim seitlichen Schlafen durch das Zusammenschieben der Haut entstehen können. Wenn sie unter Stress stehen, ziehen manche Menschen auch nachts unbewusst ihre Zornesfalte zusammen, was morgens in einer deutlichen Kerbe zwischen den Augenbrauen resultiert.

Es gibt jedoch Experten und Expertinnen, die die Meinung vertreten, durch den Widerstand der Tapes müsse sich die Muskulatur mehr anstrengen und würde in der Folge eher verspannen – womit wir auch schon bei den Nachteilen sind.

Nachteile

Die Erfolge von Face Taping sind oft nur kurzfristig: Sobald das Tape entfernt wird, kehrt die Haut schnell wieder in ihren ursprünglichen Zustand zurück. Zudem muss Face Taping regelmäßig und korrekt angewendet werden, was einiges an Geduld und Übung erfordert.

Ein ernst zu nehmender Nachteil ist das Risiko von Hautreaktionen. Nicht jede Haut verträgt das Tape gut; bei empfindlicher Haut kann es zu Irritationen oder allergischen Reaktionen kommen. Das wiederholte, tägliche Entfernen der Tapes kann die Hautbarriere auf Dauer schädigen, da die Oberhaut dabei mikroskopisch verletzt wird, selbst wenn ihr sanfte Kleber verwendet. Es gibt auch keine wissenschaftlichen Daten, die zeigen, dass Face Taping die Haut wirklich verjüngt.

Ein weiterer Punkt ist, dass die Haut „ausleiern“ kann (Hautrelaxation). Wird das Tape nicht korrekt angewendet und die Haut beim Auftragen oder Entfernen gedehnt, kann dies zur Überdehnung und damit langfristig zu einer schlechteren Hautqualität führen.

Alternativen

Eine Alternative zu den Klebebändern sind Silikonpads zum Aufkleben, die ich persönlich für besser halte, wenn man sie verträgt. Durch eine andere Klebetechnik wird die Haut beim Abziehen weniger strapaziert, was die Gefahr von Mikroschäden minimiert. Allerdings haben auch Silikonauflagen ihre Nachteile: Durch den Wärme- und Feuchtigkeitsstau unter dem Silikon kann es zu Unreinheiten kommen. Als notorische Seitenschläferin habe ich sie verwendet, und obwohl ich den glättenden Effekt gut fand, musste ich damit aufhören, weil ich nach einer Zeit unter dem Pad Hautprobleme wie Pickelchen bekommen habe. Das heißt allerdings nicht, dass euch das auch passieren muss. Wenn es für euch nach einer interessanten Option klingt, dann probiert Silikonpads einfach mal aus.

FACE CUPPING: TRADITION TRIFFT MODERNE GESICHTSBEHANDLUNG

Face Cupping, auch bekannt als Gesichtsschröpfen, ist eine alte Therapieform, die ihren Ursprung in der Traditionellen Chinesischen Medizin (TCM) hat. Ursprünglich wurde das Schröpfen am Körper angewendet, um die Durchblutung zu verbessern und den Energiefluss im Körper zu harmonisieren. In den letzten Jahren hat sich diese Methode auch im Bereich der Schönheits- und Gesichtsbehandlungen etabliert. Beim Face Cupping werden spezielle kleine Schröpfgläser oder Silikon-Cups verwendet, die sanft über das Gesicht geführt werden, um die Durchblutung zu fördern, aber auch die Lymphzirkulation im Gesicht anzuregen, was zu besserer Sauerstoffversorgung und besserem Abtransport von Stoffwechselendprodukten in der Haut führt. Dies kann die Haut frischer und gesünder erscheinen lassen.

Ein weiterer möglicher, aber nicht erwiesener Vorteil könnte die Anregung der Kollagenproduktion sein. Die Massagewirkung des Face Cuppings kann zudem, ebenso wie Massagen und Gua Sha, dabei helfen, Schwellungen und Wasseransammlungen im Gesicht zu verringern. Nicht zu vergessen ist die entspannende Wirkung dieser Methode: Face Cupping kann Spannungen in den Gesichtsmuskeln lösen und somit zu einem allgemeinen Gefühl der Entspannung und des Wohlbefindens beitragen.

Nachteile

Trotz der zahlreichen Vorteile gibt es auch einige Aspekte, die beachtet werden sollten. Bei unsachgemäßer Anwendung und/oder empfindlicher Haut können Reizungen oder Rötungen, eventuell auch erweiterte Äderchen auftreten, die ohne Behandlung nicht mehr weggehen. Besonders Menschen mit sensibler Haut sollten vorsichtig sein. Ein weiteres Risiko ist das Auftreten von Blutergüssen, wenn zu starker Druck ausgeübt wird oder die Cups zu lange auf der Haut bleiben. Daher ist es wichtig, Face Cupping sanft und vorsichtig durchzuführen.

Nicht alle Hauttypen sind für Face Cupping geeignet. Personen mit Rosazea, Ekzemen oder Akne sollten die Behandlungsmethode vermeiden, da sie diese Hautzustände verschlimmern könnte. Außerdem erfordert Face Cupping eine gewisse Übung und Kenntnis der richtigen Techniken, um die besten Ergebnisse zu erzielen und Nebenwirkungen zu vermeiden. Hierzu findet ihr online zahlreiche gute Anleitungen. Bitte beachte: Die erzielten Ergebnisse sind oft vorübergehend, was bedeutet, dass die Behandlung regelmäßig durchgeführt werden muss, um langfristige Vorteile zu erzielen.

| MICRONEEDLING UND PEELINGS

Microneedling und Peeling zählen zu meinen liebsten Behandlungen – so viel kann ich schon mal sagen. Da diese Behandlungen nicht nur zu Hause, sondern in intensiverer Form auch im Institut oder in der Arztpraxis durchgeführt werden, habe ich die genaue Beschreibung in das folgende Kapitel verlegt.

MINIMALINVASIVE BEHANDLUNGEN IM INSTITUT UND BEI DER ÄRZTIN

Nun habt ihr euch schon viel erarbeitet in Sachen Glow-up, und vielleicht findet ihr auch, dass ein guter Lebensstil, Skincare und Behandlungen zu Hause ausreichende Maßnahmen für eure Haut sind. Vielleicht interessiert euch also ein Kapitel zu ärztlichen Beauty-Anwendungen gar nicht so sehr. Aber vertraut mir. Es geht mir nicht darum, euch von Behandlungen, die stärker unter die Haut gehen als Kosmetika, zu überzeugen. Mir geht es in erster Linie um Information über alle Möglichkeiten, mit denen sich Spuren des Alterungsprozesses effektiv minimieren lassen, bzw. darüber, womit ihr tiefer gehend und nachhaltig vorbeugen könnt. Ganz klar: Nicht alles ist für alle geeignet, und es ist gut möglich, dass ihr durch die bisherigen Tipps auch schon euren persönlichen Wunsch-Glow-up erreicht.

Aber unsere Lebensumstände sind genauso verschieden wie unsere Genetik – und beides zeigt sich am Hautbild. Daher ist es gut zu wissen, welche Maßnahmen es für die jeweiligen Hautpartien gibt und was sich damit erreichen lässt. So habt ihr die Möglichkeit, für euch selbst die Behandlungen realistisch einzuschätzen.

Vorab möchte ich noch kurz auf ein Thema vom Anfang zurückkommen: die Würde und das würdevolle Altern. Was bedeutet das denn? Würde ist ein Wert, der jedem Menschen innewohnt. Jede und jeder von uns ist wertvoll, unabhängig von Geschlecht, Alter, Hautfarbe und der äußeren Erscheinung. Deshalb ist Attraktivität auch kein Attribut, das mit Würde in irgendeinem Zusammenhang steht: Unsere Würde ist unantastbar, auch dann, wenn wir Fältchen behandeln, Haut zum Strahlen bringen oder unsere Haare färben. Niemand sollte sich schlecht oder gar entwürdigt damit fühlen, dem eigenen Äußeren den passenden Schliff verleihen zu wollen – oder auch nicht. Hierbei sind Zweifel einfach nicht angebracht.

| TYPGERECHTE BEHANDLUNGEN

Viele Patientinnen und Patienten, die mich in der Praxis aufsuchen, sind mit ihrem Äußeren unzufrieden, ohne konkret benennen zu können, woher diese Unzufriedenheit kommt. Meine Aufgabe ist es, mir mein Gegenüber genau anzuschauen, und damit ist nicht nur das Hautbild gemeint, sondern ein Gesamteindruck. Ist dieser einzigartige Mensch vom Typ her eher laut oder leise, introvertiert oder extrovertiert, clean oder verspielt, cool oder eher risikoscheu? Kleidung, Verhalten, Gestik, die Art und Weise zu sprechen – all das lässt Rückschlüsse auf die Persönlichkeit zu. Natürlich gehört zur ganzheitlichen Betrachtung auch die medizinische Anamnese, die eventuelle Grunderkrankungen, chronische Erkrankungen, und Lifestyle-Faktoren einschließt.

Von diesem Gesamtbild ausgehend erarbeite ich gemeinsam mit der Patientin – oder dem Patienten –, wie wir den jeweiligen Charakter durch das optische Erscheinungsbild unterstreichen können, ohne dass es aufgesetzt wirkt. Ein kleines Beispiel: Bei der Burlesque-Tänzerin Dita von Teese sehen die dunklen, feinen Augenbrauen im Kontrast zur bleichen Haut fantastisch aus; viele andere Frauen würden mit dem gleichen Look gespenstisch wirken und sich nicht wohlfühlen. Und es geht immer um das individuelle Wohlbefinden.

Häufig suchen Menschen meine Praxis auf, die einen ganz bestimmten oder auch vermeintlichen „Makel" beseitigen möchten. Sie haben im Spiegel zum Beispiel eine Falte ausgemacht, die sie so sehr stört, dass sie nur noch diese Stelle sehen und sich damit nicht wohlfühlen. Diese Falte kann ich natürlich beseitigen.

Zunächst aber frage ich nach der persönlichen Einschätzung: Um wie viel Prozent schöner wird sich die Patientin durch die Behandlung der einen Falte fühlen? Es ist erstaunlich, was dabei herauskommt. Viele meiner Patientinnen betrachten sich erst dann in Gänze, scannen ihr Gesicht und stellen oft selbst fest, dass die Attraktivität, die sie sich wünschen, nur unwesentlich mit der einzelnen Falte zu tun hat. Danach besprechen wir, was ich sehe. Wir gehen die Möglichkeiten und Grenzen einzelner Behandlungsmaßnahmen durch. Dabei ist es auch wichtig, sich bei bestimmten Zeichen an der Haut darüber klar zu werden, ob es sich eventuell um ein markantes, typkennzeichnendes Merkmal handelt, das erhalten bleiben sollte.

Denkt einmal an das auffällige Muttermal am Mund des ehemaligen Topmodels Cindy Crawford, das so etwas wie ihr Markenzeichen wurde und das viele von uns vermutlich als Makel empfinden würden. Cindy hätte sich mit der Entfernung dieses dunklen Pigmentflecks tatsächlich einen Teil ihrer einzigartigen Identität genommen.

Ich hatte vor einiger Zeit eine Lehrerin in meiner Praxis, die ihren Teint zwar optimieren, dabei aber unbedingt ihre Zornesfalte behalten wollte. Das ist die Falte, die vertikal zwischen den Augenbrauen verläuft und für einen etwas grimmigen Blick sorgt. „Diesen Gesichtsausdruck kann ich im Unterricht ab und zu sehr gut gebrauchen, er zeigt Wirkung", erklärte sie mir schmunzelnd. Auch ein schönes Beispiel dafür, wie sehr typische Merkmale Identität schaffen, und zwar auf ganz unterschiedliche Weise.

Also: Schaut euch an, betrachtet euch wohlwollend und nicht nur punktuell. Wenn euch etwas auffällt, das euch unharmonisch vorkommt oder als nicht zu euch passend, dann fragt euch, um wie viel Prozent ihr euch wohler fühlen würdet, wenn dieser vermeintliche „Schönheitsfehler" nicht mehr vorhanden wäre. Je höher der Prozentsatz, desto eher lohnt es sich, dass ihr euch mit den Maßnahmen beschäftigt, die über das, was ihr bisher in meinem Buch erfahren habt, hinausgehen.

EIN BLICK IN MEIN LEBEN – UND MEINE LEARNINGS

Da ich viel über einen gesunden Lifestyle und meine Ernährung poste, sind manche Follower, die nicht alle meine Beiträge und Storys kennen, überrascht darüber, dass ich neben Gua Sha und Skincare bei mir selbst auch spezielle minimalinvasive Hautbehandlungen anwende. Ich habe durch langjährige Erfahrung gelernt, was ich bei mir und auch meinen Patientinnen tun muss, damit das Ergebnis so überzeugend wie vordergründig unauffällig ist.

Warum das nicht zugeben, wenn man gefragt wird? Ich sehe immer wieder Promis und Content Creators, die nicht dazu stehen, dass sie selbst minimalinvasive (manchmal sogar operative) Behandlungen hinter sich haben, und dann eine Skincare-Linie oder ein ganz softes Verfahren promoten, mit dem sie angeblich so glatt, straff und rosig-frisch geworden sind. Das finde ich nicht fair. Wenn mich jemand fragt, wie ich es schaffe, in meinem Alter eine noch recht faltenfreie und elastisch wirkende Haut zu haben, bekommt die- oder derjenige eine ehrliche Antwort.

Ich habe jahrelang geraucht, fast zehn Jahre lang im Krankenhaus gearbeitet und dort Nachtdienste gemacht, und mein Hobby in dieser Zeit war Wellenreiten, sodass ich an guten Tagen acht Stunden im Meer auf dem Surfbrett gesessen und auf Wellen gewartet haben, die mir dann den Sonnenschutz vom Gesicht gespült haben. Dann bin ich Mutter geworden und habe viele schlaflose Nächte erlebt. Auch zwei Fehlgeburten gehören in meine Vita, die mich körperlich wie psychisch stark belastet haben. Während ich meine eigene Praxis aufgebaut habe, ist mein zweites Kind auf die Welt gekommen, und parallel wurde mein Vater pflegebedürftig. Nachts habe ich gestillt, morgens abgepumpt, den Tag in der Praxis gearbeitet, danach die Ältere aus der Kita abgeholt und bis zu seinem Tod meinen Vater mitgepflegt. Kann das spurlos an einem vorübergehen?

Während dieser Zeit bin ich deutlich gealtert. Ich konnte meine Lebensumstände nicht verändern, aber ich wollte auch nicht verhärmt und vorzeitig gealtert aussehen. Mein Ausweg waren Botulinum, Filler und Laserbehandlungen. Diese Behandlungen, abends nach der Sprechstunde durchgeführt, waren meine Me-Time. Eine Mütze Schlaf wäre effektiver gewesen. Doch mir hat irgendwann einfach das Gefühl für mich gefehlt, sodass ich am Ende nicht nur chronisch krank war, sondern auch noch total aufgespritzt und unnatürlich aussah. Außer meinem Mann hat mich niemand aus meinem Umfeld darauf hingewiesen, was ich im Nachhinein unglücklich finde. Deswegen spreche ich solche Dinge auch sofort an, wenn eine Patientin zu mir kommt.

Ein Beispiel aus meiner Praxis

Vor mir saß eine hübsche Frau mit langen, übervollen Wimpernextensions, die überhaupt nicht zu ihr passten, ihre Augen kleiner machten und einen ganz erheblichen, fast dramatischen Kontrast zu ihren ansonsten natürlichen Gesichtszügen und ihrem sportlichen Auftreten schufen. Ihr Anliegen hatte nichts mit diesen Wimpern zu tun. Dennoch habe ich im Gespräch einen passenden Moment genutzt, sie auf ihre Wimpern anzusprechen. Was die Beweggründe waren und ob sie sich damit wohlfühlt. So sind wir auf Selbstwahrnehmung und Fremdwahrnehmung gekommen und darauf, dass zu viel das Gegenteil von gut ist. Sie hat die Wimpernextensions anschließend entfernen lassen und kam zum Anschlusstermin regelrecht befreit und glücklich in die Praxis.

Auch erlebe ich es oft, dass Patientinnen in der Vergangenheit zu viele verändernde Behandlungen hatten und das Gesicht nun überfüllt wirkt. Das spreche ich offen und ehrlich an und erörtere – auf Wunsch – einen Plan, um das Gesicht wieder auf natürlichere Art schön und jugendlich aussehen zu lassen. Nicht selten erlebe ich zudem den Fall, dass ein vermeintlicher Makel in Wahrheit gar keiner ist, sondern nur das Ergebnis von zu vielen Stunden vor einem Spiegel mit wahlweise dreifacher oder fünffacher Vergrößerung. Dies ist eine typische Situation, in der ich von einer Behandlung abrate.

Zurück zu mir: Ich wurde in dieser für mich schwierigen Zeit oft von älteren Patientinnen darauf angesprochen, dass ich so schmal aussehe. Heute vermute ich, dass sie eigentlich meinten, ich sah erschöpft aus. Für mich waren diese Aussagen ein Grund mehr, mein Gesicht immer voller zu spritzen. Als ich dann Fotos von mir auf einem Kita-Fest sah, hat mir das einen regelrechten Schock versetzt. Ich konnte mich auf den Fotos so sehen, wie andere mich sehen, was mir bis dahin in meinem Stress selbst beim Blick in den Spiegel nicht gelungen war. Ich sah ein unnatürlich rundes Gesicht, die Wangen zu groß, und beim Lachen verengten sich meine Augen zu Schlitzen. Über die übervollen Lippen möchte ich gar nicht reden. Das war ein Wendepunkt in meinem Leben. Ich habe das meiste Hyaluron unter meiner Gesichtshaut aufgelöst (siehe Video auf Instagram) und weniger invasive Methoden wie Kollagenfäden und Poly-L-Milchsäure angewendet, um zu mehr Natürlichkeit und gleichzeitig einer schönen Haut zu kommen, in der ich mich wohlfühle. So habe ich gelernt, was gut boostert und was unnatürlich pimpt. Ich berate und behandle meine Patientinnen aufgrund meiner Erfahrungen immer so, dass das Ergebnis einem natürlichen Frischekick gleichkommt.

DER ALTERUNGSPROZESS DES GESICHTS

Den Aufbau der Haut und die Strukturen der drei Hautschichten habe ich im Kapitel „Skincare" auf Seite 114 vorgestellt und erläutert. Um die physiologische Alterung speziell in unserem Gesicht zu verstehen, beschäftigen wir uns jetzt mit den Strukturen, die das Hauterscheinungsbild prägen und am Prozess der

Alterung beteiligt sind. Würdet ihr zum Beispiel vermuten, dass der Schädelknochen dabei eine Rolle spielt? Wenn ihr weiterlest, werdet ihr auch verstehen, warum es nicht die eine Maßnahme geben kann, die uns allen ein jugendliches Aussehen verschafft.

Wir haben es mit insgesamt sechs unterschiedlichen Gewebestrukturen im Gesicht zu tun, die miteinander verbunden sind, jeweils einzelne Aufgaben erfüllen, aber auch miteinander verbunden sind:

Die **Haut** (med. Epidermis, Dermis und Hypodermis genannt). Diese oberste, äußere und sichtbare Schicht besteht aus keratinproduzierenden Zellen. Diese Zellen bewegen sich permanent Richtung Oberfläche und werden dort schließlich abgestoßen, während von unten neue Zellen nachrücken. Hier, auf der Basalmembran, sitzen auch die Melanozyten, die für die Entstehung von Pigmentflecken mitverantwortlich sind. Oben auf der Haut werden die Spuren von schädigenden Einflüssen und Alterung sichtbar: Es entstehen Sonnenflecken, Rötungen, kleine Linien und Falten sowie vergrößerte Poren aufgrund des Rückgangs und der Veränderung von Kollagen und elastischen Fasern. Auch Mimikfältchen, die in der Jugend nur bei Bewegung zu sehen sind, brennen sich irgendwann in die Gesichtshaut ein.

Das **Unterhautfettgewebe.** Wir haben im Gesicht verschiedene sogenannte oberflächliche Fett-Pads, also voneinander abgegrenzte Fettansammlungen, die gut beweglich sind und mit unserer Mimik mitgehen. Diese Fett-Pads altern zum einen dadurch, dass sie sich zurückbilden, aber auch dadurch, dass sie sich verschieben. So entsteht zum Beispiel die Nasolabialfalte nicht primär durch die Erschlaffung der Haut, sondern vor allem durch ein oberflächliches, sogenanntes Nasolabial-Fat-Pad, das der Schwerkraft folgend nach unten absackt, im Bereich der Nasolabialfalte aber durch die Fasern der Lachmuskulatur abgestoppt wird. Daher bildet sich diese deutlich sichtbare Grenze aus. Auch bei den sogenannten Hängebäckchen handelt es sich um Fett, das von oben in den Bereich der Kinnpartie abgerutscht ist. Hier werden die abgesackten Fettzellen besonders gut sichtbar, weil sich am Kinn in Höhe der Mundwinkel ein straffes Band befindet, das dort die Haut fixiert. Dadurch sammelt sich das Fett außerhalb dieses Bands halbmondförmig an.

Die **Superficial-Fascia:** Diese oberflächliche Körperfaszie ist eine Bindegewebsstruktur, die sowohl mit unserer Gesichtsmuskulatur als auch dem Unterhautfettgewebe verbunden ist. Jede Veränderung von Muskulatur und Fettgewebe führt auch zu einer Veränderung dieses aus festen Kollagenfasern bestehenden Bindegewebes, da diese Strukturen untrennbar miteinander verbunden sind.

Die **Gesichtsmuskulatur:** Sie wird auch als mimische Muskulatur bezeichnet und unterscheidet sich von der Muskulatur unseres restlichen Körpers, da sie keine Gelenke von Knochen zu Knochen miteinander verbindet. Vielmehr setzt sie an den Weichteilen unseres Gesichts an, wodurch jede Anspannung (denkt mal an euren Stirnmuskel) sofort zu einer Bewegung der Haut führt. Evolutionär betrachtet ist das extrem sinnvoll, denn dadurch konnte die Menschheit, unabhängig von Sprache, seit jeher sehr differenziert über ihre Gesichtsmimik kommunizieren bzw. Gefühlszustände ausdrücken. Die Gesichtsmuskeln bestimmen auch die Form und Ausprägung von Falten in unserem Gesicht.

Das **tief liegende Fettgewebe:** Es befindet sich unter der Muskulatur, vor allem um die Augen herum, um die Nase sowie tief in den Wangen. Dieses tief liegende Gewebe ist recht unbeweglich. Diese Fettansammlungen werden *Deep Fat Pads* genannt und ihre Existenz ist wichtig für das jugendlich-pralle Aussehen unseres Gesichts. Hier wird gerne Hyaluron injiziert, weil die Chancen am größten sind, dass die Depots an Ort und Stelle bleiben. Das Problem: Bei wiederholten Injektionen in diesem Bereich kommt es auf Dauer zu einer übermäßigen Volumenansammlung.

Der **Schädelknochen:** Unser Schädelknochen stützt das Gesicht und bildet eine schützende Hülle für Augen, Nase, Mund und natürlich das Gehirn. Mit der Alterung kommt es zu einem Knochenab- und -umbau, der das Erscheinen unseres Gesichts verändert und dazu beiträgt, dass unsere Gesichtszüge erschlaffen. Ein gutes Beispiel ist die Veränderung bzw. das Schrumpfen des Stirnknochens. Es führt dazu, dass die Augenbrauen herabsinken. Die Haut an der Stirn könnt ihr euch wie eine Tischdecke vorstellen, und der Stirnknochen ist der Tisch; wird der Tisch immer kleiner, ist irgendwann die Tischdecke zu groß.

Wenn man das versteht, dann wird einem rasch klar, dass Face-Yoga oder Gesichtsmassagen allein gegen Stirnfalten nicht viel ausrichten können.

Ein typisches Zeichen für die sichtbare Alterung des Schädels ist die langsame Entwicklung hin zu einer wellenförmigen Kopfform (ähnlich einer Erdnuss). Der Schädelknochen fällt im Schläfenbereich ein, wodurch sich die Physiognomie verändert und der Kopf an eine Erdnuss in der Schale erinnert.

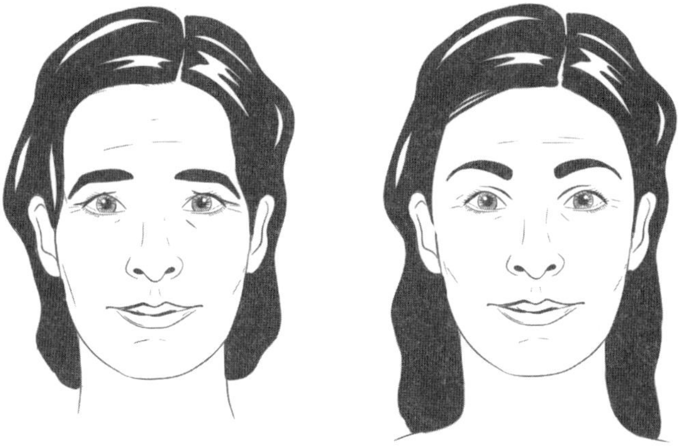

Der Volumenverlust an den Schläfen führt zu einer welligen Gesichtskontur und manchmal auch zum Abfallen der seitlichen Augenbrauen. Während die Schläfen im Alter an Volumen verlieren, bleiben die Wangenknochen in der Regel prominent. Dies führt zu einer welligen Kontur. Zum Vergleich sieht man rechts eine Variante ohne Volumenverlust.

MINIMALINVASIVE METHODEN

Nun komme ich zu minimalinvasiven Behandlungsmethoden, die ihr nur von ausgewiesenen Expertinnen und Experten im Kosmetikstudio, in einer Facharztpraxis oder einer ästhetisch-kosmetischen Beautyklinik machen lassen solltet: tieferes Microneedling, Mesotherapie, Filler, Behandlungen mit Eigenblut, Radiofrequenz, Laser, Fäden oder Botulinum. Das alles sind medizinische Maßnahmen, die tief unter die Haut gehen. Sie kommen ohne Skalpell oder Operation aus, bedeuten aber trotzdem einen konkreten Eingriff in die Gewebestruktur mit dem Ziel, Problemzonen effektiver und mit schnell sichtbarem Ergebnis zu behandeln, die Hautqualität zu verbessern und in kurzer Zeit zu einem frischeren und teilweise auch jüngeren Aussehen beizutragen.

In meiner Praxis erlebe ich es immer wieder, dass Frauen zwischen der Faszination über die Möglichkeiten dieser Beauty-Maßnahmen und regelrechter Angst vor einem vermeintlich entstellenden Ergebnis hin- und hergerissen sind. Daher möchte ich euch eines vorab mitgeben: Wie immer im Leben kommt es auf das Maß der Dinge an. Beispielsweise ist es aus meiner Sicht fahrlässig, wenn ein Beauty-Doc einer Frau mit wenig ausgeprägten Lippen einen regelrechten Schmollmund à la Angelina Jolie oder Rosie Huntington-Witheley verpasst, ohne darüber aufzuklären, dass das Behandlungsergebnis bei einer großen Mengen Hyaluron in schmalen Lippen unnatürlich – und in der Regel auch unharmonisch – erscheinen wird.

Es geht auch anders. Indem ihr euch genau darüber informiert, welche minimalinvasiven Methoden heute zur Verfügung stehen, was sie im Einzelnen bedeuten, wofür sie zu empfehlen sind und zu was für Ergebnissen sie beitragen.

Tatsächlich hilft uns die ästhetische Medizin da, wo wir mit einem gesunden Lifestyle, konsequenter Skincare und auch den bereits beschriebenen Behandlungen für zu Hause, nicht weiterkommen. Ich selbst habe meine Erfahrungen gemacht und weiß sehr genau, was bei welchem Hautbild guttut. Ihr dürft mir glauben: Viele Frauen, die wir uns anschauen und von der wir denken „Wow, sieht die toll aus!" – ob prominent oder nicht –, haben sich die eine oder andere ästhetisch-kosmetische Behandlung zunutze gemacht. Der Punkt ist lediglich: Wer ein weniger geschultes Auge hat als ich, sieht nicht, dass etwas und was konkret gemacht worden ist. Bei richtig gut ausgeführten regelmäßigen kleinen Behandlungen – ich nenne dieses Konzept „Rückwärts altern" – sieht das nicht mal der

Profi. Und darum geht es. Euren Glow so zu polieren, dass euer Umfeld fasziniert von eurem Strahlen ist und viele sich fragen: Wie macht sie das bloß?

Abschließend möchte ich zum Thema der gesellschaftlichen Ressentiments und Polarisierungen noch eines loswerden. Der Philosoph Arthur Schopenhauer hat schon zu seiner Zeit festgestellt: „Schönheit ist ein offener Empfehlungsbrief, der die Herzen im Voraus für uns gewinnt." Wenn wir uns die Fingernägel oder die Haare färben, mit Erfolg eine Diät machen oder uns richtig toll anziehen, ist das gesellschaftlich anerkannt. Wenn wir diesen Bonus aber mit Unterstützung einer minimalinvasiven Methode oder gar mithilfe der Schönheitschirurgie erlangen wollen, sehen wir uns oft mit Vorurteilen konfrontiert. Da fallen dann gerne mal Stichworte wie „neurotisch", „narzisstische Persönlichkeit", „eitel", „Flucht vor tiefer liegenden Problemen", „Würde verloren" und mehr. Ich frage mich, wie diese Engstirnigkeit mit der Tatsache korreliert, dass kosmetische Operationen und minimalinvasive Behandlungen seit Jahren einen starken Anstieg verzeichnen. Vorurteile sind kein guter Ratgeber.

Fälle aus der Praxis

Die meisten Menschen haben das Bedürfnis, sich im Spiegel zu gefallen und sich so zu sehen, wie sie sich fühlen – oder fühlen möchten. Dazu habe ich zwei interessante Beispiele. Zum einen die 81-jährige Patientin, die mir erläuterte: „Solange ich noch nicht tot überm Gartenzaun hänge, will ich so jung aussehen, wie ich mich fühle – und ich fühle mich noch genau wie vor 40 Jahren." Schmunzelnd erklärte ich ihr, dass ich die optische Uhr leider nicht 40 Jahre zurückdrehen könne, aber ein paar Auffrischungen und Optimierungen seien schon möglich. Sie nahm meine Vorschläge mit dem ihr eigenen Enthusiasmus an und ist heute, im stolzen Alter von 86, noch immer zweimal im Jahr bei mir.

Auf der anderen Seite hatte ich zu Beginn meiner Praxistätigkeit eine Patientin, die gerade eine schwere und anstrengende Krebsbehandlung mitgemacht hatte. Sie fühlte sich müde und erschöpft und wünschte sich einfach wieder Normalität. Dazu gehörte auch ihr Äußeres. Sie hatte einen Make-up- und Hautpflegekurs für Krebspatientinnen mitgemacht, trug ein schönes Zweithaar und wurde nun bei mir zur Behandlung ihrer Zornesfalte vorstellig. Mir kam das Gespräch über eine Falte angesichts der Schwere ihrer Grunderkrankung falsch und oberflächlich vor, aber sie erklärte mir, dass es ihr sehr helfen würde, wenn ich ihrem Gesicht mit ein paar kleinen Behandlungen wieder mehr Frische zurückgeben könnte. Nach der Behandlung berichtete sie mir, wie sehr ihr das Ergebnis beim Blick in den Spiegel gefallen und, bezogen auf ihre Gefühlswelt, auch geholfen hatte. „Wenn ich nun in den Spiegel schaue, bekomme ich richtig gute Laune", hat sie zu mir gesagt. Und die brauchte sie dringend.

Wir sind starke, autarke, selbstbewusste Frauen. Lasst uns bei uns selbst bleiben, auf uns selbst hören, es uns zugestehen, dass wir uns in unserer Haut wohlfühlen und eventuell auch nach außen attraktiv erscheinen wollen. Und wer nichts machen möchte: auch gut. Wir müssen uns selber gefallen und keiner Norm entsprechen. Ich möchte es an dieser Stelle mit dem Jazzsänger Bobby McFerrin halten: „Don't worry, be happy!"

Machen ästhetisch-kosmetische Behandlungen süchtig?

Ich kann das nur aus meiner persönlichen Sicht und Erfahrung beantworten. Süchtig zu sein bedeutet, nicht verzichten zu können – das ist etwas anderes, als nicht verzichten zu wollen. Ich möchte auf viele meiner Beauty-Rituale nicht verzichten – nicht auf Bewegung, nicht auf ausreichend Schlaf, nicht auf mein Skincare-Programm. Ich werde nicht auf eine minimalinvasive Behandlung verzichten, wenn sie mir guttut. Ich bin nicht süchtig, ich tue lediglich das, was meine Lebensqualität bereichert. Daher meine Antwort: Wer Maß hält, wird von den Beauty-Behandlungen ebenso wenig süchtig wie von einem schönen Urlaub.

ANLEITUNG ZUM LESEN DIESES KAPITELS

Bitte lest diesen Abschnitt gut durch, denn er ist wichtig für das richtige Verständnis der nächsten Seiten. Denn in diesem Kapitel werde ich euch eine Vielzahl an Methoden vorstellen, um verschiedene Anliegen anzugehen, die das Gesicht betreffen. Dazu gehören sowohl sanfte Methoden, die ohne Fremdmaterial auskommen und die natürliche Regeneration der Haut anregen (Ultraschall, Eigenblut, Laser oder Needling), als auch etwas invasivere Techniken (Injektionen und Kollagenfäden). Schnell überwältigt einen die Fülle an Möglichkeiten und man denkt, man müsse alles ausprobieren oder jedes kleine Detail optimieren.

Aber das ist gar nicht meine Absicht, im Gegenteil: Diese Übersicht soll euch lediglich die verschiedenen Methoden aufzeigen, die heutzutage zur Verfügung stehen. Es geht nicht darum, alles zu machen oder euch das Gefühl zu geben, ihr solltet perfekt aussehen. Überlegt euch in Ruhe, ob euch tatsächlich etwas an eurem Erscheinungsbild stört. Nur dann solltet ihr überhaupt über eine Behandlung nachdenken.

Die aufgeführten Methoden spiegeln die häufigsten Fragen und Anliegen in Deutschland als auch weltweit wider und sind auch die, die ich in meiner Praxis erlebe. Wenn euch nichts stört, ist das wunderbar. Und wenn ihr findet, dass ihr an der einen oder anderen Stelle doch etwas verbessern möchtet, ist das ebenso gut.

Ich selbst, als Hautärztin mit allen Möglichkeiten in meiner Praxis, behandle nicht jeden vermeintlichen Makel in meinem Gesicht. Es sollte uns nicht um Perfektion gehen, sondern darum, uns wohlzufühlen.

Daher: Lest dieses Kapitel aufmerksam durch, aber fühlt euch nicht unter Druck gesetzt. Nehmt die Informationen als Inspiration und Entscheidungshilfe, aber behaltet immer im Hinterkopf, dass es letztlich um euer individuelles Wohlbefinden geht. Macht euch Notizen und markiert Passagen, die euch wichtig erscheinen. Nutzt dieses Kapitel gerne auch ergänzend zu einem Beratungsgespräch bei eurem Arzt oder eurer Ärztin.

| VIELE WEGE FÜHREN NACH ROM

Vielleicht fragt ihr euch gleich, wenn ihr weiterlest: „Warum so viele verschiedene Wege, um ein und dasselbe Ziel zu erreichen?" Der Grund dafür ist ganz einfach: Es gibt – wie gesagt – nicht die eine perfekte Methode, die für alle passt. Außerdem hat jede Hautärztin und jeder Kosmetiker ihre oder seine Lieblingsmethoden, basierend auf den jeweiligen Erfahrungen und den spezifischen Bedürfnissen der Patientinnen. Jede dieser vielfältigen Behandlungsmöglichkeiten hat ihre Berechtigung und kann individuell abgestimmt werden.

Falls euch die detaillierten Erklärungen der Techniken und Maßnahmen zu viel sind, habe ich am Ende des Kapitels eine Übersicht der häufigsten „Problemzonen" im Gesicht zusammengestellt. Diese Liste basiert auf meinen Erfahrungen aus der Sprechstunde und beinhaltet zum Beispiel Stirnfalten oder hängende Mundwinkel. Kurz und knapp findet ihr dort Behandlungsstrategien, die helfen oder nicht so gut helfen. So könnt ihr euch schnell orientieren und die für euch passende Lösung heraussuchen.

SOFTE BASIS: CHEMISCHE PEELINGS BEIM HAUTARZT ODER IM QUALIFIZIERTEN KOSMETIKSTUDIO

Chemische Peelings sind die klassische sanfte Einstiegs- und Basisbehandlung für Männer und Frauen und eignen sich für eine Vielfalt an Hautproblemen wie Akne (auch für Teenager), Rosazea, aber auch Pigmentflecken, trockene Haut und kleine Linien und Trockenheitsfältchen. Sie ähneln einer üblichen Gesichtsbehandlung im Kosmetikstudio oder der Kosmetikabteilung in der Hautarztpraxis, nur dass eben zusätzlich Säuren eingesetzt werden. Diese Behandlungen sind besonders individualisiert und können genau auf eure spezifischen Hautprobleme abgestimmt werden. Je nach Bedarf kommen verschiedene Säuren zum Einsatz, zum Beispiel Alpha-Hydroxysäuren (AHA) wie Glykolsäure, Milchsäure oder Mandelsäure, Beta-Hydroxysäuren (BHA) wie Salicylsäure, Kojisäure oder auch Trichloressigsäure (TCA).

Infos zu diesen Säuren findet ihr auch im Kapitel „Skincare“ und zusätzliche Erläuterungen dazu im Anhang, in der Profi-Behandlung werden aber intensivere Formulierungen mit mehr Power eingesetzt. Jede von ihnen hat besondere Eigenschaften und Vorteile: Glykolsäure eignet sich zur Verfeinerung des Hautbildes und zur Reduktion feiner Linien, während Salicylsäure besonders bei unreiner Haut und Akne effektiv ist. Die Behandlung läuft meist so ab, dass erst die Haut gereinigt wird, dann die Säure aufgetragen und nach einigen Minuten wieder neutralisiert wird. Bei den wirkstarken Säuren, wie wir sie in der Profi-Behandlung verwenden, ist das besonders wichtig, da diese wirklich nur kurz auf der Haut verbleiben sollen. Durch die kurze Einwirkzeit können Nebenwirkungen vermieden werden – bei gleichzeitiger Ausschöpfung der Vorteile.

Je nach Zielsetzung erfolgen die Peelings eher oberflächlich oder auch tiefer. In den meisten Praxen und Instituten werden die Behandlungen monatlich sanft und oberflächlich durchgeführt – etwa die antientzündlichen und talgreduzierenden Peelings bei Akne und Rosazea.

Ich habe sehr viele Patienten und Patientinnen, die monatlich ihre Hautbeschwerden mit oberflächlichen Peelings bei uns behandeln lassen, und ich kann aus voller Überzeugung sagen, dass dies eine günstige und effektive Maßnahme ist, um bessere, feinporigere und gesündere Haut zu erlangen. Tiefe Falten und stark erschlaffte Haut werden zwar nicht beseitigt, dafür sieht die Haut aber vitaler aus und hat mehr Leuchtkraft. Manchmal braucht das etwas Geduld. Regelmäßige Peelings sind sanft und keine Zauberei, wie ich gerne erkläre, denn bei kontinuierlicher Anwendung erntet man die Früchte seiner Arbeit. Man kann diese Behandlungen, weil sie sanft und regenerativ sind, ein Leben lang durchführen, im Winter ebenso wie im Sommer.

Daneben gibt es auch intensivere Peelings, die nur einmal oder wenige Male durchgeführt werden. Ich setze sie dann ein, wenn tiefer liegende Hautprobleme behandelt werden sollen, wie zum Beispiel das meist hormonell bedingte Melasma, eine Pigmentierungsstörung, die sehr stark auf Reize wie Hitze reagiert. Da kann eine Laserbehandlung (die mit Hitze arbeitet) oft mehr Schaden als Nutzen anrichten. Mit einer speziellen mitteltiefen Säurebehandlung kann man hier helfen.

Was ich in meiner Praxis nicht anwende, ist das tiefe Peeling, beispielsweise das Phenolpeel. Davon habt ihr sicher schon Videos oder Bilder in den sozialen Medien gesehen. Hierbei wird ein beträchtlicher Teil der Haut abgetragen, und das Gesicht ist danach mit Krusten übersät. Gesellschaftsfähig ist man erst wieder nach zwei Wochen. Die Belohnung: Wenn alles gut geht, hat man danach eine neue Babyhaut. Wenn (!) alles gut geht.

Ich habe leider schon Patientinnen gesehen, die noch Monate später mit einer geröteten, dünneren und empfindlichen Haut kämpfen. Aus diesem Grunde rate ich dazu, solch ein Peeling nur bei einem ausgewiesenen Experten durchführen zu lassen. Ich persönlich würde es bei mir nicht anwenden, daher biete ich es auch nicht an.

Anders als ein chemisches Peeling, wie ich es gern anwende, sind mechanische Methoden wie die Hydrodermabrasion, die bei den sogenannten Hollywood- oder Red-Carpet-Behandlungen (leider kann ich keine Namen nennen – googelt mal diese Begriffe, dann findet ihr sie) eingesetzt werden, relativ aggressiv. Sie kombinieren das mechanische Abtragen von Haut in mehreren Durchgängen mit einem Wasserstrahl mit dem Einbringen von Säuren, was oft zu einer stärkeren Reizung und möglichen Schädigung der Hautbarriere führen kann. Manche Menschen vertragen das gut und erzielen tolle Ergebnisse. Zur Vorsicht möchte ich euch allerdings bei empfindlicher Haut raten. Wenn eure Haut längere Zeit gerötet ist, ist sie wahrscheinlich überreizt und entzündet und altert schneller.

Bei sehr regelmäßiger Anwendung dieser Hydrodermabrasionen habe ich leider schon oft chronisch irritierte Haut gesehen. Nicht von ungefähr kommt der Name: Red-Carpet-Treatment (von: roter Teppich). Diese Behandlungsmethoden sind höchstens für ganz besondere Events konzipiert, aber nicht für die regelmäßige Anwendung im Alltag – von den hohen Kosten für diese Behandlungen mal abgesehen.

Mein Tipp lautet (wie immer): Macht lieber langsam, seid geduldig und kombiniert Methoden nach und nach, um euer Ziel, optisch sanft und sicher rückwärts zu altern, zu erreichen.

Ein gut durchgeführtes chemisches Peeling, wie ich es in der Praxis anwende, wirkt, indem es die oberste Hautschicht sanft abträgt und dadurch die Zellerneuerung anregt. Es kann die Hautstruktur verbessern, Pigmentflecken aufhellen und die Sichtbarkeit von Aknenarben reduzieren, ohne die Haut übermäßig zu strapazieren. Nach dem chemischen Peeling wird in der Regel die Haut noch ausgereinigt, um verbleibende Unreinheiten zu entfernen. Dies maximiert die Effektivität der Behandlung und hinterlässt die Haut nicht nur glatter und gleichmäßiger, sondern auch rein und frisch.

| DIE FANTASTISCHEN VIER

Während wir bisher an der Hautoberfläche gearbeitet haben, geht's jetzt etwas tiefer. Ich stelle euch jetzt vier regenerative Methoden vor, die mit winzigen Hautverletzungen einhergehen:

- Microneedling (mit oder ohne Exosomen)
- Eigenblut / PRP / Vampirlifting
- Mesotherapie
- Polynukleotide

Auf diese Methoden setze ich sehr gerne in der Praxis und bei mir selber, weil sie auf natürliche Weise die Regeneration der Haut anregen und man keinesfalls verändert oder unnatürlich aussieht.

Tiefe Falten werden nicht beseitigt, aber kleine Fältchen reduziert, die Haut vitalisiert und praller gemacht, ganz meiner Vision vom „unperfekt toll aussehen" entsprechend. Man kann diese Methoden übrigens alle untereinander kombinieren und gleichzeitig oder abwechselnd einsetzen.

Zur Orientierung: Nach der Beschreibung dieser Methoden geht es dann an die apparativen Methoden, wie Laser und Ultraschall, bevor wir dann zu Kollagenfäden und Unterspritzungen kommen.

Microneedling: Tausend winzige Nadelstiche auf der Haut

Microneedling ist eine meiner liebsten Behandlungen, bei der ganz feine sterile Nadeln in die Hautoberfläche gedrückt werden. Es kann – je nach Hautbild – alle vier bis zwölf Wochen zusätzlich zu regelmäßigen Peelings durchgeführt werden. Das geschieht entweder elektrisch mit einem Pen oder mechanisch mit nadelbesetzten Walzen oder Stempeln. Bei der professionellen Anwendung dringen die Nadeln je nach Zielsetzung einen halben bis zu zweieinhalb Millimeter in die Haut ein und verursachen Microperforationen – also winzige Verletzungen. Diese kleinen Läsionen sind gewollt, denn sie lösen eine faszinierende biologische Reaktion aus, bekannt als Hormesis.

Hormesis beschreibt den Prozess, bei dem eine kleine Menge an Stress eine positive Anpassungsreaktion im Körper hervorruft. Wie beim Sport. Hier werden Muskeln durch Gewichte gestresst, damit sie als Reaktion darauf neue Muskelproteinfasern bilden und so stärker werden.

Die Mikroverletzungen beim Microneedling bedeuten kontrollierten Stress für die Haut. Dieser Stress regt den Hautstoffwechsel zu einer natürlichen Regeneration an: Die Durchblutung wird gefördert und die Zellerneuerung beschleunigt. Als Reaktion auf die Microperforationen produziert die Haut vermehrt Kollagen, Elastin und körpereigenes Hyaluron, was zu einer deutlichen Verbesserung der Hautstruktur führt. Diese Effektivität ist wissenschaftlich bestätigt.

Das Ergebnis von Microneedling überzeugt mich immer wieder. Euer Teint oder auch das Dekolleté wirken schon wenige Tage nach der Behandlung ausgeglichener, feinporiger und rosiger. Bei langfristiger Anwendung werden kleine Fältchen reduziert. Die Methode zeigt auch positive Effekte bei Dehnungsstreifen und sogar Narben, wie zum Beispiel Aknenarben. (Es ist übrigens besonders wichtig, Narben so früh wie möglich zu behandeln, am besten, wenn sie noch frisch und rot sind. Dann erzielen wir die besten Ergebnisse.)

Grundsätzlich verwende ich Microneedling überall dort, wo ich den Verdacht habe, dass Hitze (z. B. Radiofrequenz-Needling oder Laser – dazu später mehr) ungeeignet sein könnte, oder wo ich davon ausgehe, dass Microneedling ausreicht, um unser gewünschtes Ergebnis zu erzielen. Ich gehe so weit zu sagen, dass ihr nach einigen Jahren der regelmäßigen Anwendung nicht nur einen Glow bekommt, sondern auch deutlich weniger Falten und Hauterschlaffung habt. Eine tolle Präventivmethode und damit ein wirklich effektives Anti-Aging. Wichtig ist aus meiner Sicht auch, dass es mit Microneedling jahrzehntelange Erfahrungen gibt und es demnach auch bei wiederholter Anwendung zu keinen Langzeitschäden kommt. Auch bei hormonell bzw. erblich bedingtem Haarausfall ist Microneedling eine effektive Behandlung. Einige Studien zeigen, dass die Aktivität der Haarwurzeln und damit das Haarwachstum angeregt werden können und sich die Haarqualität verbessert. Auch meine Patienten haben diese positiven Erfahrungen gemacht.

Aber – und das möchte ich wirklich betonen - Microneedling gehört meines Erachtens in die versierten Hände von Dermatologinnen und Dermatologen oder speziell dafür ausgebildeten Kosmetikerinnen. Es gibt Geräte für zu Hause, aber die Nadeln dieser Dermaroller dringen deutlich weniger tief ein. Ihr könnt das vorsichtig ausprobieren, aber seid darauf gefasst, dass es ein bisschen Überwindung kostet und etwas schmerzhaft sein kann. Bei einer Heimanwendung sollten die Nadeln maximal einen Viertel- bis einen halben Millimeter eindringen. Schaut euch Blogbeiträge und Youtube-Videos zur korrekten Anwendung an. Die Haut muss zuerst gründlich gereinigt und am besten desinfiziert werden. Rollt nicht übermäßig oft über dieselbe Stelle und seid besonders vorsichtig bei der Augenpartie. Tragt nachher eine für verletzte Haut geeignete Maske oder ein Serum auf.

Ein interessanter Aspekt des Microneedlings ist, dass kosmetische Wirkstoffe durch die kleinen Verletzungen tiefer in die Haut eingebracht werden können. Viele Hautpflegeprodukte bleiben an der Oberfläche der Haut, wo sie nicht die gleiche Wirkung entfalten können.

Wenn ihr euch für ein Microneedling-Gerät für den Hausgebrauch entscheidet, solltet ihr speziell dafür konzipierte Seren verwenden, die zu eurem Hauttyp und Hautzustand passen. Diese Spezial-Seren enthalten oft Hyaluronsäure oder Vitamin C.

Der Grund dafür ist, dass herkömmliche Produkte Substanzen wie Konservierungsstoffe enthalten, die nicht für die tieferen Hautschichten geeignet sind, zudem nicht steril sind und die Haut reizen und irritieren können. Spezielle Microneedling-Seren sind dagegen steril, frei von reizenden Stoffen und dringen schnell ein, um direkt dort zu wirken, wo sie am meisten gebraucht werden. Das Ergebnis ist eine intensivere und nachhaltigere Pflege, die der Haut einen strahlenden Glanz verleiht.

In der Regel wird bei dieser Behandlung zuvor eine Creme zur oberflächlichen Betäubung der Haut verwendet.

Ein weiterer spannender Bereich beim Microneedling sind Exosomen. Möglicherweise habt ihr schon davon gehört, weil sie ziemlich gehypt werden. Diese winzigen, membranumhüllten „Kügelchen“ sind kleine Helfer in der Hautpflege. Aber was genau sind sie?

Exosomen sind wie kleine Briefumschläge, die von unseren Zellen produziert werden und wichtige Nachrichten tragen. Sie enthalten eine Vielzahl wichtiger Moleküle wie Proteine, Lipide und Nukleinsäuren, die für die Zellkommunikation und -regeneration entscheidend sind. In der Anti-Aging-Medizin nutzen wir Exosomen, um die Hautverjüngung zu unterstützen und sichtbare Zeichen der Hautalterung zu bekämpfen.

Nach einer Microneedling-Behandlung können diese Exosomen direkt in die frisch perforierte Haut eingebracht werden. Die kleinen Verletzungen durch das Microneedling bieten den perfekten Eintrittspunkt für die Exosomen. Auch, wenn es zu dieser Anwendung noch nicht genug belastbare Studien gibt, gehen wir derzeit davon aus, dass sie die Hautregeneration und damit die Heilung verbessern und die Produktion von Kollagen und Elastin fördern – alles, was die Haut braucht, um besser auszusehen.

Blutjung: Was das Vampirlifting für unsere Haut tun kann (Behandlung mit Eigenblut)

Kim Kardashian zeigte sich auf Social Media mit blutigem Gesicht und warb so für das Vampirlifting, das auch als PRP-Lifting bezeichnet wird, wobei PRP für „Platelet-rich Plasma", also „plättchenreiches Plasma", steht. Hierfür wird Blut abgenommen und in einer bestimmten Weise aufbereitet, sodass Plasma übrig bleibt – plättchenreiches Plasma, das viele Blutplättchen (Thrombozyten) und Wachstumsfaktoren enthält. Es wird dann mittels Microneedling eingebracht oder in die oberen Hautschichten injiziert.

Der Vorteil besteht darin, dass man nicht allergisch darauf reagieren kann (ist schließlich das eigene Blut) und es demnach auch für sehr empfindliche Menschen geeignet ist. Ich setze unterschiedlich aufbereitetes PRP bereits seit vielen Jahren in der Praxis für Gesicht und Kopfhaut (gegen Haarverlust) ein und bin zufrieden. Es hat einen auffrischenden Effekt, verbessert den Glow und wirkt regenerativ auf die Haut. Der Effekt ist allerdings bei Weitem nicht so spektakulär, wie er gerne dargestellt wird. Teilweise wird mit Bildern geworben, deren Ergebnisse ich eher einem Facelifting zuordnen würde.

Hervorragend eignet es sich allerdings für Patientinnen mit atopischer Dermatitis (Neurodermitis), Schuppenflechte und irritierbarer, empfindlicher Haut. Hier habe ich wirklich schon sehr erfreuliche Verbesserungen des Hautzustandes erlebt.

Auch die Anwendung auf dem Kopf zur Behandlung von Haarausfall bringt oft sehr gute Ergebnisse. Jedoch möchte ich von zu viel Euphorie abraten, denn es gilt wie immer mein Leitsatz: Nicht alles wirkt bei allen. Da die Behandlungen etwas teurer sind als das Microneedling, würde ich mich hinsichtlich des Mehrwerts der Behandlung in eurem individuellen Fall zuvor beraten lassen.

Eine Alternative ist PRF (Abkürzung für „Platelet-rich Fibrin"). Die Herstellung ist ähnlich, allerdings sind in dem PRF zusätzliche Proteine enthalten, die dafür sorgen, dass es gelartig statt flüssig ist. In der ästhetischen Medizin gibt es wenige Studien, die zeigen, dass der Effekt auf Fältchen und im Bereich der Augenringe etwas besser ist. (Achtung: Sowohl PRF als auch PRP sind nicht in der Lage, tiefe Falten, die durch herabgesunkenes Gewebe entstanden sind, zu beseitigen.)

Insgesamt sind beides gute Verfahren, die den Glow der Haut verbessern, das Hautbild verfeinern und Unregelmäßigkeiten im Hautbild ausgleichen können – aber leider keine Zauberei.

Biorevitalisierung mit Mesotherapie: Von innen cremen für mehr Glow

Sie ist einer der frühesten Verfahren in der minimalinvasiven ästhetischen Hautbehandlung, aber auch ein etabliertes Verfahren in der Naturheilkunde. Der französische Arzt Dr. Michel Pistor hat die Mesotherapie 1952 entwickelt. Bei der Mesotherapie geht es darum, aktive Wirkstoffe, die die körpereigenen Reparatur- und Erneuerungsprozesse anregen, durch eine spezielle Injektionstechnik direkt an den Stellen in der mittleren Hautschicht zu platzieren, wo sie wirken sollen.

Ich vergleiche den Effekt dieser Biorevitalisierung, die in den sozialen Medien auch *Jugendimpfung* genannt wird, mit einer Creme von innen, weil die Haut dadurch praller und leuchtender wird. Während einer Behandlung werden etwa 50 winzige Einstiche gemacht, sodass die Methode ein bisschen an Microneedling erinnert. Und ebenso wie bei jener Behandlung werden bei der Mesotherapie durch die kleinen Einstiche die Hautdurchblutung und Sauerstoffversorgung angeregt. Allerdings gehen die Stiche mit der Injektionsnadel noch ein wenig tiefer in die Haut und platzieren lösliche Wirkstoffe wie Vitamine, Antioxidantien, Mineralien, Cofaktoren und unvernetztes Hyaluron so, dass sie den Raum zwischen den Zellen erreichen. Das verbessert die zellregenerativen Effekte und macht die Haut und ihre Zellen aktiver und auch widerstandsfähiger. Die „Tiefenwirkung" der Mesotherapie tritt besonders verlässlich auf, solange noch keine fortgeschrittenen Alterungszeichen an der Haut zu erkennen sind. Tiefe Falten kann man nicht damit behandeln, ebenso wenig wird ein echter Liftingeffekt erzielt. Allerdings wird die Haut strahlender, und kleine Trockenheits- und Knitterfältchen werden gemindert, ohne dass das Gesicht verändert aussieht. Wie eine Creme von innen eben.

Um die Injektionen durch die Haut für meine Patientinnen angenehmer zu machen, verwende ich gerne vorher eine Betäubungscreme.

Downtime: Nach etwa zwei Tagen ist man meist wiederhergestellt.

Power aus dem Wasser: Polynukleotide

Eine weitere interessante Option in der ästhetischen Hautbehandlung sind Polynukleotide. Genau wie bei der Mesotherapie die Wirkstoffe werden Polynukleotide in die mittlere Hautschicht injiziert – der Unterschied besteht darin, dass es sich bei Letzteren um DNA-Bruchstücke maritimen Ursprungs handelt, die Reaktionen des eigenen Körpers in Gang setzen können, während bei der Mesotherapie Vitamine und Antioxidantien eingesetzt werden. Beide Verfahren lassen sich gut kombinieren, indem man zum Beispiel im monatlichen Wechsel eine Kur mit beiden Therapien durchführt.

Polynukleotide haben aktivierende Eigenschaften. Sie fördern die Zellregeneration und die Kollagenproduktion, was zu einer verbesserten Hautstruktur und Elastizität führt. Die Behandlungsergebnisse werden als „Glass skin" bezeichnet und beworben, angelehnt an den koreanischen Trend, strahlende „Haut wie Glas" zu haben.

Die Methode wirkt sehr gut, und ich führe diese Behandlung, zusammen mit den anderen drei der fantastischen vier, seit einiger Zeit gerne auch bei mir selber durch: Die Haut erscheint frischer und vitaler, kleine Fältchen werden gemildert und das Hautbild insgesamt verfeinert.

Aber auch hier werden, wie fast immer, tiefere Falten nicht beeinflusst und die Gesichtszüge nicht angehoben. Es ist eine Methode, die den körpereigenen Reparaturmechanismus unterstützt und somit zu einem jugendlicheren Aussehen beiträgt.

Übrigens: Für den Bereich der Kopfhaut ist diese Behandlung ebenfalls spannend, weil sie zum einen, ähnlich dem PRP, das Haarwachstum anzuregen scheint, darüber hinaus aber auch zu einer Repigmentierung grauer Haare zu führen scheint. Nicht flächendeckend, doch berichteten Patientinnen davon, dass die Menge der grauen Haare abgenommen habe.

| THERMISCHE BEHANDLUNGEN

Nach der Vorstellung der fantastischen vier kommen wir nun zu Behandlungen, die mit Hitze arbeiten, den thermischen Behandlungen:

- Ultraschall
- Radiofrequenz
- Plasma
- Laser
- IPL

Damit kann man, je nach Methode, eine gewisse Straffung erzielen, die Kollagenproduktion anregen, überschüssige Fettdepots wie Hängebäckchen reduzieren, Haut abtragen und gezielt Pigmentflecken und Äderchen behandeln.

Der Vorteil ist, dass hierbei keine Fremdmaterialien in die Haut eingebracht werden und die Haut, wie auch bei den oben genannten Methoden, zur Regeneration angeregt wird, also lediglich mehr oder minder intensiv angestupst wird und die Arbeit dann selbst erledigt. Diese Verfahren sind effektiv, können aber nicht bei jeder Person eingesetzt werden. Zudem bergen sie mögliche Nebenwirkungen wie ungewollten Fettverlust, wenn sie nicht von erfahrenen Händen eingesetzt werden.

VORSICHT BEI BEHANDLUNGEN IN STUDIOS OHNE EXPERTISE!

Ich habe schon einige Fälle erlebt, bei denen die Energie der Geräte zu hoch eingestellt wurde. Da kam es dann nicht zu einer Gewebeglättung, sondern zu Hitzeschädigungen, wodurch die Haut aussah wie gegerbtes Leder. Diese Veränderungen lassen sich nicht mehr ohne Weiteres rückgängig machen. Ich habe eine Handvoll

Patientinnen, bei denen ich seit Jahren die so entstandenen Schäden der Haut repariere, was leider sehr schwierig ist. Gewebe zu entfernen, ist oft leicht. Wenn die Dermis und das Unterhautfettgewebe jedoch zerstört sind, ist es schwierig, diese wieder aufzubauen. Und hundertprozentig klappt das sowieso nicht. Bitte merkt euch: Gerade bei Geräten, die ihr selbst nicht im Fachhandel kaufen könnt, steckt eine hochpotente Technologie dahinter, die nicht in die Hände von unerfahrenen Behandlerinnen gehört.

Mit Wärme auf einer Wellenlänge: Radiofrequenz und Ultraschall

Als es um die minimalinvasiven Behandlungsmöglichkeiten für zu Hause ging, habe ich die Methoden Radiofrequenztherapie und Ultraschalltherapie bereits vorgestellt und erläutert. Beide Behandlungen nutzen energetische Wellen, um die Wassermoleküle in der Haut zum Schwingen zu bringen. Dadurch wird Wärme tief in die Haut abgegeben und stimuliert dort die körpereigene Kollagen- und Elastinproduktion. Im Unterschied zur Behandlung mit einem verbrauchertauglichen Gerät in den eigenen vier Wänden setzen wir in der Praxis Geräte ein, die eine stärkere Wirkung entfalten. Ich kann mit der mono- und bipolaren Radiofrequenztherapie und auch mit HiFU-Ultraschall ganz gezielt Hautveränderungen behandeln und beispielsweise Fettdepots an der Jawline (also Doppelkinn und Hängebäckchen) reduzieren, die Talgdrüsenproduktion in einzelnen Hautarealen positiv beeinflussen und Narben ihre Sichtbarkeit nehmen. Gleichzeitig werden die Fibroblasten dazu angeregt, neues Kollagen zu bilden. Die Effekte sind schon nach wenigen Behandlungen gut bis sehr gut, und ihr könnt – auch nicht ganz unwichtig – nach dem Haut-Renewing rasch wieder unter Menschen gehen.

Die Ultraschallbehandlung hat den Vorteil, dass sie tiefer ins Gewebe eindringt und man so gut wie keine Ausfallzeit hat. Es kommt allenfalls zu einer leichten Rötung der Haut, die nach wenigen Stunden wieder verschwunden ist. Damit ist die Behandlung sozusagen unsichtbar für Außenstehende. Sie ist gut für eine erschlaffte oder zu füllige Kontur in der unteren Gesichtshälfte und zur Reduktion von Nasolabialfalten und hängenden Mundwinkeln geeignet. Man kann sie übrigens auch sehr gut für Bereiche wie Innenschenkel, unerwünschte Fettpölsterchen am Bauch und Erschlaffungen an den Knien und für das Bra-Fat (also die Fettpölsterchen, die beim Tragen von engen Oberteilen im Bereich der BH-Träger am Oberkörper sichtbar sind) einsetzen.

Bei einer Radiofrequenz-Needling-Behandlung werden kleine Nadeln in die Haut eingebracht, so wie beim Microneedling. Diese Nadeln geben Hitze in die tieferen Hautschichten ab, was die Kollagenbildung intensiviert. Doch solltet ihr wissen, dass bei etwa zehn Prozent der Patientinnen die winzigen Einstiche der Radiofrequenz-Nadeln für längere Zeit sichtbar sein können, teilweise für Monate. Leider lässt sich nicht vorhersagen, bei wem dieser Effekt eintritt und bei wem nicht. Bitte lasst euch diesbezüglich vor einer Behandlung dazu beraten, auch wenn man das überschminken kann.

Radiofrequenz kann auch ohne Nadeln oberflächlich auf der Haut angewendet werden. Hier kommt es, weil keine Einstiche erfolgen, lediglich zu einer leichten Rötung der Haut, die nur kurz anhält. Trotzdem ist es eine intensive und potente Behandlung. Ich empfehle sie eher für die Verfeinerung des Hautbildes, als zur Straffung.

Der Ultraschall, genauer gesagt HiFU, ist meine liebste Behandlung zur Straffung und zur Verbesserung von Glow. Voraussetzung ist die verantwortungsvolle Anwendung und die richtige Auswahl von Patientinnen: Nur, wenn die Haut noch relativ dick ist und genug Fett darunter vorhanden ist, ist man eine gute Kandidatin für diese Methode. Sonst kann durch den zumeist gewollt eintretenden Fettverlust an bestimmten Stellen das Gesicht insgesamt sehr hager wirken.

Studien haben die positiven zellregenerierenden Effekte der energetischen Wellen bestätigt. Wichtig ist, dass die körpereigenen kollagenen Fasern noch intakt sind und der Anteil an degenerierten Fasern gering ist. Ansonsten ist der Effekt gering und das kosmetische Ergebnis vielleicht sogar nachteilig, weil die Haut überstrapaziert und das volumengebende Fettgewebe reduziert wird.

Wenn die Haut sehr dünn ist und starke Sonnenschäden vorhanden sind – das zeigt sich meist in einem höheren Lebensalter –, dann ist es besser, die Oberhaut zunächst zu reparieren bzw. zu restrukturieren. Dafür eignen sich vorsichtige chemische Peelings, Skincare und in manchen Fällen die Behandlung mit dem CO_2-Laser, dessen Anwendung ich bei Haut in höherem Lebensalter für erheblich sinnvoller halte als bei jungen Menschen.

HITZEBEHANDLUNGEN AM AUGE

Grundsätzlich sehr zurückhaltend wäre ich mit Hitzebehandlungen am Auge. Die Haut des Unterlids ist teilweise nicht mal einen Millimeter dick, und wenn Hitze das Fettgewebe rund ums Auge erreicht, kann sie dieses wegschmelzen. Was an der Jawline gewünscht ist, kann dann dazu führen, dass man tiefe, eingefallene Augen mit Knitterfalten und Augenringen bekommt.

Der CO_2-Laser bringt junge Haut zum Vorschein – aber mit Einschränkung

Die CO_2-Laserbehandlung bewirkt eine Verdampfung der oberen Hautschichten, und die Energie der Laserimpulse wird von den Hautzellen aufgenommen. Dieser Laser hat – je nach Einstellungsintensität – zwei Effekte. Durch ein schichtweises Abtragen der Hautoberfläche und zudem die Tiefenwirkung des Laserstrahls lässt sich die Haut sehr schön glätten. Vor allem aber lassen sich Verhornungen, Alters- und Sonnenflecken, Warzen, gutartige dunkle Muttermale, Blutschwämmchen und zum Teil auch erweiterte Äderchen beseitigen. Was nach der Laserbehandlung und einer gewissen Abheilzeit zum Vorschein kommt, ist rosig-zarte neue Haut.

Ich möchte jedoch eine Einschränkung machen: Bei sehr dünner Haut und bei jungen Menschen rate ich von dem Lasereinsatz oft ab. Bei dünner Haut habe ich leider schon zu oft beobachten müssen, dass die Haut sich nicht immer erwartungsgemäß regeneriert, sondern dünner und empfindlicher bleibt. Und bei jungen Menschen ist die Wahrscheinlichkeit hoch, dass es nicht nur bei einer oder zwei Behandlungen im Leben bleibt. Bei wiederkehrenden CO_2-Laserbehandlungen besteht das Risiko, dass die Haut nach einigen Jahren etwas durchscheinend wirkt. Daher bin ich, gelinde gesagt, irritiert darüber, wie dieses potente Verfahren in den sozialen Medien als Allheilmittel für jedes Alter angepriesen wird. Das kann und will ich nicht bestätigen. Der Laser kann zu tollen Ergebnissen führen, zum Beispiel bei Plisseefalten um den Mund und bei Aknenarben (hier auch bei jungen Menschen). Allerdings sind viel Erfahrung und eine eingehende Betrachtung der Haut erforderlich, um festzustellen, ob dieser Laser die geeignete Maßnahme ist.

Der straffende Effekt ist wie bei den meisten dieser wärmeinduzierten Verfahren relativ gering, auch wenn es oft anders dargestellt wird und gerne Bilder von Ergebnissen gezeigt werden, die überdurchschnittlich gut geworden sind. Fazit: Der CO_2-Laser ist eine tolle Behandlungsart, insbesondere bei Knitterfältchen und gerade bei älteren Menschen mit grobporiger Haut aufgrund des Kollagenverlusts und Sonnenschäden. Hier erhält man oft schöne Ergebnisse. Der Laser sollte zeitlich wohldosiert zum Einsatz kommen, und bei einer Neigung zu Pigmentstörungen und postinflammatorischen Hyperpigmentierungen (also Verfärbungen der Haut, die manche nach Verbrennungen oder Entzündungen bekommen) solltet ihr vorsichtig sein. Bei dünner Haut lasst besser die Finger davon. Die Downtime ist durch Krustenbildung, Rötungen und Schwellungen recht lang; individuell cirka sieben bis 14 Tage.

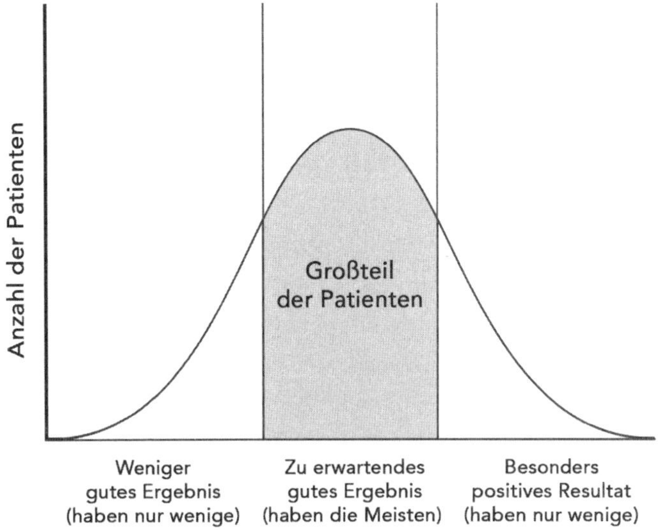

Die Normalverteilung beschreibt, dass die meisten Menschen durchschnittlich auf eine Behandlung reagieren, während einige außergewöhnlich gut oder kaum darauf ansprechen.

KANN MAN DURCH EINE CO_2-LASER-BEHANDLUNG HAUTKREBS BEKOMMEN?

Ganz im Gegenteil. In der dermatologischen Leitlinie zur Behandlung von weißem Hautkrebs (aktinische Keratosen) wird diese Laserbehandlung explizit empfohlen. Ich nutze seit vielen Jahren den CO_2-Laser für die Entfernung von oberflächlichem, weißem Hautkrebs.

Gezielte Laserbehandlungen: Präzision für eure Haut

Neben der CO2-Behandlung möchte ich euch auch gezielte Laserbehandlungen vorstellen. Diese zielen darauf ab, spezifische Hautveränderungen zu behandeln, im Gegensatz zum CO2-Laser, der eher flächig und unspezifisch eingesetzt wird. Die gezielten Laser arbeiten punktgenau, um Probleme wie Äderchen oder Pigmentflecken zu behandeln.

Es gibt so viele Wellenlängen und Anwendungen, dass man darüber ein eigenes Buch schreiben könnte, daher beschränke ich mich hier auf die vier wichtigsten Lasertypen.

KTP-Laser und **Farbstoff-Laser**: Diese Laser sind besonders effektiv bei der Behandlung von Gefäßveränderungen wie Teleangiektasien (erweiterte Äderchen) und kleinen Hämangiomen. Sie arbeiten mit einer spezifischen Wellenlänge, die das Hämoglobin im Blutgefäß absorbiert, die Gefäßwände erhitzt und zur Koagulation bringt (sinngemäß: verschweißt), wodurch die Äderchen nach und nach verschwinden.

Ein weiterer hilfreicher Laser, von dem ihr vielleicht in eurer Hautarztpraxis schon gehört hab, ist der **Nd:YAG-Laser**, den man für Pigmentveränderungen und ebenfalls Äderchen einsetzen kann.

Der **Diodenlaser**: Dieser Laser ist vielseitig verwendbar und wird oft zur Haarentfernung genutzt. Aber er kann auch bei der Behandlung von Gefäßveränderungen und Aknenarben eingesetzt werden. Durch sein tieferes Eindringen ist er effektiv bei der Zerstörung unerwünschter Gefäße und Haarfollikel.

Ein Anwendungsbereich des Diodenlasers ist das sogenannte Endolift. Hierbei wird die Lasersonde durch eine kleine Öffnung unter die Haut geführt und gibt dort Energie ab. Der Laser soll die Haut von innen heraus straffen und gleichzeitig die Kollagenproduktion anregen. Ein weiterer Vorteil dieses Verfahrens ist die Fähigkeit, durch die entstehende Hitze auch Fettgewebe zu reduzieren. Ich habe Endolift bereits in meiner Praxis durchgeführt und finde die Ergebnisse gut, aber nicht sensationell. Die Haut wird etwas straffer, und lokale Fettpolster können reduziert werden. Die Methode birgt durch die tiefe Abgabe der Hitze die Gefahr eines übermäßigen Fettverlusts und Schwächung der Superficial Fascia (siehe „Alterung des Gesichts"). Zudem muss man wissen, dass diese Behandlung relativ teuer ist. Es gibt auch weniger invasive und kostengünstigere Alternativen, die ähnliche oder bessere Ergebnisse erzielen können.

Nach der (Laser-)Behandlung

Nach gezielten Laserbehandlungen wie KTP, Farbstoff-Laser, Diodenlaser oder Nd:YAG-Laser kann die behandelte Haut gerötet und geschwollen sein. Dies klingt jedoch meist innerhalb weniger Tage ab. Bei der Behandlung von Äderchen können kleine Krusten oder Verfärbungen auftreten, die in ein bis zwei Wochen verschwinden.

Wichtig ist, dass ihr die behandelte Haut gut schützt und pflegt. Vermeidet direkte Sonneneinstrahlung und verwendet einen hohen Sonnenschutz, um die Heilung zu unterstützen und bestmögliche Ergebnisse zu erzielen.

IPL, ein ganz besonderes Licht

Ein weiteres gängiges Verfahren zur Verbesserung des Hautbilds ist die IPL-Behandlung. IPL steht für Intense Pulsed Light, also hochintensives, gepulstes Licht, und ist eine Hautbehandlung, bei der konzentrierte Lichtimpulse direkt an einzelne Hautzellen geleitet werden. Umgangssprachlich wird dieses Verfahren auch als „Fotoverjüngung“ bezeichnet. Es hört sich nach einer Laserbehandlung an, und die Geräte sehen tatsächlich ähnlich aus, aber die Funktionsweise ist etwas anders.

Während klassische Laser eine feste Wellenlänge verwenden, umfasst die IPL-Behandlung mehrere Wellenlängen. Dadurch kann sie vielseitig eingesetzt werden und verschiedene Hautprobleme gleichzeitig behandeln. Dies macht IPL zum Allrounder und ideal für Menschen mit hellem Hauttyp, die unter einem unruhigen Hautbild mit Pigmentveränderungen, UV-Schäden, Gefäßerweiterungen oder Rötungen leiden. Mit dieser Methode lassen sich richtig schöne Ergebnisse erzielen. Ich mag IPL gerne, weil es, anders als die eben genannten Laser, das Hautbild des Gesichts in Gänze harmonischer macht, Rötungen und Pigmente reduziert. Es ist auch gut für großflächigere Behandlungen im Dekolleté geeignet. IPL wird eher großflächig eingesetzt und hat bis auf etwas Rötung und Schwellung bei sachgemäßer Anwendung kaum Nebenwirkungen. Bei hartnäckigen oder isolierten Stellen ist allerdings der Laser besser geeignet.

Plasma statt Skalpell

Die Plasma-Behandlung ist eine Methode, die ähnlich wie der Laser mit Hitze arbeitet, jedoch mittels der Erzeugung von Plasma, einem ionisierten Gas, welches die Haut punktuell entfernt, was dann zu einer Schrumpfung der überschüssigen Haut führt. Diese Technologie ermöglicht eine recht präzise und kontrollierte Hautabtragung, ohne das umliegende Gewebe zu beschädigen.

Plasma-Behandlungen haben einen schlechteren Ruf als verdient. Tatsächlich können sie erstaunlich effektiv sein, besonders, wenn Haut am Augen-Oberlid oder Hautveränderungen wie Warzen am Lidrand entfernt werden sollen. Im Gegensatz zu Laserbehandlungen muss von der Patientin keine Schutzbrille getragen werden, was die Anwendung am Auge deutlich vereinfacht. Eine *Lidstraffung* durch Plasma – pro Sitzung lässt sich etwa ein Millimeter Haut beseitigen – ist dann sinnvoll, wenn man bereit ist, pro Behandlung eine Woche Krusten und Schwellungen am Oberlid in Kauf zu nehmen. Und das gegebenenfalls zweimal. Ich empfehle Plasma nur bei beginnenden Schlupflidern, wo zu wenig Hautüberschuss vorhanden ist, um zu operieren, oder wenn jemand aus guten Gründen nicht operiert werden möchte.

Fazit: Während Plasma bei beginnenden Schlupflidern gute Effekte erzielen kann, ist es bei ausgeprägten Schlupflidern ein Tropfen auf den heißen Stein. Ich selbst habe bei wenig Hautüberschuss bereits zwei Behandlungen bei mir durchführen lassen und bin mit dem Ergebnis sehr zufrieden – aber die Woche danach war beide Male aufgrund von Krusten und Schwellungen sehr unangenehm.

Ein weiterer wichtiger Punkt ist, dass nach der Behandlung für eine Weile, manchmal bis zu zwei oder drei Monate, rötlichbraune Verfärbungen an der behandelten Haut bleiben können. Am Oberlid sieht das oft wie ein dezenter Lidschatten aus.

Entscheidend ist, diese Behandlung nur bei einem absoluten Profi durchführen zu lassen, der mit einem hochwertigen Gerät arbeitet. (Es gibt Plasma-Geräte in allen Preisklassen.) In vielen Kosmetikstudios wird die Plasma-Anwendung angeboten, obwohl die Behandelnden oft kaum Erfahrung damit haben.

Leider habe ich schon sehr schlechte Ergebnisse gesehen, einschließlich dauerhafter Narbenbildung. Daher empfehle ich euch dringend, euch nur in erfahrene Hände zu begeben, um die besten und sichersten Ergebnisse zu erzielen.

VERFAHREN ZUR HAUTSTRAFFUNG UND OPTIMIERUNG DER GESICHTSHAUT

Im folgenden Abschnitt kommen wir zu den klassischen und teilweise sehr bekannten Verfahren zur Hautstraffung, Faltenreduzierung oder - entfernung und Optimierung der Gesichtshaut wie Hyaluron, Botulinumtoxin und Lipolyse, aber auch Poly-L-Milchsäure und Kollagenfäden, die regenerierende Eigenschaften haben, weil sie die Kollagenproduktion anregen. Gleichzeitig sind Hyaluron und Botulinumtoxin, gefolgt von Fäden, die am meisten durchgeführten Behandlungen in Deutschland und weltweit. Zu Recht?

Hyaluron

Ihr kennt Hyaluron bereits als wichtigen kosmetischen Wirkstoff und als den am häufigsten verwendeten Filler in der Faltenbehandlung. Doch Hyaluron ist nicht gleich Hyaluron:

Hyaluronsäure ist ein natürlicher Bestandteil (Glycosaminoglycan, also ein Zucker) unseres Körpers. Sie kommt als wichtiger Bestandteil in vielen Strukturen unseres Organismus vor: im Bindegewebe, im Gelenkknorpel, in den Bändern und nicht zuletzt in der Haut. Hyaluronsäure hat die Fähigkeit, in hohem Maße Wasser zu binden. Dadurch trägt sie dazu bei, unsere Haut elastisch und geschmeidig zu halten – solange sie ausreichend vorhanden ist.

Unser Körper bildet die Hyaluronsäure selbst und setzt sie an verschiedenen Stellen im Körper ein, wie zum Beispiel in Gelenken oder der Haut. Doch durch den Alterungsprozess, Umwelt- und unsere Lifestyle-Faktoren nimmt der Gehalt in der Haut ab. Damit verliert sie ihre Fähigkeit, Wasser zu binden, wirkt fahler, schlaffer, und Falten werden sichtbar.

Vor diesem Hintergrund hört es sich natürlich super an, Hyaluronsäure außerhalb des Körpers herzustellen und zur Hautbildverbesserung einzusetzen. Wir hatten das Thema bereits im Kapitel Skincare. Äußerlich aufgetragenes Hyaluron kann durch seine Wasserbindungsfähigkeit die Hautgeschmeidigkeit und das Hauterscheinungsbild insgesamt verbessern – allerdings längst nicht so effektiv wie eine Hyaluronsäure, die unter die Haut gespritzt wird. Und daher liegen Behandlungen mit biotechnologisch hergestellter Hyaluronsäure nach Botulinum an der Spitze der minimalinvasiven ästhetisch-kosmetischen Methoden in Deutschland. Doch anders als Botulinum, das die Muskulatur stilllegt, wird Hyaluron in einer stabilisierten Form als Filler eingesetzt, um Falten oder andere Bereiche des Gesichts zu unterfüttern und damit aufzupolstern.

UNVERNETZTES HYALURON VS. VERNETZTES HYALURON

Die natürliche Hyaluronsäure, wie sie im Körper vorkommt, besteht aus locker miteinander verbundenen Molekülen, ist also unvernetzt. Als Mesotherapie in die Oberhaut injiziert, spendet sie Feuchtigkeit und regt die Kollagenbildung etwas an, verbleibt aber nicht im Gewebe, sondern wird im Rahmen der Stoffwechselaktivitäten abgebaut.

Anders ist es bei der sogenannten vernetzten Hyaluronsäure, dem klassischen haltbaren Filler. Um diese zu erzeugen, wird die Molekülstruktur chemisch so verändert, dass sie eine höhere Dichte und Haltbarkeit bekommt. Dabei werden die Moleküle künstlich in eine netzartige Gitterstruktur gebracht, die mehr oder weniger fest zusammenhält. Es gibt diesen Hyaluronsäure-Typen in unterschiedlichen Festigkeiten, Viskositäten genannt. Je vernetzter die Struktur, desto weniger schnell wird sie vom Körper abgebaut. Es gibt Studien, wonach sich vernetzte Hyaluronsäure noch zehn Jahre nach der Behandlung im Gewebe finden lässt.

Hyaluron als Filler ist mit Vorsicht zu genießen

Es gibt zwei Gründe, weswegen ich vernetztes Hyaluron – also die stabile Form – nur noch sehr überlegt und selten verwende. Ein Filler ist, wie das Wort schon sagt, ein Füllstoff. Eine biotechnologisch vernetzte und damit stabile Substanz, die man im Gesicht nutzen kann, wenn in bestimmten Bereichen Volumen fehlt. Das Volumen ist allerdings bei der Hautalterung nicht unbedingt das vorrangige Problem. Ich habe weiter oben die anatomischen Strukturen des Gesichts geschildert. Der Alterungsprozess des Gesichts ist komplex und ist ein Zusammenspiel der Erschlaffung der Haut, des Absinkens von Fettgewebe, Knochenrückgang und Veränderungen an Bändern und Bindegewebe. Ein simples Auffüllen wird dieser Situation gar nicht gerecht, und das ist auch einer der Gründe, wieso das Ergebnis von „Hyaluron-Liftings" oft unnatürlich aussieht.

Man findet zu diesem Thema ein sehr schönes Experiment im Internet. Eine Pilotin hat Fotos von sich ins Netz gestellt, bevor und nachdem sie sich in einen Schwerkraft-Simulator (G-Force Simulator) begeben hat, in welchem sie einer 7,5-fachen Erdbeschleunigung ausgesetzt war. Gewebe werden in solchen Simulatoren entsprechend der G-Force nach unten gezogen und auch das Blut versackt in den Beinen. Auf den Bildern vor dem Experiment sieht man das Gesicht einer ganz normalen 30-jährige Frau. Auf den Bildern, die nur wenige Sekunden später nach dem Experiment gemacht wurden, hat sie extrem müde wirkende Augen und hängende Haut. Sie sieht deutlich gealtert aus.

Ich wette, dass ziemlich viele Beauty-Docs der Frau auf den Nachher-Bildern vernetztes Hyaluron empfehlen würden, um die im Simulator entstandene Leere in manchen Gesichtsbereichen zu beseitigen. Aber diese junge Frau hatte keinen Volumenverlust, sondern nur eine Volumenverschiebung. Fülle sollte eben nicht das Mittel der Wahl gegen Schwerkraft sein. Im Gegenteil. Meiner Meinung nach hängt nach ein paar Jahren das künstlich hergestellte vernetzte Hyaluron, das sich so gut wie nicht abbaut, einfach in der schlafferen Haut – und zieht das Gewebe noch mehr nach unten. Nach Beendigung der kurzen Simulation sah die Frau übrigens wieder so aus wie zuvor.

Man kann hier wirklich schnell in einen Teufelskreis geraten: Von oben spritzt man immer mehr Hyaluron nach und bekommt dann langsam, aber sicher ein sogenanntes Filler-Face. „Wegen Überfüllung geschlossen", sage ich ein bisschen scherzhaft dazu. Denn Hyaluron liftet in den meisten Fällen nicht, es polstert nur auf, hebt Falten von unten an und vergrößert das Unterhautvolumen. Meine Einschätzung, die natürlich nicht pauschal gilt, ist, dass in vielen Fällen besser an der Hautqualität, bzw. Hautstraffheit und an der Beseitigung von altersbedingter Fettvermehrung im unteren Gesicht selbst gearbeitet werden sollte, als das Gewebe von unten mit stark vernetzten Fillern zu unterpolstern, was in manchen Fällen sogar noch einen Lymphstau verursachen kann.

Es gibt aber Ausnahmen wie zum Beispiel die Behandlung der Lippen: Hier kann man, mit vorsichtiger Gabe kleiner Mengen Hyaluron, sehr schöne, natürliche Ergebnisse erzielen, das

Volumen ausbalancieren, die Lippenfarbe intensivieren und kleine Fältchen auf den Lippen reduzieren.

Auch im Bereich der Nasolabialfalte kann Hyaluron ein Element eines mehrteiligen Behandlungskonzepts sein.

Für den Bereich der Augen rate ich nur in sehr seltenen Fällen, bei vorhandenem straffen Bindegewebe, fehlender Schwellneigung und gleichzeitigem Volumendefizit, dazu, winzige Mengen Hyaluron ergänzend zu anderen Maßnahmen einzusetzen. Ansonsten werden Schwellungen verstärkt und unschöne Ergebnisse erzielt. Weitere Anwendungen erläutere ich später, wenn wir über „Problemzonen" im Gesicht sprechen.

Ein weiterer Grund dafür, dass ich so vorsichtig mit dieser Art von Filler-Behandlung geworden bin, ist das damit einhergehende Risiko des Gefäßverschlusses. Die Gefahr, ein Gefäß zu treffen und aus Versehen mit Hyaluron zu füllen oder durch einen Lymphstau Schwellungen zu produzieren, die nicht wieder verschwinden, ist mir in bestimmten Regionen einfach zu groß. Die vier Haupt-Risikobereiche für Gefäßverschlüsse bei Hyaluronbehandlungen im Gesicht sind: Zornesfalte, Stirn, Schläfe und Nase. (Im Gegensatz zu diesen Zonen treten beim Unterspritzen der Lippen selten medizinische Komplikationen auf.) In den genannten Risikobereichen spritze ich keine Hyaluronsäure-Filler, auch wenn die Patientin es wünscht. Hier laufen viele feinste Gefäße mit Verbindung zur Netzhaut des Auges, und es gab schon schwere Komplikationen, auch bei sehr versierten Behandlern. Ich weiß, dass es einige, auch sehr gute Behandlerinnen gibt, die diese Unterspritzung durchführen, ich persönlich möchte dieses kleine, aber in seinen Auswirkungen dramatische Risiko nicht eingehen. Später komme ich auf andere, risikoärmere Methoden, die Zornesfalte abzumildern.

Ich habe eine aufwendige Methode entwickelt, um Hyaluroninjektionen sicherer zu machen: Als eine der ersten Ärztinnen weltweit benutze ich in bestimmtes Fällen, zum Beispiel unter den Augen, wo die Platzierung des Fillers entscheidend ist, seit ein paar Jahren die Ultraschallkontrolle (durch diagnostischen Ultraschall – dazu gleich mehr), während ich den Filler unter die Haut gebe. So kann ich genau kontrollieren, dass sich kein Gefäß in der Nähe meiner Spritze befindet. Im Bereich der Lippen ist dies übrigens nicht erforderlich, weil das Risiko sehr niedrig ist. Mittlerweile wird in der Fachpresse über diese Methode immer öfter berichtet – und ich denke tatsächlich, dass Ultraschall beim Hyaluronspritzen irgendwann der Standard sein wird. Trotzdem möchte ich betonen, dass es auch ohne gleichzeitige Untersuchung sehr gute und sichere Behandlungen geben kann. Immerhin ist das Ergebnis nicht nur abhängig von der Existenz eines Gerätes, sondern auch von der Fähigkeit, damit umzugehen. Wenn ihr bisher bei eurer Behandlerin oder eurem Behandler, bei denen kein Ultraschall verwendet wurde, zufrieden wart, dann gibt es keinen Grund, unsicher zu werden oder gar zu wechseln.

Bauen sich Hyaluron-Filler wieder ab?

Lange ging man davon aus, dass sich injizierter Hyaluron-Filler nach zwölf bis 18 Monaten auflöst, also nicht mehr nachweisbar ist. Es ging die Empfehlung an Patientinnen, etwa alle sechs bis zwölf Monate für eine Auffrischung wieder vorstellig zu werden. Mir ist schon vor vielen Jahren der Verdacht gekommen, dass sich im Gesicht der Patientinnen der Filler sozusagen ansammelt und verschiebt, denn die Patientinnen wurden immer runder im Gesicht, und Apfelbäckchen traten hervor. Voluminöse Wangen führen dazu, dass die Nasolabialfalte tiefer erscheint, weshalb diese dann in der Folge ebenfalls aufgefüllt wird und zu einem unvorteilhaften Look mit optischer Verlängerung des Philtrums führen kann.

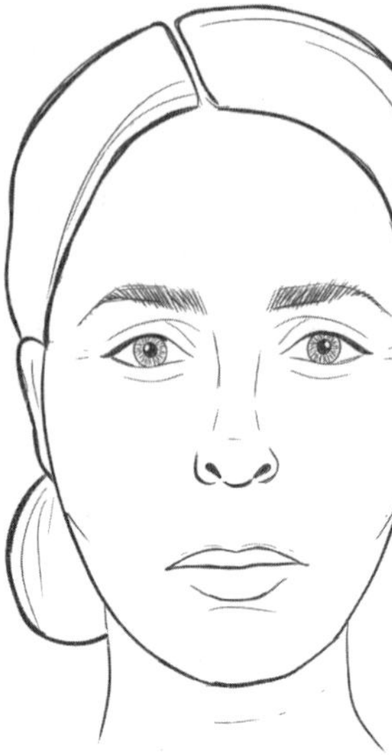

Durch übermäßiges Auffüllen der Nasolabialfalte kann der Bereich zwischen Nase und Oberlippe (das Philtrum) verlängert wirken

Ich habe es euch bereits geschildert: Auch mein eigenes Gesicht veränderte sich durch die Filler-Behandlung zunehmend. Eines Tages sprach mein Mann es aus: „Man erkennt dich kaum wieder. Seit du dir dieses Zeug spritzt, verändert sich dein Aussehen negativ." Das war mein Wake-up-Call. Während ich bei meinen Patientinnen schon immer vorsichtig war, hatte ich keinen so differenzierten und kritischen Blick auf mich selber. Mittlerweile bin ich sogar noch zurückhaltender und vorsichtiger geworden und setze so gut wie keine Filler ein. Nicht jeder Patientin gefällt das, manche bestehen darauf, sich optisch durch die Behandlungen auffällig stark zu verändern – und wechseln dann die Praxis. Das ist für mich vollkommen in Ordnung. Wir haben alle unterschiedliche Vorstellungen von Schönheit, und das ist richtig so. Ich persönlich liebe einen eleganten Look, der frisch und natürlich aussieht, andere mögen einen dramatischen Look mit viel Lippe und Wange. Das Gute ist: Für jeden Look gibt es eine passende Behandlerin oder einen passenden Behandler.

Dennoch muss ich ehrlicherweise sagen, dass ich darüber froh bin, dass es heute nicht mehr im Trend liegt, in kürzester Zeit große, sichtbare Veränderungen zu bewirken, sondern sich stattdessen auf unauffällige Weise optisch zu erfrischen.

Um auf die Eingangsfrage zurückzukommen: Ich kann in Ultraschalluntersuchungen manchmal Reste von Hyaluron-Fillern in Gesichtern nachweisen, die teils vor sechs bis sieben Jahren gespritzt wurden. Es passiert nämlich oft, dass der Filler sich nicht komplett auflöst.

Kann Hyaluron verrutschen?

Die Antwort lautet: Ja. Auch das stelle ich regelmäßig fest, wenn ich Ultraschalluntersuchungen von Gesichtern mache. Im Augen-, Kiefer- und Wangenbereich verrutscht der Filler zumeist nach unten, während er im Bereich der Nasolabialfalte sowohl über als auch unter die Falte rutscht. Bei den Lippen findet man ihn oft als Wulst über dem oberen Lippenrand und unter der Unterlippe wieder. Interessanterweise ist die Eigenschaft, zu rutschen, von der Menge des gespritzten Fillers sowie von der Struktur des umgebenden Gewebes abhängig.

Wir hatten das Thema schon (Stichwort: Hängebäckchen). Ihr müsst es euch so vorstellen: Je lockerer das Bindegewebe, desto eher verschiebt sich der Filler der Erdanziehungskraft folgend nach unten. Je größer das Volumen des Fillers, desto auffälliger wird dieser Effekt. Wenn ihr euch also Filler wünscht, dann lasst euch zuvor dazu beraten, wie wahrscheinlich ein Verrutschen bei euch ist. Falls ihr das Gefühl habt, der Filler ist gewandert, könnt ihr eine Ultraschalluntersuchung durchführen lassen. Hyaluron kann in solchen Fällen künstlich wieder aufgelöst werden.

Zwischenfazit

Während der vielen Jahre, in denen ich internationale Kongresse besucht, Patientinnen behandelt habe und einiges an Hyaluron aufgelöst habe, gab es nur eine Beobachtung, die ich konsistent gemacht habe: Die so behandelten Gesichter werden durch wiederkehrende Anwendungen immer voller, wirken schwer, und die Patientinnen erscheinen verändert – und das nicht unbedingt zum Positiven.

Trotzdem möchte ich betonen, dass es Fälle gibt, bei denen winzige Mengen Hyaluron an den richtigen Stellen, bei der richtigen Patientin, ein Gesicht auffrischen können. Hier sollte man darauf achten, dass ein Produkt mit einer eher geringen Haltbarkeit verwendet wird. Während wir früher einen möglichst langlebigen Filler wollten, wissen wir heute, dass dies aufgrund der Gefahr des Verrutschens nicht vorteilhaft ist und somit den positiven Effekt, der zu Beginn vielleicht vorhanden war, ins Negative umkehren kann.

Was das viel beworbene Konturieren mit Hyaluron betrifft: Kurz nach der Injektion wirken die Konturen, zum Beispiel an Wangenknochen und Jawline, gestochen scharf, aber das Gel hat die Eigenschaft, sich im Gewebe zu verteilen, was ich auch regelmäßig in Ultraschalluntersuchungen feststelle. Daher sieht das Ergebnis nach einiger Zeit aufgedunsen und unkonturiert aus. Aus diesem Grund wirkt eine mit Hyaluron behandelte Jawline nach spätestens ein bis zwei Jahren weich. Ausnahme ist das optische Verbreitern des Kiefers, bei dem ausschließlich in den seitlichen Kieferwinkel injiziert wird (häufig bei Männern zur Maskulinisierung des Gesichts). Das ist eine der wenigen Behandlungen, die tatsächlich zu mehr Kontur führen kann.

Gute Ergebnisse durch Skinboostering mit Hyaluron

Etwas ganz anderes ist der sogenannte Hyaluron-Skinbooster ohne chemische, sondern mit enzymatischer Vernetzung. Das Verfahren nennt sich Bio-Remodeling. Das hier typischerweise angewendete Produkt nennt sich Profhilo®. Das Ziel der Behandlung ist die flächige Verteilung des Hyaluron im Gewebe, wodurch einerseits die Haut mit Feuchtigkeit versorgt und andererseits die Kollagen- und Elastinproduktion angeregt werden soll. Das Positive daran ist, dass sich das Produkt in der Regel komplett abbaut, was es in meinen Augen zu einer besseren Alternative macht. Das Injektionsprotokoll sieht vor, größere Mengen pro Stich tief im Gewebe zu platzieren. Ich persönlich mache das nicht, weil bei relativ dicken, gelartigen Texturen immer ein Risiko für einen Gefäßverschluss besteht. Ich injiziere den Skinbooster als Quaddeln in die oberste Hautschicht, zum Beispiel bei Hals- oder Wangenfalten. Nach der Behandlung sieht es dann für ein paar Stunden bis zu einem Tag so aus, als hätte man Mückenstiche, aber das Ergebnis danach ist sehr schön und natürlich und hält etwa sechs Monate.

Wenn etwas schiefgegangen ist: Hyaluronidase

Nachdem ich nun sehr genau die Risiken von Hyaluron beschrieben habe, hier die guten Nachrichten: Es gibt, wie bereits angedeutet, ein „Gegenmittel", falls eine Hyaluron-Filler-Behandlung einmal schiefgegangen ist. Dieses Mittel heißt Hyaluronidase und ist eine Flüssigkeit, die ein Enzym enthält, das in die betroffenen Stellen injiziert wird. Es bricht die Gitterstruktur des Fillers auf und verflüssigt ihn, sodass er dann vom Körper sehr viel schneller abgebaut werden kann. Eigentlich ein Wundermittel, für dessen Existenz ich sehr dankbar bin, weil man damit Fehler aus der Vergangenheit und Komplikationen, die während oder kurz nach der Behandlung auftreten, recht gut beseitigen kann.

Leider birgt die Behandlung auch Nachteile. Ich arbeite in der Praxis täglich mit Hyaluronidase, vor allem, weil mittlerweile immer mehr Menschen bemerken, dass das jahrelange Auffüllen des Gesichts mit Hyaluron nicht etwa ein Lifting bewirkt hat, sondern ein aufgedunsen wirkendes Gesicht.

Das Thema Nicht-Abbau und Verrutschen von Fillern habe ich euch hinlänglich dargestellt. Hyaluronidase wird außerdem angewendet, wenn zum Beispiel die Lippe doch voluminöser geworden ist, als man sich das gedacht hat, oder zum Beispiel, wenn der Tränenrinnen-Filler zu Schwellungen geführt hat, wenn es zur Knötchenbildung gekommen ist und auch, wenn – im schlimmsten Fall – ein Gefäß getroffen wurde.

Diagnostischer Ultraschall bei Behandlung des Gesichts

Wenn ich im Zusammenhang mit Injektionen von Ultraschall spreche, dann handelt sich um diagnostischen Ultraschall, mit dem man Gewebe bildlich darstellt (wie beim gynäkologischen Bauch-Ultraschall, nur eben im Gesicht). Dieser ist etwas ganz anderes als der therapeutische Ultraschall (HiFU, Ultraform®, Ultherapy®), den ich weiter oben erwähnt habe. Therapeutischer Ultraschall hat das Ziel, Gewebe zu erwärmen und dadurch die Kollagenproduktion anzuregen. Der diagnostische, von dem ich jetzt erzähle, ist der Ultraschall zum „Schauen".

Nachdem Fälle von Gefäßverschlüssen durch Hyaluronfiller mit darauffolgenden Erblindungen und Schlaganfällen bekannt wurden, habe ich 2016 beschlossen, kein Risiko mehr einzugehen. Basierend auf meiner Erfahrung in der Phlebologie, der Venenheilkunde, habe ich die schwierige Technik des Ultraschall-kontrollierten Injizierens gelernt. In der Venenheilkunde ist es so, dass man größere Gefäße am Bein mit einem Schaum veröden kann. Um sicher zu sein, dass die Behandlung korrekt durchgeführt wird, kontrolliert man sich selber mittels Bildgebung. Ich habe beschlossen, dieses Verfahren auch im Gesicht anzuwenden, und habe dafür zahlreiche Probandinnen, also Patientinnen, die sich zur Verfügung gestellt haben, kostenlos behandelt. Nach einiger Zeit war ich in der neuen Methode so routiniert und sicher, dass ich Videos auf Youtube dazu veröffentlichte, was mir eine Menge an Aufmerksamkeit einbrachte. Ich war die erste Ärztin in Deutschland und eine der ersten weltweit, die angefangen hatte, Ultraschall-kontrolliert zu arbeiten.

Im Ultraschall kann man sehr gut Weichteile darstellen, und damit ist er eine hervorragende Untersuchungsmethode, mit der man beobachten kann, wie sich der Filler in den Weichteilen des Gesichts, also Haut, Unterhaut, Muskeln und Fettgewebe, verteilt.

Zu Beginn habe ich diese Technologie nur angewendet, um mit höherer Sicherheit Hyaluron zu injizieren. So konnte ich in Echtzeit die Kanüle, Blutgefäße, Weichteile und das Filler-Material bildlich darstellen und wusste jederzeit, wo sich meine Nadelspitze bzw. der Filler im Gesicht befindet.

Mittlerweile habe ich aber festgestellt, dass selbst die Unterspritzung unter Ultraschallkontrolle keine hundertprozentige Sicherheit geben kann. Gerade in den Gefahrenzonen für Gefäßverschlüsse, die ich oben genannt habe, sind die entscheidenden Gefäße teilweise so winzig, dass man sie auch mit dem besten Ultraschallgerät nicht sicher in jedem Moment darstellen kann. Für einen Bereich wie beispielsweise die Augenpartie ist die Untersuchung jedoch sehr gut geeignet. Und nicht immer ist eine zusätzliche Absicherung durch Ultraschall erforderlich – im Bereich der Lippen zum Beispiel kann man gut auf sie verzichten, wie gesagt.

Damals gab es aus dem Kollegium vor allem kritische Stimmen für meine Methode: zu viel Aufwand, der nicht bezahlt wird, ein zu hoher Zeiteinsatz, eine Verkomplizierung der Behandlung und vor allem die Vermutung, dass aus diesen Gründen deutlich weniger Behandlungen gebucht und durchgeführt würden.

Ich habe mich aber nicht beirren lassen und hatte großen Erfolg mit meiner Methode. Unterstützung bekam ich natürlich von den Patientinnen und Patienten, aber gar keine von der Industrie. Sie hatte daran kein Interesse. Die Industrie lebt ja davon, dass möglichst viel Material injiziert und nachgekauft wird.

Heute nutze ich den Ultraschall vor allem zum Auflösen von Hyaluronsäure und zum Nachweis, ob und wie sich der Filler im Gesicht bewegt hat. Das begann damit, dass ich vor einigen Jahren feststellen musste, dass Filler wenig für das Aussehen der Patientinnen tun. Also habe ich verrutschte Filler-Depots ausfindig gemacht und mit dem Gegenmittel, der Hyaluronidase, aufgelöst. Hierbei stellte ich bald fest, dass der zuvor geradlinig injizierte Filler sich in Form kleiner Kügelchen im Gewebe eingelagert und verteilt hatte. Auflösen ließ er sich nur, wenn man die Kügelchen exakt traf. Diese Kügelchen lassen sich meistens glücklicherweise nicht von außen erkennen, sondern sind nur im Ultraschall sichtbar.

Da ich es längst aufgegeben hatte, andere von meinem, wie ich meinte, fachlich korrekten und medizinisch notwendigen Vorgehen überzeugen zu wollen, war ich überrascht darüber, dass plötzlich Arbeitsgruppen aus renommierten Wissenschaftsteams sich dem Thema zuwandten. Und während ich bereits jahrelange Erfahrung mit dieser Technik hatte, schossen plötzlich international Kollegen und Kolleginnen wie Pilze aus dem Boden als Experten auf. Sie erläuterten, wie wichtig es sei, vor einer Filler-Behandlung eine Ultraschalluntersuchung durchzuführen.

Zum Glück hatte ich zu diesem Zeitpunkt das Thema Filler für mich schon zur Seite gelegt und mich auf das Auflösen desselben konzentriert, aus der Überzeugung, dass man auch mit Ultraschall-kontrolliertem Fillen nur wenig Positives für die Patientinnen erreichen kann. Wie ihr wisst, setze ich auf Verfahren zur Regeneration der Haut. Ich wollte zu diesem Zeitpunkt alles machen außer Werbung für Filler, sei er mit oder ohne Ultraschall gespritzt.

Achtung: Vor dem Einsatz von Hyaluronidase solltet ihr auf einem vorherigen Allergietest bestehen, denn eine seltene, aber gefährliche unerwünschte Wirkung bei der Anwendung von Hyaluronidase ist eine schwere allergische Reaktion, bzw. der allergische Schock. Dieser kann zum Beispiel auftreten, wenn eine Bienen- oder Wespenallergie vorliegt, kann aber auch spontan vorkommen. Durch einen Allergietest im Vorfeld vermeidet man unnötige Risiken.

Das Post-Hyaluronidase-Syndrom

Jetzt müssen wir über die Nachteile von Hyaluronidase, also dem Mittel zum Auflösen von Filler, sprechen. Mit welchem Wirkstoff man auch immer arbeitet, es kann unerwünschte Wirkungen geben. Tatsächlich kommt es bei cirka 18 Prozent der Menschen, die sich einen Filler durch Hyaluronidase auflösen lassen, zum sogenannten Post-Hyaluronidase-Syndrom, welches vor allem die Augenpartie, sehr viel seltener andere Gesichtsbereiche betrifft. Im Anschluss an die Behandlung kann es zu Veränderungen des Gesichts wie Aushöhlungen, Verlust der

Hautelastizität oder Verfärbung der Haut kommen. In Studien hat sich gezeigt, dass dieses Phänomen, das als Risiko angesehen werden muss, nicht mit der Menge der injizierten Hyaluronidase, sondern mit dem Volumen und der Verweildauer des injizierten Fillers im Gewebe zu tun hat.[12] Bedeutet: Viele Filler über einen langen Zeitraum erhöhen dieses Risiko.

Ich habe das bisher nur im Augenbereich erlebt, obwohl ich sehr viel auflöse, und auch die genannte Studie bezieht sich vor allem auf die Augenpartie. Daher bin ich in diesem Bereich sehr vorsichtig und rate oft von einer Auflösung ab, wobei man wissen sollte, dass man das Post-Hyaluronidase-Syndrom recht gut und ästhetisch befriedigend behandeln kann. Jedoch ist das mit zusätzlichem Aufwand und Kosten verbunden. Meine Patientinnen kläre ich vor dem Auflösen über die Tatsache auf, dass es gegebenenfalls sein kann, dass wir im Nachgang Kollagen-stimulierende Nachbehandlungen zur Straffung durchführen müssen.

WORAUF MAN VOR DER BEHANDLUNG MIT HYALURON ACHTEN SOLLTE

Ich möchte noch einmal betonen: Hyaluronsäure zur Skincare und unvernetzt in der Mesotherapie ist ein guter Wirkstoff, um Hautdurchfeuchtung, Elastizität und Geschmeidigkeit der Haut zu verbessern. Als chemisch vernetzter Filler ist Hyaluronsäure jedoch mit großer Vorsicht zu genießen. (Es gibt einige Ausnahmefälle, in denen auch ich Hyaluron spritze.)

Falls ihr euch ausgiebig mit den Risiken beschäftigt und noch immer einen guten Grund habt, euch für einen Hyaluron-Filler zu entscheiden, empfehle ich euch, sehr gut zu recherchieren, an wen ihr euch wendet, denn die Behandlung setzt präzise anatomische

Kenntnisse und Erfahrung voraus. Wer im Internet sorgfältig auf die Suche geht, findet dort mit Sicherheit gute Behandler und Behandlerinnen.

Aber es gibt eben auch die anderen. Zum einen die, die mit viel Werbung oder sehr niedrigen Preisen locken, was per se verdächtig ist. Es gibt aber auch solche, die mit extrem hohen Preisen Kompetenz vortäuschen. Und ganz wichtig: Nur weil jemand tolle, eventuell digital nachbearbeitete Vorher-Nachher-Bilder in den sozialen Medien zeigt, bedeutet das nicht, dass alle Behandlungen perfekt laufen.

Die Zukunft von Hyaluron

Meiner Meinung nach wird die Relevanz von unvernetzter Hyaluronsäure (in der Mesotherapie) in der minimalinvasiven regenerativen Behandlung zunehmen. Die Relevanz der Filler in der herkömmlichen Form wird aufgrund der Risiken und Begleiterscheinungen abnehmen. Die Zukunft sehe ich in regenerativen Behandlungen wie Kollagenstimulation durch Poly-L-Milchsäure, Kollagenfäden, Mesotherapie und Skinbooster, sowie in therapeutischen Ultraschallbehandlungen, aber auch in operativen Eingriffen, weil man mit diesen sehr gute und langanhaltende Ergebnisse erzielen kann.

Fäden und Fadenlifting

Die Haut mit Fäden zu liften, ist ein kontroverses Thema, über das ihr vermutlich schon viel Unterschiedliches gehört habt. Ich höre mit Erstaunen, dass manche Kolleginnen und Kollegen diese Behandlung ablehnen. In vielen Beauty-Praxen weltweit haben Behandlungen mit Fäden den Hyaluronsäurefiller längst abgelöst, weil man damit Straffungseffekte erzielen kann, ohne das Gesicht zu verändern oder künstlich aussehen zu lassen. Klar, Fäden ersetzen kein Facelift, wie plastische Chirurgen manchmal anmerken. Aber das möchte auch nicht jeder.

Ich vermute, ein großer Teil der Kontroverse liegt daran, dass Fäden ein sehr vielseitiges Thema sind und es eine Vielzahl von unterschiedlichen Fäden, Materialien und Techniken gibt, und nicht alle passen zu jeder Zielsetzung. Oft werden die unterschiedlichen Wirkprinzipien der unterschiedlichen Formen und Materialien von Fäden durcheinandergewirbelt und aufgrund dessen falsche Schlüsse gezogen. Man braucht viel Erfahrung und Kenntnisse zu dieser Therapieform, um dazu belastbare Aussagen zu tätigen.

In Kürze: Ich liebe Fäden, aber nicht alle. Die richtigen Fäden in den richtigen Händen mit der richtigen Zielsetzung sind eine tolle Behandlung. Man kann damit ein Gesicht straffer erscheinen lassen, ohne die Form oder das Aussehen merklich zu verändern. Voraussetzung ist, dass die Haut noch nicht zu stark erschlafft und zu schwer ist.

Kollagenfäden, Zugfäden und viele mehr

Die Materialpalette bei den Fäden für die ästhetische minimalinvasive Therapie ist sehr breit. Wenn ihr in den sozialen Medien von Fadenlifting oder Fäden lest, dann ist es meistens so, dass diese Begriffe fälschlicherweise untereinander ausgetauscht und synonym verwendet werden. Um ein bisschen Licht ins Dunkel zu bringen, möchte ich euch die zwei Hauptprinzipien bei der Arbeit mit Fäden vorstellen: Kollagenfäden, die ich toll finde, und Zugfäden, die ich eher kritisch sehe. Gleich werdet ihr verstehen, warum.

Kollagenfäden: Ihre Aufgabe ist es, die Kollagenbildung in der Haut anzuregen. Es gibt sie in verschiedenen Formen, zum Beispiel als Monofäden. Das sind feine und glatte Fäden, die in die Haut eingeführt werden. Der Körper erkennt sie als fremd und bildet kollagenes Bindegewebe um sie herum, während sie sich zeitgleich auflösen.

Der Einsatz dieser glatten Fäden ist besonders im Bereich der dünnen Haut an den Augen sinnvoll, weil sie nicht durchscheinen. Es gibt sie auch spiralförmig aufgebaut als Screw- oder Tornado-Fäden mit erhöhter Festigkeit. Wie die Monofäden werden sie in die unteren Hautschichten gegeben, wo sie eine noch intensivere Wirkung entfalten.

Screw- oder Tornadofäden können aus unterschiedlichen Materialien gefertigt werden. Ich nenne euch hier die biologisch abbaubaren:

Zuerst sind da PCL, also Polycapronsäure, und PCLC, eine Mischung aus Polycapronsäure und Milchsäure. Beide haben eine stark Kollagen-stimulierende Wirkung – viel stärker als Retinol oder Hyaluron –, die nach etwa acht Wochen in Studien messbar war. Sie verbleiben, je nach Stoffwechsel, ein bis zwei Jahre im Gewebe und werden dann in CO_2 und H_2O, also körpereigene Substanzen, abgebaut. Bei PCLC handelt es sich um das effektivste Material. Reine Polymilchsäure-Fäden funktionieren ähnlich, stimulieren etwas weniger Kollagen und halten etwas weniger lange. PDO-Fäden sind die kleinen Geschwister, die „schwächsten", sie halten nur etwa sechs Monate.

Jetzt fragt ihr euch: Warum verwendet Lela alle drei Arten von Kollagenfäden?

Biostimulation durch injizierbare Substanzen / Fadenmaterial

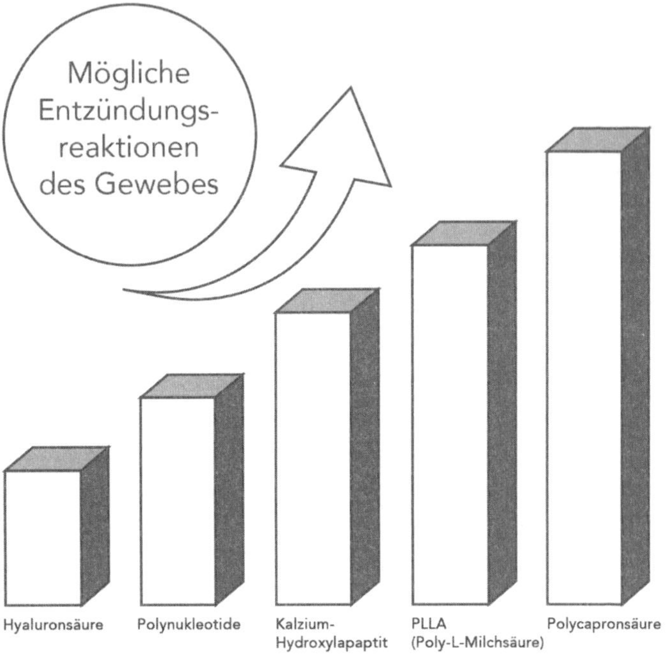

Kollagenstimulation von verschiedenen Stoffen

Weil mit zunehmender Haltbarkeit der Fäden im Gewebe das Risiko einer entzündlichen Reaktion zunimmt, auch wenn eine solche insgesamt selten vorkommt. Deshalb fange ich gerne mit den softesten Fäden an und steigere von Behandlung zu Behandlung auf stärker Kollagen-stimulierende Fäden, wenn ich sehe, dass die Fäden gut vertragen werden. Richtig positioniert können die Kollagenfäden eine sichere und sanfte Straffung des Gewebes bewirken und dem Gesicht das gewünschte Relief geben. Ihr hört es schon raus: Ich bin ein Fan der selbstauflösenden Kollagenfäden.

Mit Kollagenfäden straffen

Ich habe regelmäßig etwa 80 Kollagenfäden unter meiner Haut und liebe sie, weil sie das Gesicht straffer und zu einer natürlichen Optik führen. Gerade im Wangenbereich und um den Mund herum erschlafft die Haut gerne, und mit Kollagen-stimulierenden Fäden kann man hier eine Straffung herbeiführen, ohne diese Bereiche mit Volumen zu füllen, sodass keine „Hamsterbacken" entstehen, wie man sie manchmal nach Hyaluronbehandlungen sieht. Wie ihr an meinem Beispiel seht, kann man die kleinen Kollagenfäden nicht erkennen. Allenfalls in den ersten Wochen können selten winzige einzelne Erhebungen in der Haut sichtbar sein, die durch die Enden der Fäden zustande kommen, wenn diese etwas zu oberflächlich in der Haut liegen. In der Regel löst sich das Problem glücklicherweise sehr schnell von alleine auf, und zur Not kann man die Auflösung des Fadens im Bereich der Erhebung durch die Injektion von Vitamin C beschleunigen.

Die ein bis neun Zentimeter langen Kollagenfäden werden mithilfe von feinen Kanülen mit einer speziellen Technik in die unteren Hautschichten eingebracht und können das Gewebe leicht repositionieren (der Effekt ist allerdings gering). Die Fäden stärken das Kollagengerüst und regen die Kollagensynthese an, was zu einer langfristigen Straffung des Gewebes und einem verbesserten Glow führt.

Apropos Behandlung: Die ist nicht ohne, weil beim Einführen der Fäden über eine Kanüle oft blaue Flecken entstehen, die, wie alle blauen Flecken, je nach Stoffwechsel ein bis zwei Wochen sichtbar bleiben. Das Verfahren würde ich als mittelgradig schmerzhaft bezeichnen; man kann hier gut mit einer örtlichen Betäubung entgegenwirken. Je nach individuellem Bedarf und Hautareal variiert die Anzahl der benötigten Fäden. In der Regel werden jedoch mehrere Fäden verwendet, um eine ausreichende Straffung der Haut zu erreichen.

Natürlich solltet ihr euch auch hier, wie bei jeder Behandlung, vorher kompetent beraten lassen. Grundsätzlich rate ich bei Autoimmunerkrankungen der Haut, wie zum Beispiel der Sklerodermie, von einer Faden-Behandlung ab.

Zugfäden ziehen – nicht unproblematisch

Eine ganz andere Art von Faden sind die **Zugfäden** oder **Cog-Fäden.** Dies sind die am meisten kritisierten, wie ich finde zu Recht. Das Behandlungsprinzip beruht, anders als bei den Kollagenfäden, darauf, dass sich Anker an den recht dicken Fäden befinden, mit denen man herabgesunkenes Gewebe repositioniert. An sich ist es das einzige nicht-chirurgische Lifting-Verfahren, das die Gesichtshaut wirklich signifikant liften kann. Und Zugfäden haben auch einen additiven Kollagen-stimulierenden Effekt.

Man kann damit beeindruckende Effekte erzielen, jedoch muss man hier sehr viel Expertise und Erfahrung haben, um ein symmetrisches Ergebnis zu erreichen. Zudem werden die Fäden nicht in die Haut eingesetzt, sondern tief auf der Bindegewebe-Umhüllung der Gesichtsmuskulatur platziert. Somit ist man nah an den Nerven des Gesichts, und bei einer unprofessionellen Behandlung können Nervenschäden verursacht werden, die sich in der Regel zwar von alleine zurückbilden, aber dennoch für einige Wochen bis Monate eine Einschränkung der Beweglichkeit der Gesichtsmuskulatur der betroffenen Patientin bewirken. Diese Komplikation tritt zwar sehr selten auf. Seid euch aber bitte dessen bewusst, dass es sich bei der

Behandlung um einen recht kurzlebigen Ersatz für ein Facelift handelt, das deutlich mehr Risiken mit sich bringt.

Eine weitere Nebenwirkung ist die Bildung von Beulen und Dellen, wenn die Fäden zu hoch in der Haut eingesetzt werden. Bei erfahrenen Behandlerinnen passiert dies selten und lässt sich darüber hinaus korrigieren. Ein weiterer Nachteil, den ihr bedenken solltet, ist, dass sich in den Wochen nach der Behandlung mit Zugfäden das Gesicht sehr unangenehm anfühlen kann. Patientinnen beschreiben es als Zuggefühl, das teilweise auch das Öffnen des Mundes einschränkt.

Insbesondere in jüngeren Jahren, wenn die Haut noch nicht deutlich erschlafft ist, rate ich aufgrund des Risikopotenzials und der guten Alternativen vom Einsatz der Zugfäden ab. Man muss auch die Häufigkeit der Behandlung bedenken, um das Ergebnis zu erhalten. Bei einer 40-jährigen Patientin würde das bedeuten, dass man es bis zum 80. Lebensjahr (ja, auch dann ist vielen Frauen noch ein frischer Look wichtig, und warum auch nicht?) mindestens 20-mal anwendet. Da mir keine Langzeitdaten zu dieser Behandlung vorliegen, bin ich eher vorsichtig und setze das Verfahren nur in ausgewählten Fällen (Patientin will unbedingt ein Lifting, aber keine Facelift-Operation) ab etwa 60 Jahren ein.

Aber Achtung: Falls ihr euch vorstellen könnt, ein operatives Facelifting durchführen zu lassen, kann es nachteilig sein, vorher Fäden einzusetzen. Etwa 30 Prozent der plastischen Chirurgen und Chirurginnen berichten, dass die Gewebeveränderungen (durch die Fäden entsteht neues kollagenes Bindegewebe) den operativen Eingriff erschweren, bei dem Gewebeschichten im Gesicht getrennt werden müssen.

Kleine Anmerkung: Für mich persönlich würde ein operatives Facelift wegen der langen Eingriffsdauer und der Risiken nicht infrage kommen. Ich nehme lieber viele minimalinvasive, fast unsichtbare Behandlungen vor, die mein Gesicht ein Leben lang so frisch und straff wie möglich halten. Ich sage bewusst: „wie möglich" – denn ich muss nicht perfekt sein.

FACELIFT

Ich würde es nicht bei mir selbst machen lassen, bin aber nicht gegen das Facelifting. Wenn man sehr spät anfängt, ein eventuell traurig oder müde wirkendes Gesicht minimalinvasiv zu behandeln, ist es mitunter schwierig, noch gute Ergebnisse zu erzielen. Dann kann eine Operation ein echter Gamechanger sein. Ich habe schon richtig tolle Ergebnisse gesehen, welche die Lebensqualität der operierten Männer und Frauen wirklich verbessert haben, und welche man auf anderem Wege nie erreicht hätte. Gerade älteren Menschen, die sich innerlich noch jung fühlen, kann es, psychologisch gesehen, einen positiven Schub geben, eine auch optisch jüngere Version von sich im Spiegel zu sehen. Allerdings bin ich etwas entsetzt von der starken Verharmlosung dieses Eingriffs durch US-amerikanische Ärzte, die, wie alle, nur ihre besten Ergebnisse zeigen.

Was passiert mit der Haut bei Zugfäden? Bei einer sehr erschlafften und dünnen Haut kann es sein, dass sich nach dem Hochziehen der Haut mit Zugfäden Falten wie bei einem Raffrollo bilden, da ja keine überschüssige Haut entfernt wird. Diesen Effekt findet man aber nur bei wenigen Patientinnen vor. Meistens gelingt es sehr gut, die repositionierte Haut und das repositionierte Gewebe auf die Fläche des Gesichts zu verteilen und in Kombination mit anderen Verfahren zur Verbesserung der Hautqualität für ein schönes Ergebnis zu sorgen. Aber auf die Gefahr hin, mich zu wiederholen: Dies ist keine Methode, die von unerfahrenen Kolleginnen und Kollegen durchgeführt werden sollte, weil sie eine hohe Expertise verlangt, damit idealerweise keine Komplikationen auftreten.

Poly-L-Milchsäure

Poly-L-Milchsäure (PLLA) ist ein Kollagenstimulator oder Biostimulator und gehört zu den meiner Meinung nach besten regenerativen Behandlungsmöglichkeiten. Sie regt die Kollagenproduktion im Gesicht deutlich an, füllt minimal, und man erzielt sehr natürliche, unauffällige Ergebnisse bei einer gleichzeitigen Verbesserung des Strahlens der Haut. Ein Beispiel hierfür ist Sculptra®, welche die erste PLLA auf dem Markt war. Jedoch gibt es mittlerweile auch weitere gute Produkte. Während PLLA früher – in einer anderen Mischungsvariante – Komplikationen wie Knötchen und Granulome erzeugt hat, sind die Behandlungen mittlerweile sehr sicher.

Injiziert wird PLLA in die Seiten des Gesichts und die Schläfen, aber auch in den Haaransatz, weil das primäre Ziel die Straffung ist. Die in den weniger beweglichen Randbereichen des Gesichts gestraffte Haut zieht so am mittleren Gesicht und sorgt zudem dafür, dass die Gesichtskonturen harmonischer aussehen. Damit verbessert PLLA auch die Schädelform im Alter (weg von der „Erdnuss" – siehe oben) und strafft das Gesicht ein wenig.

Ich habe bei mir selber bereits drei Behandlungen dieser Art durchgeführt und kann sagen, dass es eine meiner liebsten Behandlungen ist. Aber natürlich ist auch PLLA, genau wie andere Methoden, keine Zauberei.

Lipolyse, die Fett-weg-Spritze

Hierbei handelt es sich um eine geeignete Anwendung zur Reduktion kleinerer Fettdepots im Gesicht, zum Beispiel der Hängebäckchen. Die Lipolyse wirkt nur relativ schwach, weshalb man die Behandlung mehrmals durchführen muss, und in seltenen Fällen bringt sie gar nichts. Trotzdem kann ich aus Erfahrung sagen, dass die Nebenwirkungsrate in der Praxis sehr gering und die Zufriedenheit der Patientinnen recht hoch ist. Ich arbeite also vor allem damit, wenn es um kleine, hervorstechende Fettdepots geht, wie zum Beispiel die Hängebäckchen oder auch ein Doppelkinn.

Botulinumtoxin Typ A – kurz Botulinum

Der Klassiker unter den minimalinvasiven Anti-Aging-Methoden – und für viele ein Angstgegner. Aber tatsächlich ist es die ästhetische Behandlung, die weltweit am häufigsten durchgeführt wird, weil man damit sehr gute Ergebnisse bei sehr seltenen Nebenwirkungen erzielen kann.

Ich selber wende Botulinum seit mittlerweile mehr als 17 Jahren bei mir selber an (mit Pausen in meinen Schwangerschaften und Stillzeiten), und ebenso lange auch bei Patientinnen. Dabei habe ich festgestellt, dass die Behandlung glücklicherweise sehr wenige Probleme macht, insbesondere im Vergleich mit anderen Beauty-Behandlungen. Mittlerweile injiziere ich mir nur noch sehr kleine Mengen, und das mache ich vor allem, um mein Gesicht zu formen (dazu unten mehr), und weniger, um Linien zu beseitigen.

Selbstverständlich gibt es auch Menschen, die dieser Behandlung nichts abgewinnen können, doch kann ich nach vielen Jahren der Anwendung sagen, dass die Zufriedenheit allgemein hoch ist. Botulinum ist ein aus Bakterien gewonnenes Protein und führt – richtig dosiert – zeitlich begrenzt zu einer

Abschwächung der Muskeltätigkeit, wenn man es in den Muskel injiziert. Es wird nicht nur in der Faltenbehandlung eingesetzt, sondern auch medizinisch. Wenn man es beispielsweise bei Patienten, die übermäßig schwitzen, in die Dermis injiziert, blockiert es einen Neurotransmitter, der sonst die Schweißdrüsen aktiviert, wodurch die Schweißproduktion für vier bis sechs Monate deutlich reduziert wird.

In Hautbereichen mit übermäßiger Talgproduktion kann Botulinumtoxin diese vermindern, was ölige Haut und Akne ausgleicht und auch eine Rosazea verbessern kann.

Als Proktologin setze ich Botulinumtoxin darüber hinaus erfolgreich bei Verkrampfungen des Schließmuskels ein, die bei verschiedenen Grunderkrankungen entstehen können.

Wie ihr seht, sind vielfältige medizinische Anwendungen möglich.

1987 hat das amerikanische Ärztepaar Jean und Alastair Carruthers eine große Entdeckung gemacht. Sie setzten Botulinumtoxin bei schielenden Patienten ein und beobachteten: Wenn bestimmte Muskeln am Auge nicht mehr in der Lage sind, sich zusammenzuziehen, glätten sich dadurch auch die peripheren Falten!

Nach dieser Erkenntnis, zu Beginn der 90er-Jahre, hat Botulinumtoxin weltweit eine steile Karriere in ganz unterschiedlichen medizinischen Bereichen hingelegt.

Tragischerweise haben Jean und Alastair Carruthers damals darauf verzichtet, ein Patent auf ihre Idee anzumelden, mit dem sie sehr, sehr reich hätten werden können.

In der Faltenbehandlung und Modellierung der Gesichtszüge wirkt Botulinumtoxin, von vielen auch „Botox“ genannt, indem es die Muskulatur entspannt, die für die Entstehung von Falten verantwortlich ist. Das klassische Einsatzgebiet sind daher Falten und Linien, die durch Bewegung entstehen, wie die Zornesfalte zwischen den Augenbrauen und die horizontalen Stirnfalten, die durch das Anheben der Augenbrauen entstehen, ebenso wie Lachfalten (oder Krähenfüße) ums Auge herum, die beim Lachen oder beim In-die-Sonne-Schauen entstehen.

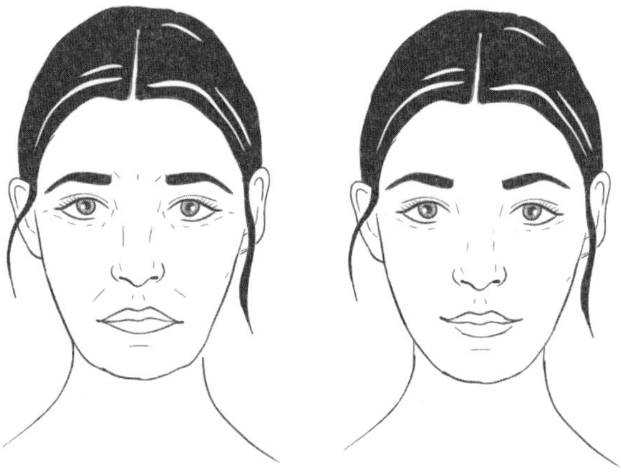

1. Unbehandeltes gealtertes Gesicht, 2. Kombination von Botulinum mit regenerativen Maßnahmen. Bei optimaler Dosierung und guter Injektionstechnik bleibt ein wenig Bewegung erhalten, der Blick wirkt offen und freundlich.

Mittlerweile gibt es aber noch mehr Anwendungsgebiete, von denen ich euch gleich erzählen werde. Vorher noch eines: Viele sprechen von einem „Botoxgesicht“, wenn sie ein sehr künstliches, aufgedunsenes Gesicht mit Katzenaugen und übertrieben dicken Lippen sehen. Das sind aber Veränderungen, die nicht durch Botulinum entstehen. (Ich sage übrigens „Botulinum“, weil der häufig gebrauchte Begriff „Botox“ nicht der Name für den Wirkstoff ist, sondern der Handelsname eines Präparates, welcher heute von vielen als Synonym für dieses Medikament benutzt wird.) So ein Gesicht ist jedoch das Ergebnis von Behandlungen mit Hyaluronsäurefillern und operativen Eingriffen.

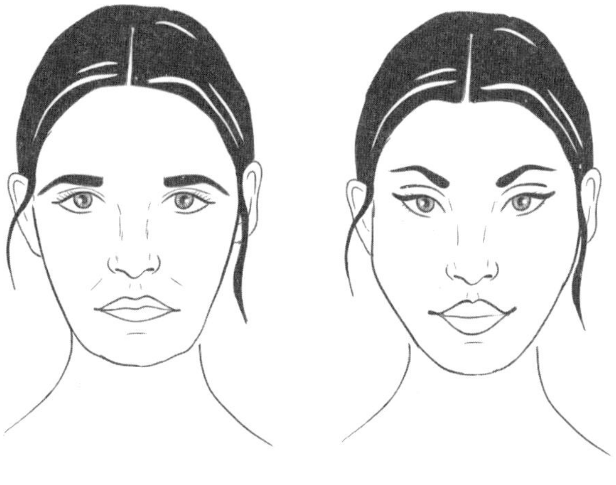

3. Bei zu hoher Dosierung von Botulinum stehen die Augenbrauen tief, der Gesichtsausdruck wirkt starr. 4. Das ist kein „Botoxgesicht“, sondern das Ergebnis von zu viel Hyaluronfiller und Operationen.

Die unerwünschten Ergebnisse (Gesicht 3 und 4) lassen sich vermeiden, indem man vorsichtig dosiert und die Züge der Patientinnen vor der Behandlung gründlich studiert. Bei fachgerechter Anwendung von Botulinumtoxin können sehr ästhetische Ergebnisse erzielt werden.

DIE DOSIS MACHT DAS GIFT

Ja, es stimmt, Botulinum ist ein Toxin. Wie für alles Giftige gilt allerdings die bekannte Regel: Die Dosis macht das Gift. Mittlerweile wird es seit etwa 50 Jahren erfolgreich medizinisch eingesetzt, und kurz danach kam es schon zu den ersten kosmetischen Anwendungen. Während in der Medizin, zum Beispiel bei Spastiken der Muskulatur, teilweise über 400 Einheiten dieses Medikaments eingesetzt werden, verwendet man zur Behandlung der Zornesfalte zwölf bis 15 Einheiten, also vergleichsweise winzige Mengen.

Mein erster Kontakt mit Botulinum war übrigens nicht in der ästhetischen Medizin, sondern bei einem Praktikum in der Urologie, wo es Patienten mit Blasenentleerungstörung injiziert wurde.

Wie wird Botulinum abgebaut?

Botulinumtoxin bleibt für etwa drei Monate da, wo es injiziert wurde, wobei vor dem vollständigen Abbau ein wenig Bewegung in die behandelte Partie zurückkehrt. Die Abbaugeschwindigkeit ist abhängig vom Metabolismus der Patientin und erfolgt schneller, wenn man den durch Botulinum entspannten Muskel aktiv ansteuert. Botulinumtoxin ist ein Eiweiß, das beim Abbau in seine einzelnen Aminosäuren zerlegt wird. Diese werden entweder über den Urin ausgeschieden oder einzelne Aminosäuren werden vom Körper dort eingesetzt, wo sie gebraucht werden.

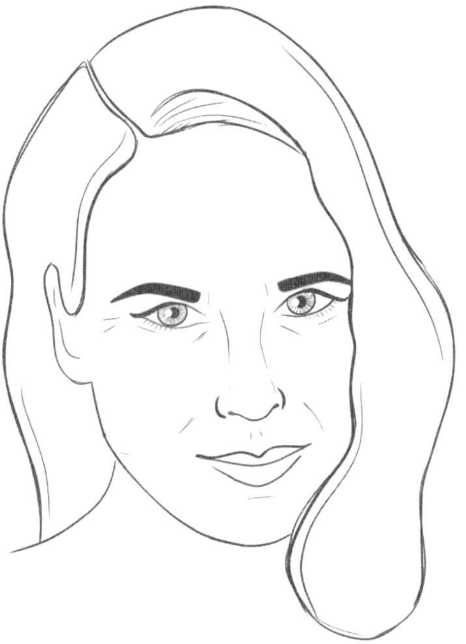

Bei zu ambitionierten Botulinumbehandlungen kann es eher passieren, dass die Brauen zu tief stehen und der Abstand zwischen den Augen sehr groß wirkt.

Faltenbehandlung mit Botulinum

Durch die Abschwächung der Muskeltätigkeit wird verhindert, dass sich die Haut über dem behandelten Muskel bei Bewegungen zusammenzieht und Falten bildet. Anders als beim Körper ist es bei der Gesichtsmuskulatur nämlich so, dass die Muskelfasern nicht von Knochen zu Knochen ziehen und dadurch Bewegung in den entsprechenden Gelenken verursachen. Stattdessen zieht die Muskulatur vom Knochen in die Haut, wo die Muskelfasern enden. Deshalb verursacht jede Muskelaktivität im Gesicht eine Bewegung der darüberliegenden Haut. Wenn man diesen Zusammenhang versteht, wird klar, dass Botulinum die Falten nicht direkt beseitigt, sondern deren Entstehung durch die Muskelentspannung entgegenwirkt. Bereits vorhandene Falten können dadurch weniger tief erscheinen und im Laufe der Zeit weniger sichtbar werden.

Es ist wichtig, dass euch das bewusst ist, denn oft denken Patientinnen, dass eine bereits lang bestehende tiefe Falte durch eine einzelne Botulinum-Injektion beseitigt werden kann. Eine tiefe Falte in der Haut bedeutet – biologisch gesehen – beschädigtes Gewebe. Unser Körper benötigt Zeit, um dieses Gewebe, soweit überhaupt möglich, zu regenerieren. So kann es Monate dauern, bis die Falte flacher wird, auch, wenn das Botulinum schon wirkt.

Einige Ärzte und Ärztinnen injizieren in diesem Fall zusätzlich einen Hyaluronsäure-Filler in die Falte, aber ich habe euch oben erklärt, weshalb ich das für keine gute Idee halte. Ein großer Vorteil von Botulinum ist, dass man damit einen angespannten Gesichtsausdruck „öffnen“ und ein Gesicht freundlicher und frischer wirken lassen kann.

Auch weniger tiefe Falten und Linien lassen sich sehr gut damit beseitigen. Vorausgesetzt, sie entstehen durch Muskelbewegung.

Im oberen Drittel des Gesichts wird Botulinum oft gegen horizontale Stirnfalten, die vom Stirnmuskel erzeugt werden, oder vertikale Falten, die berühmte Zornesfalte, eingesetzt. Während die Behandlung der Zornesfalte in der Regel zu sehr guten Ergebnissen führt, ist die Behandlung der horizontalen Stirnfalten viel schwieriger und braucht ein gewisses Maß an Erfahrung: Der Stirnmuskel ist der einzige Muskel, der unsere Augenbrauen anhebt, und eine Entspannung bedeutet ein Absinken der Augenbrauen. Diese stehen bei vielen Menschen im Alter ohnehin recht tief, auch wegen der sich verändernden Schädelform, was Schlupflider verursacht.

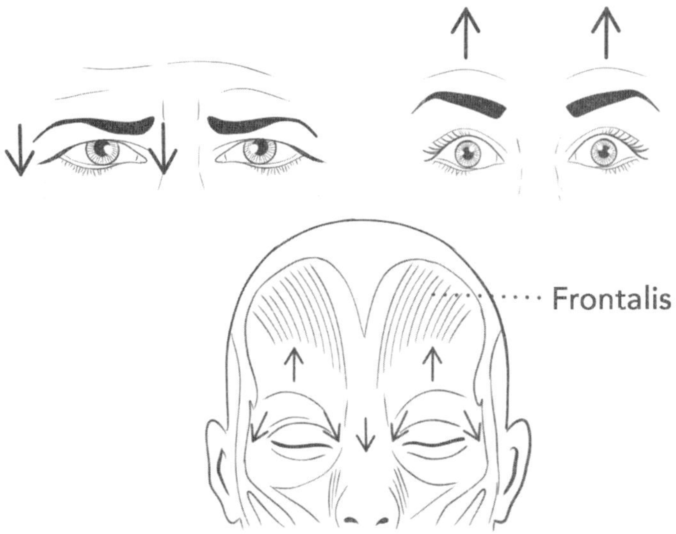

Der Stirnmuskel (Musculus frontalis) ist der einzige Muskel, der unsere Augenbrauen hochzieht, während die Zornesfalten und Augenmuskulatur unsere Augenbrauen nach unten ziehen.

In diesem Fall empfehle ich, gleichzeitig die Muskulatur zu schwächen, die unsere Augenbrauen herabzieht, sodass wieder ein Gleichgewicht entsteht. Zusätzlich würde ich auf „Baby Botox“ an der Stirn setzen, also auf kleine Dosierungen, die noch Bewegung zulassen. Generell bin ich eine Anhängerin der vorsichtigen Dosierung, denn damit sieht man natürlich aus und hat keinen erstarrten Blick (ich selber verwende bei mir selber nur noch niedrige Dosierungen). Nachteil: Das Botulinum hält nicht so lange wie bei einer vollen Dosierung.

Auch die sogenannten Krähenfüße um die Augen lassen sich mit Botulinum gut behandeln. Behandlungen in den drei genannten Zonen – Zornesfalte, Stirn und Augen – sind übrigens auch diejenigen, die in ästhetischen Praxen weltweit statistisch gesehen am häufigsten durchgeführt werden – und mit denen man Patientinnen und auch Patienten recht unkompliziert zufriedenstellen kann.

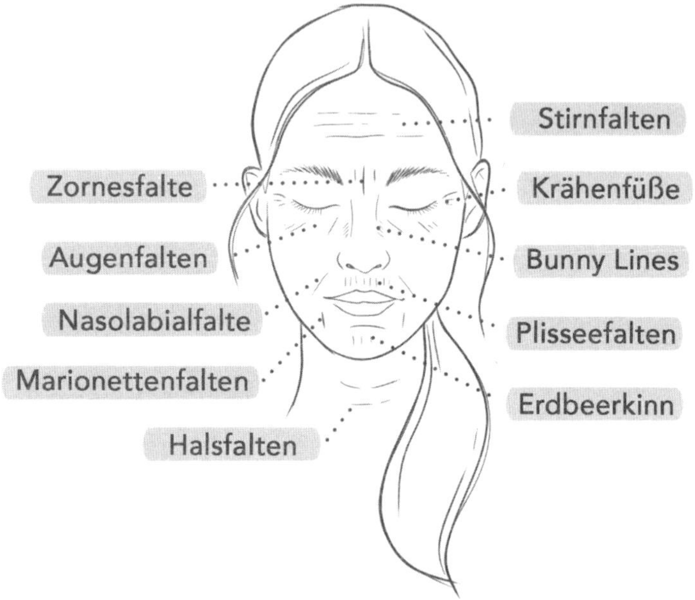

So werden die Linien und Falten in unserem Gesicht genannt.

Ein Fall aus meiner Praxis:
Nicht erstarrt aussehen, sondern frischer

Es gibt viele Vorurteile im Zusammenhang mit Botulinum, die allerdings zumeist durch Nichtwissen und Hörensagen entstehen. Ich hatte mal eine Patientin, die es gerne ausprobieren wollte, deren Mann allerdings strikt dagegen war. Seiner Meinung nach war Botulinum etwas Künstliches, Starres, das seiner Frau die Natürlichkeit nehmen würde. Irgendwann hat sie sich trotzdem und heimlich für eine Botulinum-Behandlung entschieden. Ihr Mann hat es erst überhaupt nicht bemerkt. Erst, als er ihr ein paar Wochen später ein Kompliment machte und sagte, sie sehe in letzter Zeit so frisch und erholt aus, hat sie ihm die Wahrheit gesagt. So wurde er eines Besseren belehrt. Ich habe viele Patientinnen, die niemandem erzählen, dass sie sich ab und zu „spritzen lassen", was gut funktioniert, solange nicht zu viel gemacht wird. Für meinen Geschmack sollte das Gegenüber niemals denken: „Oh, die sieht aber anders aus", sondern „Oh, die sieht aber frisch aus". Deswegen lasse ich auch gerne lieber ein paar Falten und ausreichend Mimik im Gesicht, weil das definitiv harmonischer wirkt. Lachfalten zum Beispiel halte ich für etwas Schönes, die sollten nicht ganz verschwinden.

Das Gesicht formen mit Botulinum – die Modulation

Jetzt kommen wir zu ein paar interessanten Behandlungsmöglichkeiten, die euch vielleicht noch nicht bekannt sind. Botulinum hat auch formende Eigenschaften: Durch seinen entspannenden Effekt auf die Muskulatur kann es Gesichtspartien heben oder senken. Jeder Muskel in unserem Körper und Gesicht hat einen Agonisten und einen Antagonisten. Das bedeutet: Für jeden Muskel, der etwas hochzieht, gibt es einen, der etwas herunterzieht. Der Bizeps beispielsweise zieht den Unterarm zum Oberarm, während der Trizeps ihn wieder wegzieht. Genau so funktioniert es auch in unserem Gesicht. Der Augenringmuskel und die Muskulatur der Zornesfalte ziehen die Augenbrauen nach unten, der Stirnmuskel zieht sie nach oben.

Durch das gezielte Schwächen der Agonisten und Antagonisten kann man also das Gesicht beeinflussen, zum Beispiel Augenbrauen heben oder senken. Auch zum leichten Anheben der Nasenspitze macht man sich diese Tatsache zunutze. Wenn in den Muskel, der die Nasenspitze (zum Beispiel beim Lachen) nach unten zieht, Botulinum richtig injiziert wird, hebt sie sich um etwa einen Millimeter und kann schmaler wirken. Leider hält der Effekt nur etwa acht Wochen an.

Ein weiteres Einsatzgebiet von Botulinum ist das sogenannte **Nofretete-Lifting.** Hierbei werden Injektionen im Bereich des Unterkiefers gesetzt, um die Jawline zu schärfen. Mit zunehmendem Alter zieht nämlich unser Halsmuskel (Platysma), der am Unterkiefer beginnt, an unserem Gesicht. Entspannt man ihn, hebt sich das Gesicht etwas.

Benannt ist diese Methode nach der ägyptischen Königin, die auch für ihre markante, schöne Kinnpartie berühmt gewesen ist. Studien haben gezeigt, dass nach dieser Behandlung auch weiter oben im Gesicht Veränderungen passieren: Augenringe sind zum Beispiel manchmal weniger sichtbar. Das liegt daran, dass das ganze Gesicht etwas nach oben gezogen wird, der Zug nach unten also reduziert wird und dadurch Volumen ins obere Gesicht zurückverlagert wird.

Ein weiteres typisches Einsatzgebiet im unteren Gesichtsdrittel ist das **Anheben der Mundwinkel**, denn diese werden bei manchen Menschen im Laufe des Lebens von einem Muskel namens DAO (Depressor anguli oris) immer weiter nach unten gezogen. Man kann diesen Muskel etwas entspannen, was die Mundwinkel um ein bis zwei Millimeter anhebt.

Der **Lipflip** ist eine dezente Art, die Lippen fülliger wirken zu lassen, vor allem ohne Filler zu arbeiten. Hier wird das Botulinum in die Haut über dem Lippenrand gespritzt. Dadurch werden die Muskeln, die normalerweise dafür da sind, den Mund zusammenzupressen, geschwächt, was die Mimik bei

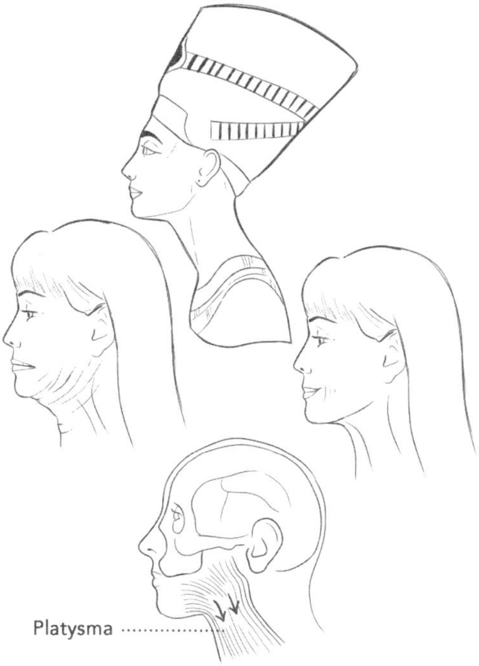

Der Halsmuskel „Platysma" beginnt bereits am Unterkiefer. Mit zunehmendem Alter und durch die vielen Aktivitäten, bei denen wir uns nach vorne beugen, beginnt er sich zu verkürzen. Dadurch entstehen Halsfalten und das Gesicht wird nach unten gezogen.

richtiger Dosierung kaum beeinflusst. Bei vielen von uns ist es nämlich so, dass wir bedingt durch Stress oder einfach aus Gewohnheit im Laufe des Lebens unsere Lippen immer mehr zusammenpressen, was nicht sehr charmant irgendwann „verkniffener Gesichtsausdruck" genannt wird. Nach der Injektion wölbt sich die Oberlippe (an der Unterlippe funktioniert es nicht) ganz leicht nach außen. Da man nur mit minimalen Mengen arbeitet, um die Mimik rund um den Mund nicht zu stark zu beeinflussen, hält der Effekt nur etwa acht Wochen lang an.

Aber Achtung: Botulinum-Behandlungen im unteren Gesichtsdrittel sind sehr tricky. Das liegt daran, dass dort leicht Asymmetrien entstehen, die man als Gegenüber schnell erkennt – zum Beispiel, wenn man lacht und sich dabei ein Mundwinkel auch nur ein kleines bisschen weiter hebt als der andere. Botulinum-Anwendung in der unteren Gesichtshälfte brauchen viel Erfahrung und einen genauen Blick für das individuelle Gesicht. Eine geeignete Behandlerin hat jahrelang Gesichter und Muskelverläufe studiert, um zu wissen, wo genau die Spritze angesetzt werden muss, und beobachtet vor der Behandlung gründlich das Gesicht der Patientin, um zu verstehen, wie stark ein bestimmter Muskel arbeitet. Deswegen muss man bei mir auf dem Behandlungsstuhl so viele Grimassen machen – damit ich genau sehe, wie stark welche Muskeln sind und wo ich sie am besten erwische.

Wirkt Botulinum sofort?

Nein, es entfaltet seine Wirkung Stück für Stück. Nach zehn bis vierzehn Tagen hat die Wirkung die sogenannte Plateauphase erreicht. Nach ein paar Monaten kommt dann langsam wieder leichte Bewegung zurück in den Muskel, die Wirkung lässt nach.

Aber auch, wenn das Botulinum abgebaut ist, profitiert man noch eine Weile davon: Der Muskel hat Volumen abgebaut und ist weniger stark. Jemand, der die Augenbrauen immer zusammengezogen hat, legt diese Gewohnheit ein Stück weit ab, wenn er diese Bewegung über einen längeren Zeitraum nicht machen konnte. Allerdings führt bereits jeder erfolglose Versuch, die Augenbrauen hochzuziehen, dazu, dass dort Botulinum abgebaut wird, was die Wirksamkeit verkürzt. Wir können durch unser

Verhaltenalso ein wenig steuern, wie lange oder wie kurz die Wirkung anhält.

Die Wirkungsdauer von Botulinum

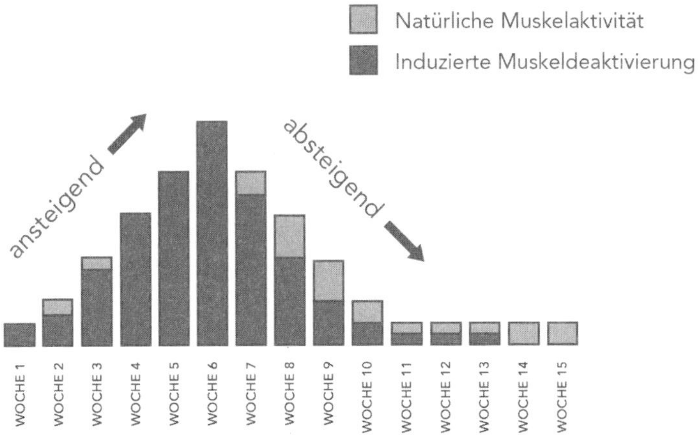

Die Wirkung von Botulinum baut sich innerhalb der ersten beiden Wochen auf. Nach sieben bis neun Wochen seht ihr bereits etwas Bewegung. Das bedeutet nicht, dass das Botulinum nicht mehr wirkt. Es ist lediglich zu einem kleinen Teil wieder abgebaut. Nach und nach kommt immer mehr Bewegung zurück, bis die Wirkung nach etwa drei bis vier Monaten vollständig weg ist.

Ich sehe das als Vorteil. Ist ein Behandlungsergebnis wider Erwarten doch zu intensiv – ist also der Blick zu starr oder stehen die Augenbrauen nun eine Spur zu tief –, kann man das Botox „wegtrainieren". Es gibt aber noch weitere Faktoren, von denen abhängt, wie lange das Behandlungsergebnis anhält, zum Beispiel, wie stark ein Gesicht durchblutet ist, ob jemand oft Sport macht oder dazu tendiert, zum Beispiel sogar im Schlaf die Augenbrauen zusammenzuziehen.

Was passiert, wenn ich aufhöre, Botulinum zu spritzen?

In den sozialen Medien und online werden leider einige Schauermärchen über Botulinum verbreitet, zumeist von Accounts, die kostenpflichtige Gesichtsmassage- oder Face-Yoga-Kurse anbieten. Schade eigentlich. Während Massagen und Training für das Gesicht eine gute Ergänzung zu einem gesunden Lebensstil für eine schöne und frische Haut sein können, ist es jedoch so, dass man damit niemals den Effekt von Botulinum erzielen kann. Diese Maßnahmen können koexistieren, leider wird das von einigen Anbietern der Onlinekurse aber anders gesehen. Wenn ihr aufhört, Botulinum zu injizieren, passiert nichts Nachteiliges. Der vorher entspannte Muskel wird wieder aktiv, und die Haut bildet wieder Falten – aber nicht mehr als vorher.

Allerdings: Wenn jemand über zehn Jahre oder länger mit Botulinum behandelt wurde, muss man davon ausgehen, dass zum einen die Muskulatur, die in diesem Zeitraum nicht oder fast nicht verwendet wurde, ein Stück weit abgebaut wurde (Muskeln, die wir nicht benutzen, werden kleiner und schmaler). Das hat zur Folge, dass der betroffene Bereich flacher, bzw. schmaler wirken kann – in vielen Fällen ist das erwünscht, zum Beispiel beim Kaumuskel oder der Muskulatur der Zornesfalte. Der erneute Muskelaufbau dauert eine Weile. Zum anderen ist die Haut während dieser zehn Jahre zwar – aufgrund der Ruhigstellung – unsichtbar, aber dennoch normal gealtert. Botulinum stoppt nicht die Hautalterung, sondern stellt die Haut nur ruhig. Für eine gezielte Behandlung der Hautqualität empfehle ich euch das Kapitel Skincare, sowie in diesem Kapitel die Abschnitte über regenerative Behandlungen wie Microneedling, Mesotherapie, Kollagenfäden etc.

Das Hautbild mit Botulinum verbessern

Botulinum kann auch bei der Behandlung von Hautproblemen wie Akne und Rosazea eingesetzt werden. Durch die Injektion in Hautbereiche mit übermäßiger Talgproduktion reduziert es die Talgdrüsenstimulation, was zu einer verminderten Talgproduktion führt. Dies reduziert ölige Haut und kann Akneausbrüche minimieren. Bei Rosazea kann Botulinum helfen, indem es die Entzündungsreaktionen der Haut beruhigt und Rötungen vermindert.

Eine spezielle Technik, die als Mesobotox bekannt ist, wird verwendet, um feine Linien und Porengröße zu reduzieren und die Hautstruktur zu verbessern. Dabei wird Botulinumtoxin in sehr kleinen Dosen flächig in die obersten Hautschichten injiziert. Diese Methode eignet sich besonders gut für Menschen mit großporiger, öliger Haut oder oberflächlichen Fältchen.

Weitere Einsatzgebiete von Botulinum

Übermäßiges Schwitzen, auch Hyperhidrose genannt, kann mit Botulinum effektiv behandelt werden. Krankenkassen tragen bei diagnostizierter Hyperhidrose oft die Kosten. Botulinum blockiert die Nerven, die die Schweißdrüsen aktivieren, und reduziert so die Schweißproduktion. Diese Behandlung wird häufig in den Achseln, Handflächen und Fußsohlen angewendet und kann das Schwitzen für vier bis sechs Monate deutlich reduzieren.

Zunehmend wird Botulinum zur Behandlung von **Spannungskopfschmerzen und Migräne** eingesetzt. Hierfür wird im Stirn- und Zornesfaltenbereich, sowie am Hinterkopf und manchmal auch an den Schläfen injiziert.

Studien haben gezeigt, dass bei vielen Patienten die Häufigkeit und Intensität der Kopfschmerzen und Migräneattacken deutlich reduziert wird, weshalb Krankenkassen die Kosten dieser Behandlung oft übernehmen. Diese Therapieoption wird besonders bei chronischen Fällen in Betracht gezogen, bei denen herkömmliche Behandlungsmethoden nicht ausreichend wirken.

Interessanterweise gibt es mittlerweile einige Studien, die gezeigt haben, dass sich Botulinum teilweise zur Linderung von **Depressionen** eignet. Warum? Weil die Verbindung von unserem Gehirn zu unserem Gesicht keine Einbahnstraße ist.

Früher nahm man an, dass das Gehirn, wenn man ein Gefühl wie zum Beispiel Verärgerung empfindet, der Gesichtsmuskulatur die Anweisung gibt, sich in einer bestimmten Art anzuspannen und dadurch einen grimmigen Gesichtsausdruck zu erzeugen. Vor einigen Jahren kam dann die *Facial-Feedback-Hypothese* auf, die besagte, dass die Gesichtsmuskulatur dem Gehirn Informationen liefert. Entspannt sich die Muskulatur, die normalerweise bei negativen Emotionen, wie Sorgen oder Wut, aktiviert wird, kann das positive Auswirkungen auf die Gefühle mancher Menschen haben.

Damit möchte ich keinesfalls die Behandlung der Depression verharmlosen oder vereinfachen. Es ist eine vielschichtige, auch genetisch bedingte Erkrankung, aber ihr solltet wissen, dass es Menschen gibt, denen Botulinum in diesen Fällen tatsächlich hilft. Mittlerweile wird diese Behandlung von Depressionen manchmal sogar von Krankenkassen getragen.

Ein Fall aus meiner Praxis

Ich hatte einmal einen Patienten mit einer extrem ausgeprägten Sorgenfalte zwischen den Augen. Er war diagnostiziert depressiv, und man konnte ihm seine Depression im wahrsten Sinne des Wortes auch ansehen. Wir haben dann angefangen, die Stirnpartie regelmäßig zu behandeln, so dass die Sorgenfalte Stück für Stück weniger sichtbar wurde. Warum ist er mit diesem Anliegen zu mir gekommen? Weil er von den Studien gelesen hatte, die zeigten, dass eine Wechselwirkung zwischen Mimik und den eigenen Emotionen existiert, und er es gerne ausprobieren wollte. Es ist einen Versuch wert, dachte ich.

Mir hat dieser Mann danach erzählt, wie gut es ihm tut, dass er nun anders auf die Menschen wirkt, die er im Alltag trifft. Denn – und das ist nun mal leider Fakt – Menschen reagieren auf Äußerlichkeiten. Wenn das Gegenüber krank, besorgt und unglücklich aussieht, bekommt es von seinem Gesprächspartner andere Dinge gespiegelt, als wenn es gesund und fit wirkt. Menschen haben laut seiner Aussage also freundlicher auf diesen Mann reagiert, was sich wiederum positiv auf seine Psyche ausgewirkt hat. Damit wird keine Depression geheilt, es kann aber, zusammen mit anderen Therapien, in manchen Fällen eine Besserung bringen und man kann es versuchen, wenn die Patientin oder der Patient es wünscht.

Ein weiteres wichtiges Einsatzgebiet, das in vielen Fällen auch von den Krankenkassen getragen wird, ist die Injektion von Botulinum zur Behandlung von **Bruxismus**, auch Zähneknirschen genannt. Diese nächtliche Angewohnheit, die viele von uns gar nicht bemerken, kann zu starken Verspannungen und Schmerzen im Kieferbereich führen. Durch die Injektion von Botulinum in den Kaumuskel (Masseter) wird die Muskelaktivität reduziert, was das nächtliche Zähneknirschen mindert und die Schmerzen lindert. Der Effekt hält bei den meisten Patientinnen und Patienten etwa sechs Monate an. Ein angenehmer Nebeneffekt ist, dass das Gesicht dadurch im Unterkieferbereich schmaler wird, was viele als vorteilhaft empfinden.

WANN SOLLTE MAN MIT BOTULINUM ANFANGEN?

Ich werde oft gefragt, wann man mit der Behandlung anfangen sollte. Die Antwort lautet: Wenn sich Falten bilden und ihr wisst, dass diese euch perspektivisch stören würden, falls sie noch stärker sichtbar werden. Fangt aber bitte nicht zu früh damit an.

Erst, wenn sich Linien bilden, die auch in Ruhe sichtbar sind, sollte Botulinum ein Thema werden, wenn ihr sie verhindern wollt. Wenn sich eine Falte bildet, sie euch nicht stört und ihr wisst, dass sie euch auch dann nicht stören würde, wenn sie noch tiefer wird, nehmt bitte kein Botulinum.

Wie ist es mit den Nebenwirkungen?

Botulinum wird mit einer sehr feinen Nadel injiziert, was so gut wie keine Schmerzen verursacht, und es bilden sich in der Regel auch keine blauen Flecken. Wenn ihr es nicht erzählen möchtet: Optisch bleibt die Behandlung für das Umfeld unsichtbar. Das Ergebnis tritt nach wenigen Tagen ein.

Ich kann wirklich aus vielen Jahre Erfahrung und Tausenden von Behandlungen sagen, dass die Komplikationsrate und die Zahl an unzufriedenen Patienten bei Botulinum extrem gering ist – anders, als zum Beispiel bei Hyaluronbehandlungen oder einer Zugfadenbehandlung Die häufigste Problematik beim Botulinum ist die Tatsache, dass es manchmal zu vorsichtig gespritzt ist und daher die Wirkung zu schwach ausfällt. Dann kann man bei einem Kontrolltermin, der meist zwei bis drei Wochen nach der Erstvorstellung stattfindet, nachinjizieren. Ein weiteres Problem ist die relativ kurze Wirksamkeit von im Durchschnitt etwa drei Monaten (die Spanne reicht von zehn Wochen bis sechs Monaten). Gleichzeitig ist das aber auch ein Vorteil: Wenn einem das Ergebnis nicht gefällt, oder es – wider Erwarten – zu intensiv ausgefallen ist, kann man davon ausgehen, dass sich diese Situation in recht kurzer Zeit von selbst löst.

Das richtige Institut finden

Oft bekomme ich Nachrichten wie „Ich wäre so gerne Patientin bei Ihnen“ oder: „Wo finde ich jemanden, der so arbeitet, wie Sie?“ Keine Sorge, denn Tatsache ist: Es gibt viele gute Behandler. Ich habe Kollegen und Kolleginnen, die ich gerne und immer wieder weiterempfehle, weil ich weiß, dass sie verantwortungsvoll, innovativ und mit dem erforderlichen ästhetischen Blick arbeiten.

Was man aber auch wissen muss: Nicht immer ist es ein „Match“, wie man heutzutage sagt. Das bedeutet, dass ihr auch mal wechseln solltet, um die für euch passende Behandlerin oder den richtigen Behandler zu finden. Es ist wie in der Liebe: Eine Person kann toll sein, aber trotzdem nicht die richtige für euch.

Ich selbst arbeite seit 2003 in der Dermatologie, habe 2007 angefangen, mit Botulinum zu arbeiten, kurz danach mit Hyaluron und Mesotherapie, und bin nun seit 2013 in meiner eigenen Praxis. Ich habe über die Jahre einiges an Erfahrungen gesammelt und sehr viele glückliche Menschen mein Behandlungszimmer verlassen sehen. Wobei ich ehrlicherweise zugebe, dass ich in diesen vielen Jahren auch Fehler gemacht habe, aus denen ich am meisten gelernt habe. Glücklicherweise, und dafür bin ich jeden Tag dankbar, waren es nie Fehler, die gesundheitliche Nachteile mit sich brachten, sondern eher Fehlentscheidungen, über die bestimmt auch viele Kolleginnen berichten können: sich zu Behandlungen überreden lassen, die man eigentlich ablehnt (das ist mir öfter passiert, als ich noch jung war), oder eine Behandlung ablehnen, die eigentlich sinnvoll gewesen wäre …

Es sind leider auch Patientinnen zu mir gekommen, die in anderen Praxen schlecht beraten und behandelt wurden und mit den Ergebnissen nicht zufrieden waren. Ich löse täglich Hyaluron auf, das niemals hätte gespritzt werden dürfen, weil es nicht notwendig war. Manchmal finde ich in Ultraschalluntersuchungen Polymere wie flüssiges Silikon, welches man nicht auflösen kann – das wünsche ich niemandem. Verspritztes Botulinum ist hingegen weniger ein Problem. Es baut sich bereits nach wenigen Wochen selbst ab, das Problem löst sich sozusagen von allein. Ein viel größeres Drama sind ausgedünnte Haut und Fettverlust nach zu intensiven thermischen Behandlungen mit Laser, HiFU und Radiofrequenz oder Narbenbildung nach Laser und Plasma – weil Patienten nicht richtig ausgewählt und beraten wurden.

Verantwortungsbewusstsein ist die Basis für alles. Das könnt ihr vor eurer ersten Behandlung leider nur erspüren, oder über Empfehlungen und Hörensagen herausfinden. Es ist ganz wichtig, sich vorher genau zu informieren, wie lange die Ärztin oder der Arzt Erfahrung mit der entsprechenden oder vergleichbaren Behandlungen hat, und genau nachzufragen. Eine gute Ärztin und Behandlerin ist in der Regel eine, die auch schon Fehler gemacht und daraus gelernt hat – und dafür braucht es jahrelange Erfahrung. Idealerweise hat ein Behandler auch eine klinische Facharztausbildung in Bereichen wie Chirurgie oder Dermatologie und Haut auch schon mal operiert, also von innen gesehen, um Behandlungen und Komplikationen tiefgehend zu verstehen. Ergänzend sind der richtige ästhetische Blick und einfach auch Talent wünschenswert. Wenn all diese Faktoren vorhanden sind, habt ihr hervorragende Chancen, richtig tolle Behandlungsergebnisse zu erzielen.

Fragt bitte auch danach, wie im Falle einer Komplikation reagiert wird. Diese können selbst bei der besten Behandlerin vorkommen, doch diese lässt euch mit Nebenwirkungen wie Asymmetrien, Wunden oder Entzündungen nicht allein. Außerdem sollte sie eine Notfallnummer für diese Fälle für euch bereithalten.

SPEZIELLE PROBLEMZONEN EFFEKTIV BEHANDELN

An dieser Stelle möchte ich euch einen kurz gefassten Überblick zu Behandlungsmöglichkeiten bei verschiedenen „Problemzonen“ geben, nach denen ich in den sozialen Medien und in der Praxis oft gefragt werde.

Horizontale Stirnfalten

Oft höre ich: „Ich hätte gerne Botulinum gegen meine länglichen Stirnfalten.“ Das ist nicht so einfach, wie viele meiner Patientinnen glauben. Mit zunehmendem Alter verliert die Haut an Kollagen und elastischen Fasern, wodurch sich die Falten dauerhaft einprägen. Die effektivste Behandlung besteht also darin, den Muskel *M. frontalis* zu entspannen, normalerweise mit Botulinum. Das Knifflige daran ist, dass dieser Muskel als einziger unsere Augenbrauen hebt. Wir möchten ihn entspannen, aber dennoch einen wachen Blick behalten. Daher ist es oft besser, den Muskel nur leicht zu schwächen und eine geringere Dosis Botulinum zu wählen. Es dauert dann länger, bis sich die Falten zurückbilden, aber das Ergebnis ist natürlicher und harmonischer.

Bei horizontalen Stirnfalten ist es außerdem sinnvoll, die Hautqualität allgemein zu verbessern. Die Basis dafür ist eine gute Wirkstoffpflege, wie ich sie im Skincare-Kapitel beschrieben habe. Laserbehandlungen an der Stirn können im individuellen Fall ebenfalls die Haut verschönern, werden jedoch seltener eingesetzt, da Hitze Pigmentverschiebungen verursachen kann und die Haut mancher Menschen danach dünner erscheint. Gute Optionen sind gezielt regenerativ wirkende Maßnahmen wie Microneedling, Eigenblut und Kollagenfäden. Hilfreich ist auch das Stirntaping mit einem Silikonpad. Zur Behandlung der seitlichen Stirn- und Schläfenfalten, deren Ursache die Rückbildung des Stirnknochens ist, sind Biostimulatoren mit PLLA geeignet. Zusätzlich kann dies die seitlichen Brauen leicht anheben.

Was weniger hilft:

- Face-Yoga
- Massagen
- aufpolsternde Cremes mit Hyaluron (Effekt nur kurzfristig und schwach)

Was ich vermeiden würde:

- Hyaluronfiller im Stirnbereich, aufgrund des erhöhten Risikos für Gefäßverschlüsse
- Laser und RF-Needling nur bei dicker Haut

Zornesfalte

„Schau doch nicht so grimmig!“ Das hören Menschen mit ausgeprägter Zornesfalte manchmal. Diese Falte entsteht durch muskuläre Aktivität. Die Entspannung der Muskeln, die die Brauen zusammenziehen, mit Botulinumtoxin ist hier das Mittel der Wahl. Tatsächlich wird diese Behandlung auch bei Depressionen und Kopfschmerzen eingesetzt. Ein schöner Nebeneffekt ist oft, dass sich der Blick öffnet, weshalb diese Behandlung die beliebteste ihrer Art in Deutschland ist.

Bei leichten bis mittleren Linien ist der Bereich nach der ersten Behandlung oft schon glatt, bei tiefen Linien ist mehr Geduld erforderlich. Allerdings kann auch hier ein Absinken der Brauen auftreten, wenn zu viel injiziert wird. Weniger ist mehr: Meiner Meinung nach sollten wir die Mimik nicht ganz abstellen und so für ein natürlicheres Ergebnis sorgen.

Selten sehen wir eine „Spock"-Augenbraue, wenn mittig viel injiziert, die Seiten aber ausgelassen wurden. Dies lässt sich schnell mit zwei kleinen Pieksern ausgleichen.

Spock-Augenbraue

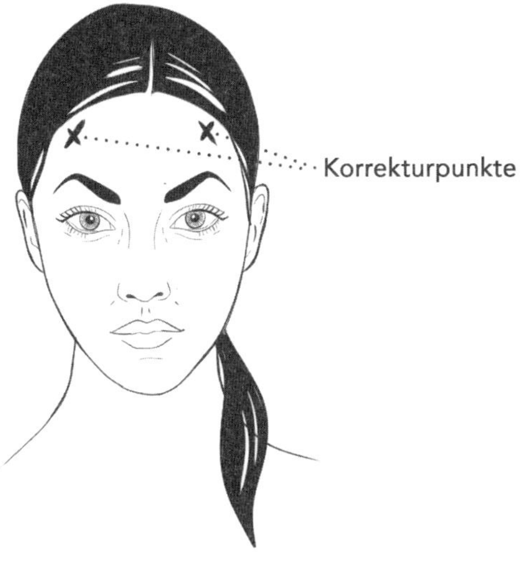

Dieser Look entsteht, wenn der mittige Bereich der Stirn ruhiggestellt wurde, die seitlichen Muskelanteile aber noch aktiv sind und die Augenbrauen nach oben ziehen. Durch eine nachträgliche, kleine Injektion in diesem Bereich kann man dies korrigieren. Aber Achtung:

Zu viel Ruhigstellung mit Botulinum im Bereich der seitlichen Brauen kann ein Absinken verursachen. Im Zweifelsfall immer etwas Faltenbildung akzeptieren und dafür einen offenen Blick haben.

Weitere Optionen:

- Hautqualität verbessern
- mit Silikonauflage tapen
- Sonnenbrille tragen, um das Zusammenziehen der Augenbrauen bei Helligkeit zu vermeiden
- eventuell vorliegende Sehschwäche korrigieren, die ein Zusammenkneifen der Augen bewirkt
- Kollagenfäden zur Stabilisierung und Anregung der Kollagenproduktion

Was weniger hilft:

- Face-Yoga
- Gesichtsmassagen
- LED
- Laser

Was ich vermeiden würde:

- Hyaluronfiller im Stirnbereich aufgrund des erhöhten Risikos für Gefäßverschlüsse

Hängende Augenbrauen

Frauen kommen oft mit dem Wunsch nach einer Anhebung der Augenbrauen zu mir. Wichtig zu wissen: Höher stehende Augenbrauen sind nicht unbedingt ein Zeichen von Jugend. Junge Menschen haben oft tiefere und vollere Augenbrauen. Ich erkläre dies gerne, wenn der Wunsch nach einem starken Augenbrauen-Lifting besteht. Ein Beispiel: Nancy Pelosi sieht mit ihren hochstehenden Augenbrauen keineswegs jünger aus.

Nicht immer ist die Position der Augenbrauen schuld: Oft denken die Patientinnen, dass ihre Augenbrauen angehoben werden müssen, weil sie Schlupflider entwickelt haben. Dabei liegt das Problem bei der Erschlaffung der Oberlid-Haut. Ein Anheben der Augenbrauen kann dies zunächst kaschieren, langfristig empfehle ich jedoch eine operative Entfernung der überschüssigen Haut, wenn dieser Zustand eine Belastung darstellt. (Das ist übrigens die am häufigsten durchgeführte Schönheits-OP in Deutschland, die bei Einschränkung der Sicht durch zu viel Hautüberschuss sogar von den Krankenkassen bezahlt wird.) Eine weitere Möglichkeit ist das kontrollierte „Verbrennen" bzw. Schrumpfen der überschüssigen Haut mit Laser oder Plasmage. Dies funktioniert jedoch nur bei geringem Hautüberschuss.

Sind die Augenbrauen tatsächlich abgesenkt, empfehle ich:

- Botulinumtoxin zur Entspannung des seitlichen Ringmuskels am Auge
- Kollagenstimulierende Fäden in der Stirn für einen Lift von etwa 1 mm
- Unterspritzung mit Polymilchsäure (PLLA) zur Stimulierung der körpereigenen Kollagenproduktion im Bereich der Schläfe bzw. seitlichen Stirn; unterstützt die seitliche Augenöffnung
- Zugfäden für ein temporäres Lifting von 2 bis 3 mm (keine dauerhafte Lösung)
- ggf. Operation durch einen plastischen Chirurgen

Weitere Optionen:

- Massagen für temporäres Lifting und zur Verringerung von Lymphstau
- Gua Sha

- Face-Yoga und Mikrostrom / EMS (elektrische Muskelstimulation) zur Stärkung der seitlichen Stirnmuskulatur
- gute Skincare mit Retinol und AHA (wirkt allerdings nur bei langfristiger Anwendung)

Was ich vermeiden würde:

- Hyaluronfiller im Stirnbereich aufgrund des erhöhten Risikos für Gefäßverschlüsse

Krähenfüße

Ein unschöner Ausdruck für die Falten rund um die Augen – ich nenne sie lieber „Sonnenstrahlen". Ich selbst mag diese kleinen Fältchen, aber wer sie nicht oder weniger davon haben möchte, kann sie relativ unkompliziert behandeln lassen. Da sie durch die Aktivität des Ringmuskels rund um das Auge entstehen, ist Botulinumtoxin auch hier das Mittel der Wahl. Ich empfehle, es sparsam einzusetzen, um die Faltenbildung nur abzuschwächen, denn ein Auge, das sich beim Lachen gar nicht mehr zusammenzieht, kann künstlich wirken.

Sehr schöne und natürliche Ergebnisse, gerade auch unter dem Auge, erzielt die Behandlung mit Mesotherapie und Polynukleotiden sowie Eigenblut, die auch im übrigen Gesicht den Glow verbessern und die Haut regenerieren.

Weitere Optionen:

- LED bei sehr feiner Haut
- Taping mit Silikonpads
- regelmäßiges Microneedling
- das Tragen einer Sonnenbrille, um das Zusammenkneifen der Augen bei Helligkeit zu vermeiden

- gute Skincare: Feuchtigkeit, Lipide, sowie Retinol und AHA (Effekte vor allem bei langfristiger Anwendung)
- Massagen können einen Lymphstau um die Augen reduzieren und dadurch die Optik verbessern
- Mikrostrom bzw. EMS

Was nicht so gut hilft:

- Face-Yoga

Was ich vermeiden würde:

- Hyaluronfiller wegen der Gefahr, dass die Haut das Hyaluron abzeichnet und Schwellungen entstehen
- RF-Needling unter den Augen: Gefahr des Verlusts von Unterhautfettgewebe
- Vorsicht bei Laserbehandlungen (vorher beraten lassen!): manchmal findet die gewünschte Regeneration nicht statt und es kommt zu Fettverlust und Ausdünnung der Haut

Nasenhöcker

Manche stören sich an ihrem mehr oder minder ausgeprägten Nasenhöcker und wollen ihn behandeln lassen. In sozialen Medien wird die Behandlung mit Hyaluron oft als Zaubermittel dargestellt. Tatsächlich kann man durch gezielte Injektionen eine Höckernase geradliniger erscheinen lassen. Aber Vorsicht: Diese Injektion ist gefährlich. Die Gefäßversorgung der Nase ist schwach, und es bestehen direkte Verbindungen zum Auge. Ein Verschluss dieser Gefäße kann zu Hautnekrosen oder sogar Erblindung führen. Sehr häufig wirkt die Nase nach einigen Injektionen dicker, da die Hyaluronsäure sich nicht vollständig abbaut, sondern sich in der Nase verteilt und ihr so auf Dauer mehr Volumen gibt.

Alternative:

- Akzeptieren
- Operation: birgt ebenfalls Risiken, ist aber effektiver und dauerhafter

Nasolabialfalte

Jeder Mensch hat eine Nasolabialfalte. Kinder und junge Menschen haben ebenfalls Nasolabialfalten, diese sind also kein Alterungsmerkmal per se. Mit zunehmendem Alter erscheint die beidseitige Nasolabialfalte ausgeprägter, weil das Fettgewebe im Gesicht herabsinkt, zudem das Bindegewebe lockerer und die Muskelanspannung größer wird.

Behandlungsmöglichkeiten:

- Reduzieren und Repositionieren des herabgesunkenen Fetts
- Ultraschall
- Radiofrequenz
- Kollagenfäden
- vorsichtige Hyaluroninjektionen
- Biostimulatoren
- ggf. Botulinum im Bereich der übermäßig angespannten Muskulatur

Was ich vermeiden würde:

- Auffüllen der Wangen mit Hyaluron: nur minimale Anhebung, das Gesicht wirkt überfüllt und es besteht das Risiko des Absinkens der Hyaluronsäure

Unterstützend:

- Face-Yoga
- Massagen mit Mikrostrom und EMS (temporäre Effekte)

Oberlippenfalten (Plisseefalten)

Diese Falten entstehen durch Östrogenmangel, dünner werdende Haut und Rauchen. Hier ist der Einsatz eines CO_2-Lasers sinnvoll, ebenso wie die fantastischen Vier (siehe oben) zur Hydrierung und Regeneration der Haut.

Weitere Behandlungsmöglichkeiten:

- dezente Herstellung des Lippenvolumens mit Hyaluronsäure
- Botulinum zur Schwächung des Ringmuskels um den Mund (bei einer erfahrenen Ärztin)
- LED
- Taping
- Skincare (Sonnenschutz, Retinol, AHA – langfristige Anwendung beachten)

Was weniger hilft:

- Face-Yoga
- Massage

Was ich vermeiden würde:

- vernetzte Hyaluronfiller (Risiko eines unnatürlichen, wulstigen Aussehens)

Schmale Lippen / Lippenfalten

Manche Menschen haben von Natur aus schmale Lippen, bei anderen werden sie im Laufe der Jahre schmaler. Hier ist der Hyaluronfiller das Mittel der Wahl. Vorsichtig und von versierten Spezialisten eingesetzt, können damit schöne und natürliche Ergebnisse erzielt werden.

Alternativen:

- Botulinum Lipflip (hält circa acht Wochen)
- Lip-Plumper (Lippenpflege, die leichtes Anschwellen bewirkt): geringer und kurzfristiger Effekt, dafür kein Eingriff

Wangenfalten

Diese Falten seitlich der Nasolabialfalten entstehen durch den Elastizitäts- und Feuchtigkeitsverlust der Haut. Durch die fantastischen Vier lässt sich hier gut vorbeugen, und manchmal lassen sich Wangenfalten damit sogar beseitigen. Bei einem schmaleren Gesicht sind auch Skinbooster und PLLA geeignet, um einen schönen Effekt zu erzielen.

Alternativen:

- LED-Therapie
- Skincare mit Sonnenschutz, Retinol und AHA

Was weniger hilft:

- Face-Yoga
- Massagen

Hängendes Gesicht

Ein Gesicht, das nach unten hin etwas schmaler wird (hier verwendet man gerne das Beispiel des Dreiecks), gilt als schön. Mit dem Alter sinkt jedoch das Gewebe ab, und das Volumen verlagert sich nach unten. Das Gesicht wirkt dann eher quadratisch, bzw. erinnert an ein umgekehrtes Dreieck.

Dieser komplexe Prozess ist bei stärkerer Ausprägung eine Indikation für die Plastische Chirurgie (ein Facelift bringt hier sehr schöne Resultate). Will man minimalinvasiv behandeln, erfordert es oft eine Kombination verschiedener Behandlungsmethoden wie Ultraschall, Radiofrequenz, Biostimulation (Poly-L-Milchsäure), Injektionslipolyse, Kollagenfäden, Botulinum (Nofretete–Lift) und eventuell den Einsatz von Zugfäden.

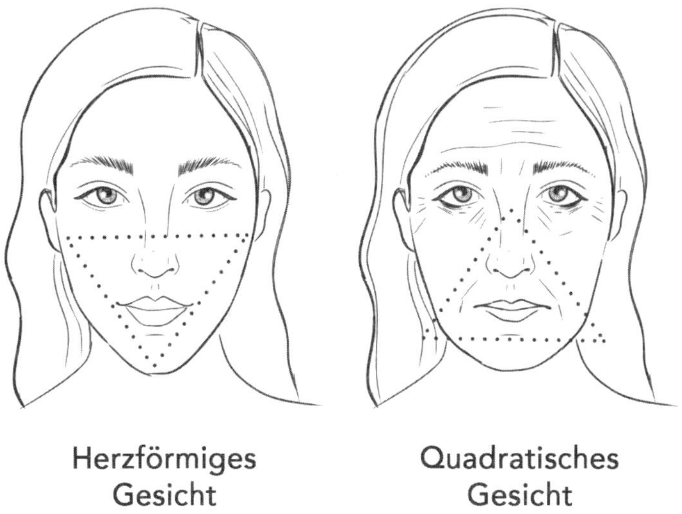

Mit dem Alter wandelt sich die Gesichtsform von herzförmig zu quadratisch.

Ist das Budget begrenzt, würde ich auf Ultraschall in Kombination mit der Injektionslipolyse setzen. Überschüssiges Gewebe wird beseitigt und gestrafft. Hiermit können sehr gute und lang anhaltende Erfolge erzielt werden. Die Polymilchsäure kann den positiven Effekt unterstützen, indem sie, vor den Ohren injiziert, durch die Kollagenstimulation das Gesicht leicht nach oben zieht. Kollagenfäden helfen im Bereich der Marionettenfalten, was zu einer zusätzlichen Straffung in diesem Bereich führt. Mit dem Nofretete-Lift (Botulinum) kann zusätzlich der Zug des Platysmas nach unten reduziert werden. Optional:

Mit Radiofrequenz kann die Haut im Vergleich zum Ultraschall in höheren Schichten verfeinert und etwas gestrafft werden. Zugfäden wären hier der „schnelle Fix“, haben aber keine lang anhaltende Wirkung.

Was ich vermeiden würde:

- Hyaluronfiller, da das zusätzliche Volumen zu einem unvorteilhaften Aussehen führt

Unterstützend:

- Face-Yoga
- EMS
- Gua Sha
- Mikrostrom

Truthahnhals / hängende Kinnpartie

Die Haut am Hals ist besonders fein und schwer zu behandeln. Vorbeugung ist hier das A und O: Sonnenschutz, gute Körperhaltung und Dehnung der Muskulatur (Halsmuskulatur und Brustmuskulatur). Achtet darauf, die Halsmuskulatur nicht nur vorne vorsichtig zu dehnen, sondern auch seitlich.) Bei ersten Fältchen helfen Skinbooster und die fantastischen Vier. Bei einer leichten Erschlaffung werden Radiofrequenz und Ultraschall mit Erfolg eingesetzt.

Alternativen:

- Botulinum zur Entspannung des Platysmas
- LED-Licht
- Chirurgisches Lifting bei großem Hautüberschuss

NACHWORT

Ihr Lieben,

ihr alle habt mich zu diesem Buch inspiriert. Viele von euch folgen mir auf Social Media, manche sind Patientinnen in meiner Praxis, einige treffe ich auf Events, und viele sind auch Freundinnen. Ihr habt mir Fragen gestellt, auf meine Posts reagiert und mir auf diverse Weise signalisiert, dass ihr Interesse an meinen Rezepten für den richtigen Glow habt. „Kannst du hierzu noch etwas Ausführlicheres sagen?“, ist so ein Satz, der mir ganz oft entgegenspringt und der mich zu der Feststellung gebracht hat, dass in kurzen Posts und gelegentlichen Gesprächen gar nicht die Fülle an Wissen und Informationen vermittelt werden kann, die in mir stecken.

So habe ich mich also entschieden, meine eigenen Erfahrungen, meine Erkenntnisse durch die tägliche Arbeit als Dermatologin und das Konzept, das ich mir für meinen eigenen

Glow erarbeitet habe, an euch weiterzugeben – nicht flüchtig, sondern beständig und immer wieder nachlesbar.

Jetzt, am Ende dieses Buches, haben wir eine lange Reise durch die Welt der Glow-up-Möglichkeiten und Maßnahmen für eine wunderschöne Haut hinter uns. Ich hoffe, dass für jede von euch die passenden Tipps dabei sind, dass ich eventuell den einen oder anderen Horizont etwas erweitern konnte und euch Entscheidungshilfen für eure persönlichen Beauty-Rituale an die Hand gegeben habe.

Denkt bitte daran: Es gibt nicht DIE perfekte Haut. Es gibt keine alterslose Haut. Es gibt Zeichen an der Haut, die unsere Individualität ausmachen. Aber es gibt viele effektive Möglichkeiten abseits des Skalpells, jede Haut ein bisschen frischer, strahlender und zeitloser zu machen. Egal in welchem Alter. Ihr solltet in den Spiegel blicken und mit leuchtenden Augen denken: Ja, da ist er ja, der Glow, den ich mir gewünscht habe.

Meldet euch gerne bei mir, gebt mir Feedback und Anregungen. Dieses Buch ist hier zu Ende – nicht aber meine Neugier auf das, was es in Zukunft an Neuem geben wird. Wir hören voneinander!

Eure Lela Ahlemann

GLOSSAR: SKINCARE-WIRKSTOFFE VERSTEHEN

Es gibt weit mehr als 10.000 Skincare-Inhaltsstoffe. Mit dem Wissen über diese könnte man Bücher füllen. Euch stelle ich die wichtigsten Hero-Wirkstoffe vor, die wissenschaftlich bestens erforscht sind, und ein paar unbekanntere Wirkstoffe, die ihr außerdem kennen solltet. So gerüstet, seid ihr in der Lage, selber zu erkennen, ob ein Produkt für euch geeignet ist oder nicht. Denn mit dem Wissen könnt ihr verstehen, welche Wirkstoffe für euer Hautziel geeignet sind, in welcher Konzentration sie vorliegen müssen und mit welchen anderen Wirkstoffen sie sich nicht vertragen.

Wir fangen mit den klassischen Best-Aging-Wirkstoffen an. Damit meine ich Kollagen stimulierende, das Hautbild ausgleichende und antioxidative Wirkstoffe.

Bitte beachtet, dass die Wirkstoffe, die ich euch hier erkläre, oft mehrere Wirkungen haben. So haben zum Beispiel sowohl Retinol als auch Niacinamid eine positive Wirkung auf die Kollagenproduktion, sind aber auch in der Behandlung von Akne und Hautunreinheiten, sowie Pigmentflecken wirksam.

Danach kommen die Hautbarriere stärkenden und die feuchtigkeitsspendenden Wirkstoffe. Auch hier sind die Grenzen fließend, eine gut durchfeuchtete Haut verfügt über eine bessere Hautbarriere, neigt weniger zu Entzündungen und macht kleine Fältchen weniger sichtbar. Der später besprochene Süßholzwurzelextrakt ist nicht nur ein toller Wirkstoff, um Hautentzündungen zu reduzieren und die Barriere zu stärken, sondern wirkt auch noch antioxidativ und aufhellend auf Pigmentflecken.

Anschließend möchte ich euch meine liebsten Öle in der Hautpflege vorstellen und erläutern, welche Vor-, aber auch Nachteile sie mit sich bringen. Dann sprechen wir über Skincare-Inhaltsstoffe, welche die meisten von uns nur ein- bis zweimal pro Woche einsetzen sollten: den Säuren. Zum Schluss erkläre ich euch noch, was ihr über Sonnenschutz wissen müsst, bevor wir über gezielte Routinen für Hautprobleme sprechen.

KOLLAGENSTIMULIERENDE, DAS HAUTBILD AUSGLEICHENDE UND ANTIOXIDATIVE WIRKSTOFFE

VITAMIN A: DER ANTI-AGING-SUPERSTAR

Ein hoch relevanter Wirkstoff für das Anti-Aging der Haut ist Vitamin A, auch bekannt unter den Namen Retinol, Retinal oder Tretinoin – diese Wirkstoffe gehören alle zur Familie der **Retinoide.**

Man findet den Wirkstoff, beziehungsweise seine Derivate, also chemisch betrachtet, seine *Abkömmlinge* oder *Geschwister*, in sehr vielen Produkten. Alle drei Derivate (Retinylester, Retinol,

Retinal) sind in Deutschland frei verkäuflich, im Gegensatz zur „großen Schwester", der aktiven Retinsäure (Tretinoin), die verschreibungspflichtig ist.

Die wissenschaftliche Datenlage dieser Wirkstoffe ist ausgezeichnet und umfangreich, was den Effekt auf verbesserte Kollagenbildung, Zellerneuerung, Glättung der Haut und Reduktion der Talgproduktion betrifft. Daher verwendet man sie nicht nur, um die Hautalterung zu verzögern, sondern auch bei der Behandlung von Akne und Unreinheiten.

Aber Achtung: Bei zu hoher Dosierung bzw. zu intensiver Anwendung kann die Haut auch irritiert und gereizt werden.

Retinoide unterscheiden sich in ihrer Wirksamkeit und werden je nach Hautbedürfnis, Hauttyp und Pflegeroutine eingesetzt. Ich möchte euch die vier Vitamin-A-Geschwister in aufsteigender Wirksamkeit vorstellen:

Vitamin A und seine Abkömmlinge

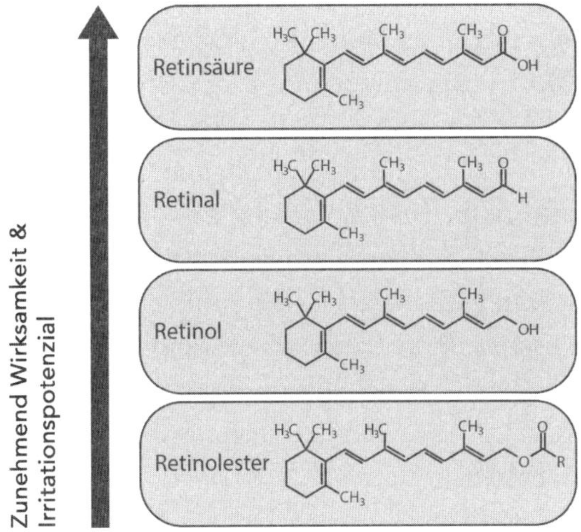

Retinylester ist das schwächste, aber auch am besten verträglichste Retinoid, da es sozusagen drei Schritte entfernt ist von der aktiven Form des Vitamin A, wie man es beispielsweise in Retinsäure findet. Es führt zu wenig bis keiner Hautirritationen, wirkt aber auch weniger stark. Retinylester kann vom Körper bei Bedarf in Retinol umgewandelt werden, um das Wachstum und die Entwicklung der Zellen zu regulieren. Wie gut das im Einzelfall klappt, ist allerdings noch nicht vollständig geklärt. Bei sehr empfindlicher Haut würde ich mit dem milden Retinylester starten und mich dann langsam steigern, sofern die Haut mitspielt.

Retinol ist der Klassiker unter den Retinoiden und das zweitstärkste Retinoid, dessen Wirkung in zahlreichen aussagekräftigen Studien belegt werden konnte. Es reduziert Falten und Pigmentflecken, verfeinert die Hautstruktur, erhöht die Hautfeuchtigkeit und wirkt effektiv bei öliger, unreiner Haut und Akne.

Retinal oder **Retinaldehyd** ist die direkte Vorstufe der Retinsäure, weshalb es mit Vorsicht eingesetzt werden sollte. Es ist das stärkste frei verkäufliche Retinoid in Deutschland, wird schneller in die Haut aufgenommen und wirkt daher möglicherweise effektiver als das klassische Retinol. Derzeit erweist sich die verkapselte Form als die stabilste, was bedeutet, dass das Retinal erst beim Auftrag auf die Haut freigesetzt wird. Das hat den Vorteil, dass es so am wenigsten Wirksamkeit einbüßt.

Anzumerken ist jedoch, dass die Studienlage weniger gut ist als bei Retinsäure und Retinol. Daher empfehle ich, aufgrund der besseren Datenlage für Retinol, ein Kombinationspräparat aus Retinol und verkapseltem Retinal, um das Beste aus beiden Welten zu erhalten.

Retinsäure ist die aktivste Form von Vitamin A und wird in verschreibungspflichtigen Hautpflegeprodukten verwendet, um Akne zu behandeln und die Hauterneuerung zu fördern. Dieser Wirkstoff wurde in Studien am besten untersucht. Retinsäure kann starke Nebenwirkungen wie Hautreizungen und Sonnenempfindlichkeit verursachen, weshalb sie nur unter ärztlicher Aufsicht verwendet werden sollte.

Achtung: Schwangere und Stillende sollten keine äußerlich aufgetragenen Produkte der Retinoidfamilie verwenden. Man hat festgestellt, dass Vitamin-A-Säure das ungeborene Kind schädigen kann, wenn es durch die äußerlich auf die Haut aufgetragenen Produkte zu einer Überdosierung des Vitamins kommt. Das passiert nicht bei Aufnahme durch die Nahrung, einzige Ausnahme: Der exzessive Konsum von Leber oder Lebertran. Aus diesem Grund sollten Frauen während der Schwangerschaft und Stillzeit keine Cremes oder Seren mit Vitamin A oder seinen Derivaten verwenden.

Alle Retinoide sind licht- und luftempfindlich, weshalb ihr die Produkte lichtgeschützt lagern solltet. Da Retinoide die Haut lichtempfindlich machen, solltet ihr sie zudem niemals ohne Sonnenschutz verwenden.

Wie man es einbaut:
Zu Anfang solltet ihr euch langsam und vorsichtig rantasten, um Hautirritationen oder sogar Entzündungen zu vermeiden. Ich empfehle, zum Start ein Produkt mit Retinol oder ein Kombiprodukt aus Retinol und Retinal testweise einmal pro Woche aufzutragen. Bei guter Verträglichkeit könnt ihr die Anwendungshäufigkeit steigern, es sogar täglich abends verwenden. Das ist aber kein Muss, um gute Erfolge zu erzielen. Da bei den Retinoiden

vor allem die Kontinuität für Erfolge auf der Haut entscheidend ist, ist es besser, sie regelmäßig nur zwei- oder dreimal pro Woche zu verwenden, als durch übertriebenen Ehrgeiz die Haut zu strapazieren, zumal eine gereizte Haut schneller altert.

Wie viel Wirkstoff sollte in meinem Produkt sein?
Ich empfehle, mit einer Konzentration von 0,1 Prozent Retinol zweimal pro Woche zu starten und innerhalb einiger Wochen die Anwendungshäufigkeit langsam auf fünf- bis siebenmal pro Woche zu steigern. Alternativ könnt ihr auch mit einem 0,05-prozentigen Retinal beginnen oder bei robusterer Haut mit einem Kombiprodukt aus zum Beispiel 0,1 Prozent Retinol und 0,05 Prozent Retinal.

Hört in puncto Konzentration da auf, wo es für eure Haut bequem ist. Mehr ist nicht mehr, sondern kann Reizungen und unterschwellige Entzündungen verursachen, die eure Haut schneller altern lassen.

Übrigens: Laut EU-Kosmetikverordnung wird Retinol ab Ende 2026 nur noch in einer Konzentration von bis 0,3 Prozent in den Regalen zu finden sein. Hintergrund ist die Sorge vor einer Vitamin-A-Überdosierung – die wichtigste Quelle für Vitamin A ist die Ernährung, gefolgt von Nahrungsergänzungsmitteln und Kosmetik.

Mein Tipp **zum Thema Vitamin-A-Überdosierung:** Es mag Menschen geben, die aufgrund ihrer Lebensweise zu viel Vitamin A im Körper gespeichert haben. Ich sehe aber in der Praxis immer wieder gerade junge Frauen, die einen Vitamin-A-Mangel aufweisen. Fazit: Wer Sorge vor einer Vitamin-A-Überdosierung hat, sollte den Blutwert einmal im Jahr bestimmen lassen. Das ist der einzige Weg, um sicher zu ermitteln, wie es um die Versorgung bestellt ist.

Wann nutze ich Retinoide:
Abends nach der Reinigung und dem Wirkstoff-Serum eurer Wahl. Dafür eignet sich zum Beispiel Niacinamid, das neben positiven Effekten auf das Hautbild auch die Eigenschaft hat, die reizende Wirkung von Retinol abzumildern. Ebenso empfehlen sich Hautbarriere unterstützende Wirkstoffe wie Panthenol, Arnika oder Ceramiden. Nach dem Retinoid könnt ihr (aber müsst nicht) eine Feuchtigkeitspflege auftragen.

Tipp 1 für sensible Haut: Wenn ihr auf Vitamin-A-Produkte mit trockener Haut und Rötungen reagiert, könnt ihr es mit der „Sandwich-Methode“ versuchen: Dafür tragt ihr zuerst eine Feuchtigkeitscreme auf, dann Retinol/Retinal/Tretinoin, und schließlich wieder eine Feuchtigkeitscreme.

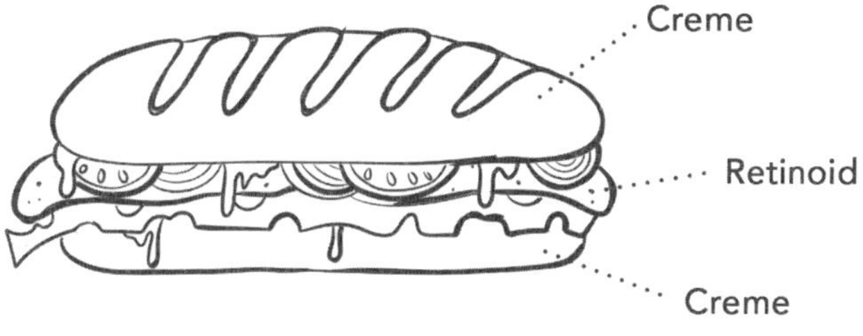

Wenn eure Haut sensibel auf Retinal reagiert, packt es, wie bei einem Sandwich, zwischen zwei Cremeschichten.

Tipp 2 für sensible Haut: Die Haut ist im Bereich der Nasolabialfalte (Mund-Nasen-Falte) sowie um den Mund herum empfindlicher, daher kann es hilfreich sein, diesen Bereich einfach auszusparen.

Retinol am Auge: In der feinen Haut unter den Augen befinden sich wenig Talgdrüsen, daher verwendet für diesen Bereich ein spezielles, für diese empfindliche Partie geeignetes Vitamin-A-Produkt. Alternativ könnt ihr eine sehr fetthaltige Creme unter den Augen auftragen und darüber das Retinol, die Creme dient sozusagen als Puffer.

Womit du Retinoide nicht kombinieren solltest:
Retinoide sollten nicht gleichzeitig mit starken Peelings (wie AHAs und BHAs), Benzoylperoxid oder anderen potenziell irritierenden Wirkstoffen verwendet werden. Diese Kombinationen können die Haut übermäßig reizen und ihre Schutzbarriere schwächen. Auch hochkonzentriertes Vitamin C sollte getrennt von Retinoiden verwendet werden (zum Beispiel: Vitamin C morgens, Retinoid abends), da beide unterschiedliche pH-Werte benötigen, um optimal zu wirken.

Wenn ihr euer Produkt drei bis vier Wochen lang – mit oder ohne Sandwich-Technik – gut vertragen habt, könnt ihr die Anwendungshäufigkeit erhöhen, es also zwei- oder dreimal pro Woche anwenden und dabei beobachten, ob die Haut den Wirkstoff toleriert.

Wann sehe ich erste Ergebnisse:
Retinoide müssen langfristig angewendet werden. Während man zu Beginn eine leichte Rötung der Haut sehen darf, sollten nach etwa zwei Wochen eine Verbesserung von Unreinheiten und ein leichter Glow (man nennt es Retinol Glow) zu sehen sein. Ergebnisse in Bezug auf Fältchen hängen von der Stimulation der Kollagenbildung ab und werden frühestens nach sechs Monaten sichtbar. Auf die Gefahr hin, mich zu wiederholen: Weniger ist mehr, eure Haut sollte (bis auf die ersten zwei bis drei Wochen) nicht ausgetrocknet oder irritiert wirken.

Bakuchiol – die Retinol-Alternative
Bakuchiol wird aus der indischen Babchi-Pflanze gewonnen und ist eine natürliche Alternative zu Retinol. Für Menschen, die eine pflanzliche oder vegan-freundliche Hautpflege bevorzugen, ist Bakuchiol eine attraktive Option, denn es hat wie Retinol Anti-Aging-Eigenschaften, da es die Kollagenproduktion fördert und die Hauterneuerung unterstützt. Bakuchiol reduziert Rötungen, Reizungen und Entzündungen der Haut durch seine entzündungshemmende Wirkung, was besonders für sehr hautsensible Menschen von Vorteil sein kann, aber auch bei Menschen mit Akne oder Rosazea die Therapie unterstützt. Im Vergleich zu Retinol ist Bakuchiol für viele besser verträglich – allerdings ist die Studienlage noch nicht so gut, weshalb ihr lieber auf Retinoide setzen solltet, wenn ihr auf Nummer sicher gehen wollt.

| VITAMIN C – DAS HYPE-VITAMIN

Vitamin C schützt die Haut vor freien Radikalen, die durch UV-Strahlung und Umweltverschmutzung entstehen, und hilft so, vorzeitiger Hautalterung entgegenzuwirken.

FREIE RADIKALE

Freie Radikale sind reaktive Teilchen, die als Nebenprodukte des Stoffwechsels oder durch äußere Einflüsse wie UV-Strahlung und Umweltgifte entstehen. Sie können Lipide, Proteine (wie Kollagen und Elastin) und DNA beschädigen, was zu **oxidativem Stress** führt. Antioxidantien wie Vitamine und sekundäre Pflanzenstoffe können freie Radikale neutralisieren und die Haut vor Schäden schützen.

Unser Hype-Vitamin unterstützt als Teampartner die Wirkung von Sonnenschutz und eignet sich sehr gut für eine Kombination mit SPF in der Morgenroutine. Angeblich fördert Vitamin C in der Skincare auch die Kollagenproduktion, was die Haut straffer und elastischer macht, aber seien wir mal ehrlich: Es ist unwahrscheinlich, dass äußerlich aufgetragenes Vitamin C in die entsprechenden Hautschichten eindringen kann, um solche Effekte zu erzielen. Da setze ich doch lieber auf Vitamin C von innen, also über die Nahrung.

Was Vitamin C tatsächlich gut kann, ist Pigmentflecken aufhellen und für einen gleichmäßigen Hautton und mehr Strahlkraft sorgen. Denn der Effekt von Vitamin C kommt vor allem durch seine antioxidativen Eigenschaften zustande. Es neutralisiert freie Radikale, bevor sie Schaden anrichten können. Es verringert auch die Melaninproduktion, zum einen durch die Hemmung des Enzyms Tyrosinase, zum anderen durch die Reduzierung von Hautentzündungen. Diese können nämlich die Produktion von Pigmenten und dunkle Flecken anregen.

Ab einer Konzentration von zehn Prozent sind Vitamin-C-Produkte ideal für gezielte Behandlungen. Wenn eure Haut matt aussieht oder einen ungleichmäßigen Ton hat, ist ein 15-prozentiges Vitamin-C-Serum gut geeignet. Bei hartnäckigen dunklen Flecken und Verfärbungen können 25 Prozent oder auch ein Vitamin-C-Microneedling bei der Hautärztin sinnvoll sein.

Geringere Konzentrationen von Vitamin C (fünf Prozent oder weniger) sind ebenfalls vorteilhaft und eignen sich zum Beispiel gut für Feuchtigkeitscremes und Augencremes.

Damit euer Vitamin C stabil und wirksam bleibt, solltet ihr es vor Wärme, Luft und Licht schützen. Achtet daher auf undurchsichtige, luftdichte Verpackungen oder Pumpspender, um die Stabilität zu erhalten.

Grundsätzlich lassen sich alle Formen von Vitamin C gut mit anderen Inhaltsstoffen wie Retinol, Niacinamid und Peelingsäuren kombinieren, und es kann deren Effektivität sogar noch verstärken. Voraussetzung ist aber wie immer, dass ihr alle Produkte langsam in eure Routine eingeführt habt und gut vertragt.

Ihr könnt Vitamin C sowohl morgens als auch abends anwenden. Nach der Reinigung, dem Gesichtswasser und dem Peeling tragt ihr die restlichen Produkte von der dünnsten zur dicksten Textur auf.

Als letzten Schritt eurer Morgenroutine solltet ihr immer einen Sonnenschutz verwenden. Nach sechs bis zwölf Wochen solltet ihr erste Ergebnisse sehen.

Vitamin-C-Derivate

Auch in der Welt es Vitamin C finden sich chemische Abkömmlinge, die Derivate. Ihr werdet feststellen, dass diese häufig in Produkten, bei denen auf der Verpackung „Vitamin C" steht, eingesetzt werden.

Nehmt dieses Buch einfach mit, wenn ihr ein Vitamin-C-Serum kaufen möchtet, und schlagt nach, ob sich der verwendete Inhaltsstoff für euer Ziel eignet.

Ascorbinsäure (L-Ascorbinsäure)

Diese Form ist die am meisten erforschte und bekannteste. Mit einem pH-Wert unter vier (optimal sind 2,6 bis 3,2) und einer Konzentration von mindestens fünf Prozent, idealerweise aber zehn bis 20 Prozent, hilft Ascorbinsäure, die Haut straffer und jugendlicher erscheinen zu lassen. Sie kann den Hautton verbessern und dunkle Flecken reduzieren.

Außerdem schützt sie eure Haut vor freien Radikalen und Umweltschäden.

3-O-Ethyl-Ascorbinsäure
Diese hoch stabilisierte Form von Vitamin C ist sowohl wasser- als auch öllöslich. Daher findet man sie nicht nur in Seren, sondern auch in Cremes. Zu dieser Verbindung gibt es gute wissenschaftliche Daten, die zeigen, dass sie den Hautton verbessert, die Haut beruhigt und die Spannkraft verbessert.

Ascorbylglucosid
Dieses wasserlösliche Vitamin-C-Derivat wandelt sich langsam in der Haut in reines Vitamin um. Dadurch ist es sanft und für empfindliche Haut besser geeignet. Es bringt fahle Haut zum Strahlen, wirkt Verfärbungen entgegen und lässt sie straffer erscheinen.

Magnesiumascorbylphosphat
Fördert die Hautfeuchtigkeit, ist aber nicht so stark wie reines Vitamin C. Man findet es in manchen Vitamin-C-Cremes, weil es stabil und effektiv ist.

Natriumascorbylphosphat
Diese Form von Vitamin C kann helfen, Unreinheiten zu reduzieren und die Haut zu beruhigen. In der Regel gut geeignet bei Rosazea und Akne.

Tetrahexyldecylascorbat
Eine fettlösliche Form von Vitamin C, die UV-Schäden mildern kann. Aufgrund seiner Fettsäurekomponente ist es besonders hautverträglich und dringt gut in die Haut ein.

Die Effektivität eines Vitamin-C-Serums kann durch Antioxidantien und barrierestabilisierende Wirkstoffe gesteigert werden. Als Ersatz oder für eine Kombination mit Vitamin C sind geeignet:

LYCOPEN

Lycopen kennt ihr aus meinem Ernährungskapitel. Es kommt natürlicherweise zum Beispiel in Tomaten vor. Als Skincare-Wirkstoff neutralisiert es freie Radikale, die durch UV-Strahlung und Umweltverschmutzung entstehen. Es wirkt wie ein Schild, das die Hautzellen vor oxidativem Stress schützt und die Hautgesundheit unterstützt.

Worauf man achten sollte: Eine Konzentration wird hier in der Regel nicht angegeben, doch 0,1 bis 0,5 Prozent ist effektiv. Die Produkte sollten lichtgeschützt verpackt sein.

Integration in die Routine: Ideal für die Morgenroutine, da es zusätzlichen Schutz vor UV-Strahlung bietet. Kann aber auch abends verwendet werden, da oxidativer Stress vom Tag auch die Nacht hindurch andauern kann. Nach der Reinigung und vor dem Auftragen von Sonnenschutz anwenden.

ASTAXANTHIN

Astaxanthin kann man ebenfalls innerlich wie äußerlich verwenden (siehe Abschnitt zum Thema Sonnenschutz). Es dringt tief in die Hautzellen ein und neutralisiert freie Radikale. Es unterstützt die Hautregeneration und stärkt die Hautbarriere, ähnlich wie ein Schutzschild.

Worauf man achten sollte: Eine Konzentration wird auch hier in der Regel nicht angegeben, aber 0,03 bis 0,1 Prozent ist ausreichend. Produkte sollten luftdicht und lichtgeschützt verpackt sein, um die Stabilität von Astaxanthin zu gewährleisten.

Integration in die Routine: Astaxanthin kann morgens und abends verwendet werden. Optimal in Seren oder leichten Feuchtigkeitscremes nach der Reinigung und vor schwereren Produkten.

| SUPEROXIDDISMUTASE (SOD)

SOD, gewonnen aus der Kastanienrose, verwandelt schädliche Superoxid-Radikale in weniger schädliche Moleküle wie Wasserstoffperoxid und Sauerstoff. Es wirkt wie ein Feuerlöscher, der schädliche freie Radikale entschärft.

Worauf man achten sollte: Eine Konzentration von 0,1 bis ein Prozent ist effektiv. Produkte sollten stabilisierte Formen von SOD enthalten, um die Wirksamkeit zu gewährleisten.

Integration in die Routine: ideal für die Morgen- und Abendroutine. Kann in Seren oder Feuchtigkeitscremes verwendet werden, nach der Reinigung und vor schwereren Produkten.

| VITAMIN B3 – DER ALLESKÖNNER

Vitamin B3, in Fachkreisen auch Niacinamid genannt, ist ein echter Alleskönner in der Hautpflege und perfekt für fast jeden Hauttyp. Es stärkt die Hautbarriere, reduziert Rötungen, gleicht den Hautton aus und reguliert die Talgproduktion. Kurzum, Niacinamid ist ein unverzichtbarer Bestandteil jeder Hautpflegeroutine!

Was macht Niacinamid so besonders?

Niacinamid unterstützt die Produktion von Ceramiden, den natürlichen Fetten der Haut, die die Barrierefunktion stärken und Feuchtigkeit einschließen. So bleibt eure Haut hydratisiert und geschützt.

Darüber hinaus wirkt Niacinamid entzündungshemmend und kann Rötungen und Reizungen lindern, was besonders bei empfindlicher Haut von Vorteil ist.

Aber das ist noch nicht alles. Niacinamid kann auch Hyperpigmentierungen und dunkle Flecken aufhellen, wodurch der Teint gleichmäßiger und strahlender wird. Es reguliert die Talgproduktion, was besonders bei fettiger Haut und Akne hilfreich ist, und minimiert bei regelmäßiger Anwendung das Erscheinungsbild von Poren, sodass eure Hautstruktur feiner wird. Zudem bekämpft Niacinamid als Antioxidant freie Radikale und schützt die Haut vor schädlichen Umwelteinflüssen.

Wann nutze ich Niacinamid?
Es lässt sich ganz einfach sowohl morgens als auch abends in eure Hautpflegeroutine integrieren. Nach der Reinigung und vor der Feuchtigkeitscreme ist der ideale Zeitpunkt, um ein Niacinamid-Serum oder -Creme aufzutragen. Das hilft, die Wirkstoffe besser in die Haut einziehen zu lassen. Niacinamid harmoniert hervorragend mit anderen Wirkstoffen wie Hyaluronsäure, Vitamin C und Retinoiden und kann die Wirksamkeit dieser Inhaltsstoffe sogar verstärken, ohne die Haut zu reizen. Wenn ihr unter Akne leidet, könnt ihr Niacinamid beispielsweise mit Salicylsäure kombinieren. Für Anti-Aging-Effekte passt es wunderbar zu Retinoiden oder Peptiden.

Wie viel Wirkstoff sollte in meinem Produkt sein?
Beim Kauf von Niacinamid-Produkten solltet ihr auf eine Konzentration von zwei bis fünf Prozent achten, da diese ideal für die meisten Hauttypen ist. Erste Verbesserungen könnt ihr oft schon nach wenigen Wochen sehen, insbesondere bei der Reduktion von Rötungen und der Verfeinerung der Poren. Für signifikante Veränderungen, wie die Aufhellung von Pigmentflecken, kann es jedoch mehrere Monate dauern. Wenn ihr Niacinamid zum ersten Mal verwendet, beginnt mit einer geringeren Konzentration und steigert diese langsam, um sicherzustellen, dass eure Haut es gut verträgt. Um die besten Ergebnisse zu erzielen, sollte Niacinamid regelmäßig in eurer Routine verwendet werden.

WIRKSTOFFE GEGEN RÖTUNGEN UND PIGMENTVERSCHIEBUNGEN

Die folgenden Wirkstoffe eignen sich bei einer empfindlichen und zu Entzündungen neigenden Haut. Ihre Wirksamkeit ist zudem auch sehr gut bei der Behandlung von Pickelmalen. Der Vollständigkeit halber: Die bereits erwähnten Anti-Aging-Wirkstoffe Niacinamid, Retinoide und Vitamin C/Antioxidantien reduzieren ebenfalls Pigmentierungen.

| AZELAINSÄURE

Azelainsäure ist eine organische Säure, die natürlicherweise in Weizen, Gerste und Roggen vorkommt. In der Hautpflege wird sie oft synthetisch hergestellt und zur Behandlung verschiedener Hautprobleme verwendet. Azelainsäure hat entzündungshemmende, antibakterielle und keratolytische (exfolierende) Eigenschaften, weshalb sie bei der Behandlung von Hauterkrankungen wie Akne und Rosazea sowie bei der Aufhellung von Hautverfärbungen eingesetzt wird. Sie hemmt das Wachstum von bestimmten Bakterien, dämmt Entzündungen ein und öffnet verstopfte Poren.

Azelainsäure kann zudem die Produktion von Melanin regulieren. Damit kann sie helfen, dunkle Flecken und Hyperpigmentierungen (Pickelmale) aufzuhellen und den Hautton auszugleichen. Diese Vielseitigkeit macht Azelainsäure zu einem wertvollen Bestandteil in der Hautpflege, insbesondere für Menschen mit empfindlicher oder zu Rosazea neigender Haut.

Wie viel Wirkstoff sollte in meinem Produkt sein?

Azelainsäure ist meist bis zu einer Konzentration von zehn Prozent in frei verkäuflichen Produkten erhältlich und kann in höheren Konzentrationen (15 bis 20 Prozent) als verschreibungspflichtiges Medikament verwendet werden. Azelainsäure reduziert nicht nur Entzündungen und Rötungen, sondern hilft auch, die Hautstruktur zu verbessern und Poren zu verfeinern. Dadurch können Unreinheiten und Mitesser effektiv behandelt werden.

Wann nutze ich Azelainsäure?
Bei der Anwendung von Azelainsäure sollte man beachten, dass es zu Beginn zu leichtem Kribbeln oder zu Rötungen kommen kann, die jedoch in der Regel nach einigen Anwendungen abklingen. Es ist ratsam, Azelainsäure langsam in die Pflegeroutine zu integrieren und die Haut allmählich an den Wirkstoff zu gewöhnen. Beginnt mit der Anwendung jeden zweiten Abend und steigert die Häufigkeit, sobald eure Haut sich daran gewöhnt hat.

Azelainsäure kann sowohl morgens als auch abends verwendet werden. Morgens sollte sie nach der Reinigung und vor der Feuchtigkeitscreme und dem Sonnenschutz aufgetragen werden. Abends kann sie ebenfalls nach der Reinigung und vor schwereren Pflegeprodukten verwendet werden.

Da Azelainsäure die Haut empfindlicher gegenüber Sonnenlicht machen kann, ist es besonders wichtig, tagsüber einen Sonnenschutz mit SPF 30 oder 50 (je nach UV-Intensität und Aufenthalt in der Sonne) zu verwenden.

| SÜSSHOLZWURZELEXTRAKT

Ein Inhaltsstoff, den ich persönlich sehr mag, ist der Süßholzwurzelextrakt. Er ist ein natürlicher Inhaltsstoff, der aus den Wurzeln der Süßholzpflanze (Glycyrrhiza glabra) gewonnen wird. Er enthält eine Reihe von aktiven Komponenten, die der Haut auf verschiedene Weise zugutekommen.

Dieser Extrakt ist besonders effektiv bei der Behandlung von Hyperpigmentierung und dunklen Flecken. Er enthält Glabridin, eine Substanz, welche die Aktivität eines Enzyms hemmt, das Melanin herstellt (Tyrosinase). Durch die Hemmung dieses Enzyms kann Süßholzwurzelextrakt das Erscheinungsbild von Pigmentflecken und Verfärbungen reduzieren und den Hautton ausgleichen.

Zusätzlich hat Süßholzwurzelextrakt starke entzündungshemmende Eigenschaften, die Rötungen und Reizungen lindern können. Dies macht ihn ideal für empfindliche Hauttypen und für die Behandlung von Hautzuständen wie Rosazea und Ekzemen. Der Extrakt enthält Flavonoide, die als Antioxidantien wirken und die Haut vor freien Radikalen schützen.

Darüber hinaus verfügt Süßholzwurzelextrakt über antimikrobielle Eigenschaften, die Akne verursachende Bakterien bekämpfen können. Der Extrakt fördert zudem die Hautbarrierefunktion und hilft, Feuchtigkeit in der Haut zu halten.

Wie viel Wirkstoff sollte in meinem Produkt sein?
Die verwendete Konzentration des Extrakts wird oft nicht angegeben, doch falls ihr sie ermitteln könnt: Eine Konzentration zwischen 0,5 und zwei Prozent des Extrakts ist optimal. Ihr könnt Produkte mit Süßholzwurzelextrakt gut mit anderen Wirkstoffen wie Niacinamid, Vitamin C und Retinoiden kombinieren, um deren Vorteile zu maximieren.

Wann nutze ich Süßholzwurzelextrakt?
Ihr könnt ihn sowohl morgens als auch abends anwenden. Im Toner nach der Reinigung und/oder im Serum nach dem Toner und/oder in einer Creme nach dem Serum. Es gibt ihn auch in Cremes für den Körper, zum Beispiel zur Reduktion von Ekzemen und Neurodermitis.

Außerdem kennt man in Fachkreisen noch die **Tranexamsäure**, die die Interaktion zwischen den melaninproduzierenden Zellen und den Hautzellen stört. Mittlerweile gibt es Studien, die zeigen, dass Tranexamsäure neben den pigmenthemmenden Eigenschaften zusätzlich eine Wirkung gegen Rötungen und Rosazea haben kann. **Uva Ursi**, ein pflanzlicher Extrakt, der aus den Blättern der Bärentraube gewonnen wird und besonders reich an dem Hautaufheller Arbutin ist, hilft effektiv bei der Behandlung von Melasma, Altersflecken und sonnenbedingten Hautverfärbungen. Ein weiterer potenter Wirkstoff ist zudem **Kojisäure.** Ein aufgrund der Nebenwirkungen in Deutschland verschreibungspflichtiger Wirkstoff, der sehr effektiv aufhellt, ist **Hydrochinon.** Er wird unter anderem in asiatischen und afrikanischen Ländern in hoher Konzentration zur Aufhellung der Haut verwendet, was in manchen Fällen zu auffälligen, dauerhaften Pigmentverschiebungen, wie hellen oder tiefdunklen Flecken, führt. Die bei uns erhältlichen Produkte sind allerdings vorsichtig dosiert und sicher, wenn man sie unter hautärztlicher Aufsicht verwendet (daher verschreibungspflichtig).

HAUTBARRIERE STÄRKENDE, BERUHIGENDE UND DEN FEUCHTIGKEITSHAUSHALT REGULIERENDE INHALTSSTOFFE

Die folgenden Wirkstoffe sind eine tolle Unterstützung für unsere Hautbarriere. Ihr könnt sie einzeln oder in Kombination anwenden. Sie lassen sich in der Regel gut kombinieren und können das Reizpotenzial anderer Inhaltsstoffe, wie zum Beispiel Retinoiden, abmildern.

| BETAIN

Betain wirkt als osmotisches Mittel, das die Feuchtigkeit in den Hautzellen reguliert und stabilisiert. Es hilft, die Hautbarriere zu stärken, und schützt vor Umweltstressoren. Eine Konzentration von ein bis fünf Prozent ist üblich und effektiv. Betain kann morgens und abends verwendet werden, idealerweise in einem Feuchtigkeitsserum oder einer Creme nach der Reinigung und vor der Anwendung schwerer Produkte wie Sonnenschutz oder Nachtcreme.

| ARNIKA

Arnika enthält Sesquiterpenlactone, die entzündungshemmende und heilende Eigenschaften haben. Diese Inhaltsstoffe reduzieren Schwellungen und Rötungen und fördern die Wundheilung. Eine Konzentration von ein bis zwei Prozent ist ausreichend. Es kann morgens und abends verwendet werden. Am besten in im Toner oder in Seren nach der Reinigung und vor schwereren Produkten wie Sonnenschutz oder Nachtcreme.

| PANTHENOL – PROVITAMIN B5

Panthenol ist ist bekannt für seine tief hydratisierenden und beruhigenden Eigenschaften, die es ideal für alle Hauttypen machen, besonders aber für trockene und empfindliche Haut. Panthenol zieht leicht in die Haut ein und wandelt sich dort in Pantothensäure um, die die Feuchtigkeitsretention der Haut verbessert. Es stärkt die Hautbarriere und hilft, Feuchtigkeit einzuschließen, was die Haut weich und geschmeidig hält. Zudem hat Panthenol entzündungshemmende Eigenschaften, die Rötungen und Irritationen lindern, und unterstützt die Heilung kleinerer Hautverletzungen und -reizungen.

In der Hautpflege findet ihr Panthenol häufig in Feuchtigkeitscremes, Seren, Masken und After-Sun-Produkten. Es lässt sich gut mit anderen feuchtigkeitsspendenden und beruhigenden Inhaltsstoffen kombinieren und ist sowohl für die morgendliche als auch für die abendliche Anwendung geeignet.

| CERAMIDE

Ceramide sind essenzielle Lipide, die natürlicherweise in der Haut vorkommen und eine wichtige Rolle für die Gesundheit und den Schutz der Hautbarriere spielen. Sie machen etwa 50 Prozent der Lipide unserer Haut aus und helfen, Feuchtigkeit einzuschließen und die Haut vor äußeren Einflüssen wie Umweltverschmutzung und aggressiven Chemikalien zu schützen. Sie sind die Fette, in die unsere Hautzellen, die Keratinozyten, wie Ziegel in einer Mauer eingebettet sind.

Junge Haut produziert selbst viele Ceramide. Doch mit dem Alter und aufgrund von Sonnenschäden, wird die Qualität und Quantität der Ceramide reduziert. Dies kann zu einer beschädigten Hautbarriere mit trockener, rauer Haut sowie Falten, Rötungen und Reizungen führen. Durch die Stärkung der Hautbarriere tragen Ceramide dazu bei, die Haut hydratisiert und geschmeidig zu halten, und helfen, die natürliche Schutzbarriere der Haut wiederherzustellen und zu reparieren. Dies macht sie zu einem idealen Inhaltsstoff in Feuchtigkeitscremes, Seren und Reinigungsmitteln.

Ceramide lassen sich gut mit anderen feuchtigkeitsspendenden Inhaltsstoffen wie Hyaluronsäure und Glycerin kombinieren und sind für die morgendliche und die abendliche Hautpflege geeignet. Kombiniert ihr sie mit einem AHA- oder BHA-Peeling, nimmt die Haut sie besser auf. Beachtet aber, dass häufiges Peelen unserer Haut nicht guttut.

| HYALURON

Hyaluronsäure ist in Beautyprodukten vielseitig einsetzbar und bietet eine Reihe von Vorteilen. Durch ihre Fähigkeit, große Mengen an Wasser zu binden und in der Haut zu speichern, sorgt sie für eine intensive Hydratation, wodurch die Haut praller, glatter und geschmeidiger wird. Diese hydratisierende Wirkung trägt dazu bei, das Erscheinungsbild von feinen Linien und Falten zu reduzieren und die Hauttextur zu verbessern. Darüber hinaus fördert Hyaluronsäure die Regeneration der Hautzellen und unterstützt die Heilung von Hautschäden.

Ihr feuchtigkeitsbindender Effekt sorgt für einen Glow auf der Haut. Allerdings nur optisch, da es zu keiner Vermehrung von Kollagen kommt.

Beachtet bitte, dass Hyaluronsäure, ebenso wie Glycerin, nur das Wasser binden kann, das bereits vorhanden ist, denn sie wirkt wie ein Schwamm. Daher solltet ihr sie mit weiteren, feuchtigkeitsspendenden Wirkstoffen kombinieren.

Manche sind verunsichert, wenn ich von Hyaluronunterspritzungen im Gesicht abrate. Die Unterspritzungen mit vernetzem Hyaluron haben glücklicherweise nichts mit einem Serum gemeinsam. Ein Serum könnt ihr jedoch bedenkenlos anwenden.

Achtung bei empfindlicher Haut und Rosazea: Während Hyaluronsäure eigentlich entzündungshemmende Eigenschaften besitzt, die dazu beitragen können, Rötungen, Reizungen und Entzündungen zu lindern, kann es in seltenen Fällen passieren, dass insbesondere Hyaluronprodukte mit einer kleinen Molekülgröße die Haut reizen. Falls bei es bei euch also zu Irritationen bei der Verwendung eines Hyaluronprodukts kommt, solltet ihr pausieren, um zu schauen, ob es einen Zusammenhang zu euren Beschwerden gibt. Falls nicht, verwendet es gerne weiter.

| GLYCERIN

Glycerin ist ein wunderbarer Feuchtigkeitsspender, der die Haut hydratisiert und geschmeidig hält. Es zieht Wasser aus der Umgebung in die Haut, was sie prall und gesund aussehen lässt. Achtet aber bitte darauf, das Glycerin, ebenso wie Hyaluronsäure, nur das Wasser binden kann, das bereits vorhanden ist. Kombiniert es daher mit weiteren, feuchtigkeitsspendenden Wirkstoffen. Zudem unterstützt Glycerin als Präbiotikum die nützlichen Mikroorganismen auf der Hautoberfläche, was zu einer Stärkung der Hautbarriere und einem ausgeglichenen Mikrobiom führt. Glycerin findet ihr in Reinigern, Seren, Tonern und Feuchtigkeitscremes.

| UREA (HARNSTOFF)

Urea ist ein vielseitiger Inhaltsstoff, der sowohl feuchtigkeitsspendende als auch hauterneuernde Eigenschaften besitzt. Das bedeutet, dass es unter einer Konzentration von zehn Prozent die Haut intensiv mit Feuchtigkeit versorgt und oberhalb von zehn Prozent abgestorbene Hautzellen löst und die Hauterneuerung fördert. Achtet also bei der Wahl des Urea-Produkts auf die Konzentration. Urea kann sowohl morgens als auch abends und zwischendurch verwendet werden.

Wirkung:

2 bis 5 Prozent: Urea bindet Wasser in den oberen Hautschichten, was die Haut weich und geschmeidig macht. Es stärkt die natürliche Hautbarriere und verbessert die Hautfeuchtigkeit.

5 bis 10 Prozent: Für ein Peeling auf feinerer Haut, wie im Gesicht und geeignet für sehr trockene verhornte Haut an Händen und Füßen.

10 bis 20 Prozent: Urea wirkt wie ein sanftes Peeling, das hilft, abgestorbene Hautzellen zu entfernen und die Haut zu glätten. Dies ist besonders hilfreich bei Reibeisenhaut und anderen rauen, schuppigen Hautstellen, sowie an den Füßen.
20 bis 30 Prozent: Schrunden und besonders starkverhornte Körperpartien.

SÄUREN IN DER HAUTPFLEGE

Aufgrund ihrer Wirkungen und Vorteile kommen in der Hautpflege eine Vielzahl von Säuren zur Anwendung. Sie glätten die Haut auf mikroskopischer Ebene, wodurch sie die Lichreflexion (Strahlkraft) der Haut verbessern, sie haben antientzündliche Effekte, können durch ihre peelenden Eigenschaften die Haut aufhellen, den Talgfluss regulieren und die Kollagenproduktion der Haut anregen. Säurebehandlungen kann man in abgeschwächter Form zu Hause, oder in intensivierter Form bei der Hautärztin/Hautarzt oder einem qualifizierten Kosmetikinstitut durchführen. Hier sind einige der am häufigsten verwendeten Säuren, die einen wesentlichen Beitrag zur Verbesserung des Hautbildes leisten können:

| ALPHA-HYDROXYSÄUREN (AHAS)

AHAs sind wasserlösliche Säuren, die aus natürlichen Quellen wie Obst, Milch und Zuckerrohr gewonnen werden. Sie sind besonders geeignet für normale bis trockene, sonnengeschädigte Haut und können feine Linien und Falten reduzieren. Zu den bekanntesten AHAs gehören Glycolsäure, Milchsäure und Mandelsäure.

Glycolsäure
Glycolsäure hat die kleinste Molekülgröße unter den AHAs, was ihr erlaubt, tief in die Haut einzudringen und effektiv abgestorbene Hautzellen zu entfernen. Dies führt zu einer glatteren Hautoberfläche und einem gleichmäßigeren Hautton. Aufgrund ihrer Intensität kann sie jedoch für empfindliche Haut zu stark sein. Sie hat einen kollagenstimulierenden Effekt und kann hierfür von denen angewendet werden, die keine Retinoide vertragen.

Milchsäure
Milchsäure hat größere Moleküle als Glycolsäure, was bedeutet, dass sie weniger tief in die Haut eindringt und daher sanfter wirkt. Sie ist ideal für empfindliche Haut, da sie effektiv exfoliert, ohne zu viel Reizung zu verursachen.

Mandelsäure
Mandelsäure hat noch größere Moleküle als Milchsäure, wodurch sie die oberste Hautschicht sanft exfoliert und dabei besonders schonend ist. Sie ist hervorragend für empfindliche Haut geeignet und bietet dennoch Vorteile wie eine verbesserte Hautstruktur und einen ausgeglichenen Hautton.

BETA-HYDROXYSÄURE (BHA)

Salicylsäure
Die bekannteste BHA ist fettlöslich, was sie besonders effektiv bei der Behandlung von Akne, fettiger Haut und verstopften Poren macht. Salicylsäure dringt tief in die Poren ein, um überschüssigen Talg und abgestorbene Hautzellen zu entfernen. Sie hat auch entzündungshemmende Eigenschaften, die Rötungen und Schwellungen reduzieren können.

| POLYHYDROXYSÄUREN (PHA)

Gluconolacton und Lactobionsäure
PHAs haben größere Moleküle als AHAs, was sie zu einer sanfteren Alternative macht. Diese Säuren dringen langsamer in die Haut ein und verursachen weniger Reizungen. PHAs bieten ähnliche Vorteile wie AHAs, einschließlich Exfoliation und Feuchtigkeitszufuhr, und sind zusätzlich antioxidativ und feuchtigkeitsspendend. Sie sind besonders geeignet für empfindliche und trockene Haut.

FETT UND ÖLE FÜR DIE HAUT

Die meisten von euch wissen, dass ich Öle in der Hautpflege liebe und sie wärmstens empfehle. Auch viele hochwertige Skincare-Brands schwärmen von ihren Ölen, wie Nachtkerzenöl, Granatapfelkernöl, Leinöl und Traubenkernöl. Pflanzliche Öle sind reich an essenziellen Fettsäuren, Vitaminen und Antioxidantien, die die Haut nähren, schützen und heilen. Sie helfen, das ist durch wissenschaftliche Studien bestätigt, die natürliche Hautbarriere zu stärken, Feuchtigkeit einzuschließen, weil sie den transepidermalen Wasserverlust (TEWL) reduzieren, und die Haut vor Umweltschäden zu bewahren. Das macht sie besonders vorteilhaft für empfindliche und trockene Hauttypen. Die enthaltenen Vitamine und Antioxidantien der Öle unterstützen die Zellregeneration und bekämpfen freie Radikale, die zu vorzeitiger Hautalterung führen können.

Aber ihr solltet wissen: Öl ist nicht gleich Öl – genau wie Pflanze nicht gleich Pflanze ist. Und das ist ein wichtiger Punkt, den man nicht übersehen sollte. Stellt euch vor, ihr besucht einen

Bauernmarkt. Ein Stand ist voller frischer Kräuter. Da gibt es Basilikum, Minze, Rosmarin – das sind alles Kräuter, aber jedes mit eigenen Eigenschaften und Vorteilen. Genau so ist es bei den Ölen. Jedes Öl hat seine einzigartigen Eigenschaften und Wirkungen.

Was bei der einen Haut für wahre Wunder sorgen kann, könnte für einen anderen Hauttyp problematisch sein. Reine Öle pflegen und verbessern manche Hauttypen hervorragend, während sie bei anderen Irritationen und Hautausschlag hervorrufen. Zu welcher Gruppe eure Haut gehört, müsst ihr individuell testen. Behandelt dafür einen kleinen Hautbereich im Gesicht für einige Tage und beobachtet den Effekt und das Hautgefühl. Öle, die in Cremes und Seren verarbeitet wurden, verursachen meist keine Probleme und pflegen die Haut wunderbar. Im Kapitel Skincare beschreibe ich auf Seite 141 den „Halbseitenversuch“, der sich auch sehr gut eignet, ein neues Öl auszuprobieren.

Wenn ihr euch selber ein Hautpflegeöl kaufen möchtet, um es zum Beispiel in eure Creme zu mischen, solltet ihr auf kalt gepresste, unraffinierte und biologische Varianten achten, da diese die meisten Nährstoffe und natürlichen Vorteile bieten.

Allgemein sind die Ölsorten vorteilhaft, die reich an Linolsäure und gesättigten Fettsäuren sind, da diese Komponenten positive Effekte auf die Hautbarriere haben.

Bei leicht irritierbarer und entzündeter Haut ist es empfehlenswert, Öle mit einem hohen Gehalt an Ölsäure (wie Olivenöl) und einem niedrigen Gehalt an Linolsäure zu meiden, denn sie können zusätzliche Schäden an der Hautbarriere verursachen.

Beispiel: Während Olivenöl entzündete Haut reizen kann (aber nicht muss), wissen wir aus Studien zu Nachtkerzen-,

Lein- und Schwarzkümmelöl, dass sie wirksam bei chronisch entzündlichen Hauterkrankungen wie Neurodermitis und Schuppenflechte sowie bei trockener Haut sein können.

Wenn ihr auf Nummer sicher gehen wollt, solltet ihr Öle nicht isoliert zur Pflege auf die Haut auftragen, sondern sie entweder in eure Lieblingscreme mischen, oder auf Seren und Cremes aus dem Handel, in denen gute Öle enthalten sind, setzen.

NERDWISSEN

Am hautfreundlichsten scheinen Öle zu sein, bei denen das Verhältnis von Ölsäure zu der entzündungshemmenden Linolsäure bei etwa 3 bis 2 zu 1 liegt, oder bei denen der Anteil an mehrfach ungesättigten Fettsäuren (PUFAs) generell überwiegt.

Meine liebsten und effektivsten Öle für tolle Haut sind:

I SCHWARZKÜMMELÖL

Dieses Öl hat in Studien gezeigt, dass es wirksam bei Hautentzündungen wie Neurodermitis und Schuppenflechte ist. Schwarzkümmelöl besteht hauptsächlich aus Linolsäure (etwa 56 Prozent), einer ungesättigten Fettsäure, die zur Familie der Omega-6-Fettsäuren gehört. Diese essenzielle Fettsäure spielt eine wichtige Rolle in der Epidermis und ist am Prozess der Synthese von Ceramiden beteiligt. Ceramide sind Lipide, die den Zusammenhalt der Hautzellen in der Hornschicht unterstützen und die Haut vor äußeren Einflüssen und Austrocknung schützen.

| RIZINUSÖL

Dieses Öl enthält hauptsächlich Rizinolsäure (85 bis 90 Prozent), eine Omega-9-Fettsäure, sowie kleinere Mengen an Linolsäure (vier bis fünf Prozent) und Ölsäure (drei bis vier Prozent). Man kennt es schon für innere Anwendungen, aber es kann auch helfen, die Haut weich und geschmeidig zu halten, und auch wenn es leider wenig Studien zur Anwendung gibt, würde ich es dennoch als Gamechanger bezeichnen. Wenn ihr in eurem Umfeld oder den sozialen Medien dazu recherchiert, werdet ihr viele begeisterte Erfahrungsberichte dazu finden.

| GRANATAPFELKERNÖL

Dieses Öl ist reich an Punicinsäure, eine seltene Omega-5-Fettsäure mit außergewöhnlich hohen antioxidativen Eigenschaften. Sie kann helfen, die Haut vor freien Radikalen zu schützen und die Zeichen der Hautalterung zu bekämpfen.

| JOJOBAÖL

In seiner Struktur ähnelt Jojobaöl dem natürlichen Hauttalg, was es besonders gut verträglich und leicht absorbierbar macht. Es hilft, die Haut zu hydratisieren, ohne ein fettiges Gefühl zu hinterlassen, und kann dabei helfen, den natürlichen Feuchtigkeitsgehalt der Haut zu regulieren.

Dank seiner entzündungshemmenden Eigenschaften kann Jojobaöl Rötungen und Irritationen lindern, was es oft gut verträglich für empfindliche und zu Akne neigender Haut macht. Darüber hinaus fördert es die Wundheilung und kann bei regelmäßiger Anwendung wie zum Beispiel Massagen dabei helfen, das Erscheinungsbild von Narben und Dehnungsstreifen ein klein wenig zu verbessern.

| LEINÖL (LINOLENSÄURE)

Ist reich an Alpha-Linolensäure (ALA), einer Omega-3-Fettsäure, die starke entzündungshemmende Eigenschaften besitzt. Diese Fettsäure kann helfen, die Hautbarriere zu stärken und die Feuchtigkeit in der Haut zu halten. Leinöl wird oft für seine Fähigkeit geschätzt, trockene und gereizte Haut zu beruhigen. Es kann auch dazu beitragen, das Erscheinungsbild von feinen Linien und Falten zu reduzieren, indem es die Haut glatter und geschmeidiger macht.

| NACHTKERZENÖL

Enthält hauptsächlich Gamma-Linolensäure (GLA), eine Omega-6-Fettsäure, die für ihre entzündungshemmenden Eigenschaften bekannt ist. Es kann helfen, die Haut zu beruhigen und zu hydratisieren, was besonders bei trockener und empfindlicher Haut von Vorteil ist. Studien haben gezeigt, dass GLA wirksam bei der Behandlung von Hauterkrankungen wie Ekzemen und Neurodermitis sein kann. Viele Menschen berichten von einer Verbesserung der Hautfeuchtigkeit und einer Reduktion von Juckreiz und Rötungen durch die regelmäßige Anwendung von Nachtkerzenöl.

| TRAUBENKERNÖL

Ist reich an Linolsäure, einer Omega-6-Fettsäure, sowie an Vitamin E und anderen Antioxidantien, die helfen, die Haut zu schützen und zu regenerieren. Traubenkernöl ist leicht und wird schnell von der Haut absorbiert, ohne ein fettiges Gefühl zu hinterlassen. Dank seiner entzündungshemmenden Eigenschaften kann Traubenkernöl helfen, Rötungen und Irritationen zu lindern.

SHEABUTTER

Sheabutter ist ein reichhaltiger, recht fester Inhaltsstoff, der aus den Nüssen des afrikanischen Sheabaums (Vitellaria paradoxa) gewonnen wird. Sie ist bekannt für feuchtigkeitsspendende und antientzündliche Eigenschaften, die sie zu einem beliebten Bestandteil vieler Hautpflegeprodukte machen.

Die Butter hilft bei der Hydratation und Pflege trockener und rauer Haut. Ihre natürlichen Fettsäuren und Vitamine, einschließlich Vitamin A und E, helfen, die Haut zu regenerieren und zu schützen. Sheabutter bildet eine schützende Barriere auf der Haut, die den Feuchtigkeitsverlust verhindert und auf diese Weise die Haut geschmeidig hält. Dadurch kann sie helfen, Hautirritationen zu beruhigen und Entzündungen zu reduzieren, was sie zu einer guten Wahl für empfindliche Hauttypen und bei Hauterkrankungen wie Ekzemen und Dermatitis macht.

Beim Kauf von Sheabutterprodukten solltet ihr darauf achten, dass unraffinierte, rohe Sheabutter verwendet wurde, da sie ihre natürlichen Nährstoffe besser bewahrt als raffinierte Varianten.

Integration in die Routine

Sheabutter kann in verschiedenen Formen in die Hautpflegeroutine integriert werden, sei es in reiner Form oder als Bestandteil von Feuchtigkeitscremes, Körperbutter und Lippenbalsam. Ich persönlich verwende sie nicht gerne als reines Produkt, sondern lieber als Bestandteil einer Creme, weil sie meine Haut so geschmeidiger macht. Probiert für euch selber aus, ob Sheabutter für eure Hautbedürfnisse geeignet ist – denn nicht alles ist für jeden gut. Sheabutter kann sowohl morgens als auch abends nach der Reinigung und vor oder nach leichteren Feuchtigkeitscremes aufgetragen werden. Für besonders trockene Hautpartien kann Sheabutter als intensive Maske verwendet werden.

WIRKSTOFFE – NICE TO HAVE

| PEPTIDE

Peptide sind kleine Moleküle, die vielversprechende Eigenschaften haben, allerdings fehlt noch breite Forschung, weshalb ich sie eher als „nice to have" sehen würde, anstatt als Best-Aging-Wundermittel.

Sie bestehen aus Aminosäuren und sind die Bausteine der Proteine. Peptide signalisieren den Hautzellen, dass sie mehr Kollagen und Elastin produzieren sollen, darüber hinaus unterstützen Peptide die Hautbarriere, indem sie die Produktion von essenziellen Lipiden fördern, die die Haut hydratisiert und geschützt halten. Sie haben auch entzündungshemmende Eigenschaften, die helfen, Rötungen und Reizungen zu reduzieren. Weil sie sich so gut mit allen anderen Wirkstoffen vertragen, setze ich sie gerne in meiner Routine ein.

Was die optimale Konzentration von Peptiden in unserer Skincare betrifft, fehlen uns noch belastbare Zahlen, derzeit sieht es so aus, dass eher höhere Konzentrationen angestrebt werden sollten.

Peptide sind vielseitig und können in verschiedenen Hautpflegeprodukten wie Seren, Feuchtigkeitscremes und Augencremes verwendet werden. Ihr könnt Peptide sowohl morgens als auch abends anwenden. Nach der Reinigung und dem Gesichtswasser tragt ihr euer Peptid-Serum auf und folgt mit einer Feuchtigkeitscreme.

Peptide lassen sich gut mit anderen Wirkstoffen kombinieren, einschließlich Hyaluronsäure, Niacinamid und Retinol. Um erste Ergebnisse zu sehen, solltet ihr sie konsequent anwenden und etwa drei Monate Geduld haben.

Kupferpeptide

Kupferpeptide sind besonders interessant, da sie nicht nur die Kollagenproduktion anregen, sondern auch antioxidative Eigenschaften besitzen. Sie fördern die Wundheilung und verbessern die Elastizität der Haut. Kupferpeptiden wird nachgesagt, dass sie möglicherweise die Haut reparieren und regenerieren können.

Matrixyl 3000

Matrixyl 3000 ist eine Kombination aus zwei Peptiden, die zusammenarbeiten, um die Kollagen- und Elastinproduktion zu stimulieren. Studien haben gezeigt, dass Matrixyl 3000 das Erscheinungsbild von Falten und feinen Linien verbessern kann. Es kann laut Studien die Hautfestigkeit und -elastizität verbessern.

Peptide mit Botulinum-ähnlicher Wirkung

Einige Peptide, wie z.B. Acetyl Hexapeptid-8 (bekannt als Argireline), haben eine Botulinum-ähnliche Wirkung. Sie wirken, indem sie die Muskelkontraktionen reduzieren, die zu Faltenbildung führen. Diese Peptide entspannen die Gesichtsmuskeln und glätten dadurch die Hautoberfläche. Sie erzielen niemals einen optischen Effekt, der ernsthaft vergleichbar mit der Botulinumtoxin-Wirkung wäre, bieten aber für die von uns, die partout keine Injektionen wollen, eine sanfte und nichtinvasive, aber schwache Alternative zur Faltenreduzierung.

| FERMENTE (POSTBIOTIKA)

Was genau Prä-, Pro- und Postbiotika sind und wie sie wirken, erkläre ich im Kapitel Ernährung. Man kann vor allem PRÄ- und POSTbiotika in der Hautpflege einsetzen. Diese Inhaltsstoffe fördern ein gesundes Hautmikrobiom, indem sie nützliche Bakterien unterstützen und schädliche hemmen. Sie stärken die Hautbarriere und verbessern die allgemeine Hautgesundheit und haben auch entzündungshemmende Eigenschaften. Sie werden von Konzentrationen von ein bis zehn Prozent eingesetzt. Fermente können morgens und abends nach der Reinigung und vor schwereren Produkten verwendet werden, idealerweise in Seren oder leichten Feuchtigkeitscremes.

PRObiotische Hautpflege hingegen, die per Definition lebendige Bakterien enthält, findet man nicht in handelsüblicher Kosmetik, denn es ist sehr anspruchsvoll, die guten Bakterien in einem Produkt am Leben zu erhalten, während man die schlechten mit Konservierungsmitteln abtöten muss. Die Produkte, die von spezialisierten Firmen mit meist eigener Forschungsabteilung entwickelt werden, müssen in der Regel gekühlt aufbewahrt werden und haben nur eine recht kurze Haltbarkeit. Da in diesem Bereich intensiv geforscht wird, können wir davon ausgehen, dass es in den nächsten Jahren neue, interessante Produkte für die Anwendung zu Hause geben wird.

DANKSAGUNG

Wenn man ein Buch schreibt, dann geht das nicht ohne die Unterstützung! Viele lange Nächte nach der Arbeit in der Praxis und viele einsame Wochenenden am Schreibtisch — dafür braucht es Verständnis und Liebe. Daher möchte ich zunächst einmal meiner Familie danken: meinem Ehemann Frederik und unseren wundervollen Kindern für eure Liebe, Geduld und Unterstützung! Danke auch an meine Mutter und meine Schwestern, die mich immer wieder aufgemuntert und motiviert haben, dran zu bleiben. Mein Vater ist leider schon von uns gegangen. Er wäre so stolz gewesen! Ich bin mir sicher, dass er von oben alles beobachtet und sich freut. Ich liebe euch.

Außerdem möchte ich mich ganz herzlich bei allen bedanken, ohne die dieses Buch gar nicht erst entstanden wäre: Bei meiner Agentin Nina Wegscheider von Buchplanung Berlin, die dieses Projekt von Anfang an begeistert begleitet hat und mir bei allem mit Rat und Tat zur Seite stand; und bei meinem Verlag, der Edition Michael Fischer, ganz besonders bei Programmleiterin Franziska Beyer, die immer für alle Fragen und Vorschläge ansprechbar war. Danke auch an Ute Fischer von Adriane Beck & Partner für die Unterstützung beim Schreiben, beim Lektorieren und „glattziehen".

Und last but not least ein riesengroßes Dankeschön an meine Freunde und meine Online-Community: Ihr seid die besten! Ihr wart die Inspiration, dieses Buch zu schreiben. Euer begeistertes Feedback, eure Fragen und Anregungen haben mich motiviert, dieses Projekt in die Tat umzusetzen. Ich wünsche mir sehr, dass dieses Buch für euch eine Motivation und Unterstützung ist und freue mich auf viele weitere tolle Jahre mit euch.

Lela Ahlemann, Oktober 2024

INDEX

Symbole

A

B

C

| D

| E

| F

G

H

I I

I J

I K

I L

I M

I N

I O

I P

Q

R

S

| T

| U

| V

| W

| Z

QUELLENANGABEN

1 Gao T, Wang X, Li Y, Ren F. The Role of Probiotics in Skin Health and Related Gut-Skin Axis: A Review. Nutrients. 2023 Jul 13;15(14):3123. doi: 10.3390/nu15143123. PMID: 37513540; PMCID: PMC10385652.

2 Tucker LA. Dietary Fiber and Telomere Length in 5674 U.S. Adults: An NHANES Study of Biological Aging. Nutrients. 2018 Mar 23;10(4):400. doi: 10.3390/nu10040400. PMID: 29570620; PMCID: PMC5946185.

3 Thomas DT, Erdman KA, Burke LM. American College of Sports Medicine Joint Position Statement. Nutrition and Athletic Performance. Med Sci Sports Exerc. 2016 Mar;48(3):543-68. doi: 10.1249/MSS.0000000000000852. Erratum in: Med Sci Sports Exerc. 2017 Jan;49(1):222. doi: 10.1249/MSS.0000000000001162. PMID: 26891166. Und: Jäger R, Kerksick CM, Campbell BI, Cribb PJ, Wells SD, Skwiat TM, Purpura M, Ziegenfuss TN, Ferrando AA, Arent SM, Smith-Ryan AE, Stout JR, Arciero PJ, Ormsbee MJ, Taylor LW, Wilborn CD, Kalman DS, Kreider RB, Willoughby DS, Hoffman JR, Krzykowski JL, Antonio J. International Society of Sports Nutrition Position Stand: protein and exercise. J Int Soc Sports Nutr. 2017 Jun 20;14:20. doi: 10.1186/s12970-017-0177-8. PMID: 28642676; PMCID: PMC5477153.

4 McQuilten ZK, Thao LTP, Pasricha SR, Artz AS, Bailey M, Chan AT, Cohen HJ, Lockery JE, Murray AM, Nelson MR, Schneider HG, Wolfe R, Woods RL, Wood EM, McNeil JJ. Effect of Low-Dose Aspirin Versus Placebo on Incidence of Anemia in the Elderly : A Secondary Analysis of the Aspirin in Reducing Events in the Elderly Trial. Ann Intern Med. 2023 Jul;176(7):913-921. doi: 10.7326/M23-0675. Epub 2023 Jun 20. Erratum in: Ann Intern Med. 2023 Sep;176(9):1288. Erratum in: Ann Intern Med. 2023 Sep;176(9):1288. PMID: 37335992.

5 Taylor AH, Fox KR. Effectiveness of a primary care exercise referral intervention for changing physical self-perceptions over 9 months. Health Psychol. 2005 Jan;24(1):11-21. doi: 10.1037/0278-6133.24.1.11. PMID: 15631558.

6 t (Riskind, J.H. and Gotay, C.C. (1982) Physical Posture: Could It Have Regulatory or Feedback Effects on Motivation and Emotion? Motivation and Emotion, 6, 273-298. https://doi.org/10.1007/BF00992249).

7 (Oosterwijk, S., Rotteveel, M., Fischer, A. H., & Heß, U. (2008). Embodied emotion concepts: how generating words about pride and disappointment influences posture. European Journal of Social Psychology, 39(3), 457-466. https://doi.org/10.1002/ejsp.584)

8 James Clear: Die 1%-Methode. Minimale Veränderung, maximale Wirkung, München 2020

9 P. Oyetakin-White, A. Suggs, B. Koo, M. S. Matsui, D. Yarosh, K. D. Cooper, E. D. Baron: Does poor sleep quality affect skin ageing?, Clinical and Experimental Dermatology, Volume 40, Issue 1, 1 January 2015, Pages 17–22, https://doi.org/10.1111/ced.12455

10 (Zasada M, Budzisz E. Retinoids: active molecules influencing skin structure formation in cosmetic and dermatological treatments. Postepy Dermatol Alergol.

2019 Aug;36(4):392-397. doi: 10.5114/ada.2019.87443. Epub 2019 Aug 30. PMID: 31616211; PMCID: PMC6791161.)

11 Alam M, Walter AJ, Geisler A, Roongpisuthipong W, Sikorski G, Tung R, Poon E. Association of Facial Exercise With the Appearance of Aging. JAMA Dermatol. 2018 Mar 1;154(3):365-367. doi: 10.1001/jamadermatol.2017.5142. PMID: 29299598; PMCID: PMC5885810.

12 Das Posthyaluronidase-Syndrom: Dosierungsstrategien für Hyaluronidase bei der Auflösung von Gesichtsfüllern und unabhängige Prädiktoren für schlechte Ergebnisse, Plastische und rekonstruktive Chirurgie-Global Open 12(4):p e5765, April 2024. | DOI: 10.1097/GOX.0000000000005765